医学数据多因素统计分析及 SPSS 软件实现

主审　王　彤　叶冬青

主编　王　静

科学出版社

北京

内 容 简 介

本书包括经典篇和拓展篇两篇，共 15 章。经典篇涵盖了以探索影响因素或相关因素为目的的多元线性回归、多元 logistic 回归、多元 Cox 回归，以分类为目的的判别分析、聚类分析，以降维评价为目的的主成分分析、因子分析；并介绍对应的 SPSS 软件实现、分析结果的整理和应用注意事项，便于读者进行系统的学习和掌握。拓展篇介绍了时空模型、非参数回归和半参数回归、时间序列分析、多水平模型、神经网络模型、支持向量机、随机森林等近年来发展的统计模型和机器学习方法，以及相应的软件语法，供学有余力的医学生学习和有需求的科研工作者参考。全书从使用者角度出发，将医学数据及其分析目的与多因素统计分析方法的应用结合起来；将多因素统计分析方法的理论与统计软件的操作、分析结果的整理和表述结合起来，利于多因素统计分析方法的推广应用；具有定位明确、内容优化、重点突出、通俗易懂、便于自学的特点。

本书适用于临床医学专业的硕士研究生、博士研究生，也可供公共卫生专业人员、临床医生及相关领域科研工作者参考使用。

图书在版编目（CIP）数据

医学数据多因素统计分析及 SPSS 软件实现 / 王静主编. —北京：科学出版社，2020.8

ISBN 978-7-03-065743-5

Ⅰ. ①医… Ⅱ. ①王… Ⅲ. ①医学统计-统计分析-软件包 Ⅳ. ①R195.1-39

中国版本图书馆 CIP 数据核字（2020）第 134141 号

责任编辑：戚东桂 / 责任校对：张小霞
责任印制：赵 博 / 封面设计：陈 敬

科学出版社 出版

北京东黄城根北街 16 号
邮政编码：100717
http://www.sciencep.com

天津文林印务有限公司 印刷
科学出版社发行 各地新华书店经销

*

2020 年 8 月第 一 版 开本：720×1000 1/16
2020 年 8 月第一次印刷 印张：14 1/2
字数：276 000
定价：78.00 元
（如有印装质量问题，我社负责调换）

序　言

　　生物医学现象常常是众多因素共同作用的结果,其因果关系也是错综复杂的。而探索生物医学现象影响因素及其相互作用是医学研究者的重要职责,常用的单因素分析方法一般难以胜任探讨生物医学现象规律、揭示事物本质这样的艰巨任务。为了适应多样的统计需求,借助于各种算法的多因素统计方法被引入生物医学研究领域,并在其中得到广泛的应用,也取得了相应的成果。

　　《医学数据多因素统计分析及 SPSS 软件实现》是多位医学统计学教师和科研工作者在各自教学、科研、工作中的知识结晶。编写该书的首要目的是让医学生在掌握多因素统计理论知识的同时,能够结合医学实际数据熟练使用 SPSS 软件进行多因素统计分析,也为医学科研工作者提供一本数据管理和分析的参考用书。

　　以往的多因素统计方法著作大多着重于抽象的理论知识介绍,但在实际可操作性上介绍不足,该书就是在此背景下的产物。全书立足于研究者角度,从不同类型医学背景资料及其分析目的入手,引入多因素统计分析方法的介绍,并在简化抽象理论的同时介绍 SPSS 统计软件应用,侧重软件分析结果中对应统计指标意义的解释和学术论文中统计分析结果的撰写,是一本真正从使用者角度出发,突出应用背景、注重培养统计分析思维的有价值的著作,是医学研究生和医学科研工作者提高自身科研设计与数据处理分析能力必备的学习指南。

　　该书除了介绍经典的多因素统计分析方法及 SPSS 软件操作之外,还介绍了一些近些年发展起来的时间序列分析、多水平模型、时空模型、非参数回归等统计模型方法和神经网络、随机森林、支持向量机等机器学习方法,同时还介绍了相应的其他软件操作,可供有需求的医学生和科研工作者参考使用。

　　该书由安徽医科大学公共卫生学院流行病与卫生统计学系牵头,组织安徽医科大学、山西医科大学、皖南医学院、蚌埠医学院、安徽中医药高等专科学校等兄弟医学院校具有丰富教学经验的统计学专家、教师,以及来自医院和疾病预防控制中心的实践工作者参加编写,并通过多次编写会议对全书的目录及章节内容安排进行改进和优化。专家们在教学、工作之余,精心编著,将自身多年积累的丰富教学和实践经验融入书稿编写之中,全书布局严谨、思路缜密、可读性强,这与各位编委的敬业精神、创新精神和严谨的科学态度密不可分。

欣闻该书即将出版，相信无论是在理论知识的严谨性上，还是在实际应用的可操作性上，该书对医学生和医学科研工作者来说都将是一本不可或缺的应用宝典。特此为序。

王 彤

2020 年 4 月 28 日

前　言

随着计算机的普及和统计软件的日益发展，人们收集、存储和处理数据的能力得到大幅度提升，数据量的剧增和复杂统计问题的出现对数据统计分析提出了新的挑战。多因素统计分析（multivariate statistical analysis）是数理统计学近三十年来发展迅速的一个新分支，用于研究客观事物多个因素之间相互依赖的统计规律。其打破传统理论问题研究的桎梏，在实际使用中渗透到了各个学科领域并获得了长足发展，日益得到研究工作者的关注。实践证明，多因素统计分析方法是一种行之有效的数据处理方法。

目前，图书市场上有关多因素统计的书籍大体分为两类：一类是学术专著，其内容主要侧重于定义和方法的详细介绍、定理的证明等，是不可忽视的理论参考书籍，但这些内容对于医学生而言是较难深入掌握和理解的，医学生甚至会对多因素统计分析方法产生畏惧心理；另一类则是 SPSS 软件应用教材或参考书，这类书籍简单实用，但因为与多因素统计方法的理论不相对应，医学生学习时针对性不强，学习效果不佳。因此，我们组织了安徽省几所医学院校和山西医科大学从事多因素统计教学的多名教师，以及几位来自医院、疾病预防控制中心的工作者编写了《医学数据多因素统计分析及 SPSS 软件实现》一书，旨在使医学生掌握多因素统计理论知识的同时，能够结合医学实际数据熟练操作 SPSS 软件，并为医学科研工作者提供一本数据管理和分析的参考用书。

本书立足于多因素统计分析方法，在章节安排上包括经典篇和拓展篇，共 15 章。经典篇涵盖了以探索影响因素或相关因素为目的的多元线性回归、多元 logistic 回归、多元 Cox 回归，以分类为目的的判别分析、聚类分析，以降维评价为目的的主成分分析、因子分析；并介绍对应的 SPSS 软件实现、分析结果的整理和应用注意事项，便于医学生进行系统的学习和掌握。同时，拓展篇中简要介绍了时空模型、非参数回归和半参数回归、时间序列分析、多水平模型、神经网络模型、支持向量机、随机森林等近年来发展的统计模型方法和机器学习方法，也简单介绍相应的软件语法，可供学有余力的医学生学习和有需求的科研工作者参考。

本书整体上从医学研究者的应用立场出发，根据研究者的医学资料背景及分析目的带动多因素统计方法的介绍，并在简要介绍多因素统计理论知识的基础上，体现出内容的创新性，增加介绍多因素统计分析方法的统计软件操作及学术论文中分析结果的撰写，全面满足不同领域、不同层次研究者的需求。我们相信本书对提高读者科研设计水平及选择合适多因素统计分析方法的能力具有很好的帮助。另外，本书的出版得到安徽省高校教学质量工程规划教材项目（编号 2017ghjc067）、安徽医科大学研究生精品开放课程项目（编号 yjsjpkc201901）和安徽医科大学公共卫生学院医学数据处理中心的大力支持和资助。

在本书即将出版之际，衷心感谢山西医科大学王彤教授、安徽医科大学叶冬青教授，他们在百忙中仔细审阅了原稿，字字斟酌，提出了许多中肯而富有指导性的建议和意见，王彤教授还为本书作序，对本书的编写工作给予了很多的支持和鼓励。另外，来自安徽医科大学、山西医科大学、蚌埠医学院、皖南医学院、安徽中医药高等专科学校等院校的多位统计学专家，以及来自中国科学技术大学附属第一医院、上海市普陀区疾病预防控制中心的两位年轻学者在工作之余精心编著，将自身积累的丰富教学和实践经验融入书稿编写之中。同时，安徽医科大学公共卫生学院流行病与卫生统计学系的戴子薇、邓继祥等硕士生，他们在繁忙的学业和科研的同时，对书稿的修改做出了较大贡献，在此一并表示诚挚的感谢。最后，感谢所有参编者，正因为有了他（她）们的理解与支持，才能有这部汇集众多人知识结晶的心血之作。

尽管我们努力想为读者奉献一本令人满意、理论与实践相交融的著作，但限于个人水平和学科交叉综合能力，书中难免存在不足之处，恳请同行专家和广大读者不吝赐教，以便此书将来再版时更趋完善。

王 静

2020 年 4 月 20 日

目　录

经 典 篇

拓　展　篇

经典篇

第一章 绪 论

多因素统计分析作为数理统计学中的重要分支学科，在多个对象和多个指标互相关联的情况下分析数据间的统计规律，从而能够揭示各因素间的内在联系。不同于单因素统计分析方法，多因素统计分析方法可以进行多变量间的交叉分析，是一种可以在不损失既有信息的前提下进行模型构建，使复杂数据简单化的统计模型。应用多因素统计模型既可以帮助研究者从整体上把握事件的特征和发生规律，也可以利用已知发生的事件推算未知事件的发生概率。

本章主要介绍多因素统计分析方法的种类及其医学应用现况，同时简要阐述多因素统计分析方法及相应 SPSS 统计软件中分析模块的发展史。

第一节 多因素统计分析方法的种类及其医学应用现况

传统的多因素统计分析方法主要包括多元方差分析、多因素回归、多因素分类、降维方法。除此之外，还包括时间序列模型、多水平模型、非参数回归模型、时空模型和机器学习方法等其他统计模型方法。

一、多元方差分析

多元方差分析，亦称为多变量方差分析，作为单变量方差分析的推广，涉及的因变量为两个或多个，共同反映其与自变量的关系。采用多元方差分析方法而构建的模型就称为多元方差分析模型，其在医学领域应用广泛，例如，将年龄、性别、病程、吸烟指数等作为自变量（X），将气道壁厚度、气道壁指数、气道壁面积等作为因变量（Y），探讨自变量中对气道重塑表型的可能影响因素时就可以应用多元方差分析模型进行建模分析。研究者在关于青春期女性对月经的态度、焦虑的研究中，就将焦虑（高与低）等作为自变量（X），将对月经的态度（令人衰弱、烦人、自然等）作为因变量（Y），通过构建多元方差分析模型，分析探讨青春期女性对月经的态度的可能影响。

二、多因素回归

多因素回归模型包括多元线性回归模型、多元 logistic 回归模型和多元 Cox

回归模型等。

1. 多元线性回归模型 多元线性回归模型是采用多元线性回归方法，通常用于研究一种事物或现象（因变量 Y）与其他多种事物或现象（自变量 $X_i, i = 1, 2, 3, \cdots, n$）在数量上相互联系和相互制约关系的回归分析方法，如研究肺活量与胸围、体重之间的关系。研究者在一项内脏脂肪增加与味觉、嗅觉之间关系的研究中，便使用了多元线性回归模型来确定那些与嗅觉异常有关的因素，研究中以嗅觉评分为因变量（Y），将年龄、体重指数、瘦素、脂肪量、无脂肪量、内脏脂肪分级和吸烟作为自变量（X）纳入模型，发现在该多元线性回归模型中，唯一有助于解释嗅觉评分的参数是内脏脂肪分级。研究者在研究影响韩国老年人剩余牙齿数量与唾液血红蛋白的关系中，将剩余牙齿的数量作为结果变量，并与研究参与者的一般特征（年龄、性别、每日药物摄入量等）、唾液血红蛋白水平、口腔生物膜产酸性、唾液流量和口腔卫生行为等变量之间的关系进行了评估。模型结果显示，唾液中血红蛋白水平较高（$P<0.05$）、使用水平擦洗法刷牙（$P<0.001$）并且未使用近端清洁装置（$P<0.01$）的老年人更容易缺失牙齿，但口腔生物膜产酸性则与剩余牙齿的数量无关，结果提示监测唾液血红蛋白可能有助于预防牙周病引起的牙齿脱落。

2. 多元 logistic 回归模型 多元 logistic 回归模型作为多元回归模型中的一种，常用于医学领域中危险因素的探索，其因变量（Y）为二分类或多分类变量，自变量既可以为分类变量，也可以为连续变量。例如，在探索胃癌发生危险因素时，以是否发生胃癌作为因变量，为二分类变量（"是"或"否"），危险因素包括性别、年龄、幽门螺杆菌感染等。通过多元 logistic 回归模型就可以探究哪些因素是影响胃癌发生的危险因素。研究者使用多元 logistic 回归模型探究炎症性肠病（inflammatory bowel disease，IBD）与系统性红斑狼疮（systemic lupus erythematosus，SLE）的并存关系，模型显示 SLE 与溃疡性结肠炎（ulcerative colitis，UC）不相关（其中 OR=1.67，$P<0.052$），而在克罗恩病（Crohn's disease，CD）中则提示 SLE 患者的克罗恩病患病率高于对照组（$P<0.001$），并且 SLE 与克罗恩病合并症相关（OR=2.23，$P<0.001$）。应用多元 logistic 回归模型探究病态肥胖减肥手术（如 Roux-en-Y 胃旁路手术）后幽门螺杆菌与边缘溃疡关系的研究显示，幽门螺杆菌（自变量 X）作为众多危险因素之一，是边缘溃疡最强的独立预测因子，术前对幽门螺杆菌进行测试和根除可能是降低溃疡发生率的重要预防措施。

3. 多元 Cox 回归模型 多元 Cox 回归模型中最常用的是 Cox 比例风险回归模型，简称 Cox 模型。模型的因变量常为生存时间和生存结局，能够同时分析众多因素对生存期的影响，适用于带有删失生存时间的资料，且对资料分布类型不做要求，广泛应用于医学随访研究。在一项探讨非小细胞肺癌（non-small cell lung cancer，NSCLC）患者血小板指数与预后的关系研究中，研究者将年龄、性别、TNM 分期、血小板计数和血小板分布宽度（platelet distribution width，PDW）等自变量纳入多元 Cox 回归模型中发现，年龄、性别、TNM 分期和 PDW 为总体生存的独立预后因素（$P_{PDW}<0.001$），PDW 减少是 NSCLC 患者生存的一个不利预测因素。一项对晚期癌症患者姑息治疗服务时间与生存率的关系研究中，在最终的多变量 Cox 回归模型中保留了四个参数作为晚期癌症患者生存的独立预后因素（其中年龄风险比=0.99，P=0.002；1～10 天姑息治疗持续时间风险比=2.64，P<0.001；11～30 天姑息治疗持续时间风险比=2.43，P<0.001；31～90 天姑息治疗持续时间风险比=1.87，P<0.001），结果表明较短的姑息治疗服务时间可能导致较差的预后，化疗结束后及时转诊是必要的。

三、多因素分类

多因素分类主要包括判别分析和聚类分析。

1. 判别分析　判别分析是根据多种因素对事物的影响，对事物的属性进行判别分类的统计方法，由此建立的模型称为判别分析模型。它所要解决的问题是在一些已知研究对象用某种方法分成若干类的情况下，确定未知类别个体属于已知类中的哪一类。最常采用的是 Fisher 线性判别，建立判别函数采用的方法主要包括全模型法和逐步选择法。判别分析按判别的组数可分为两组判别分析和多组判别分析；按区分不同总体所用的数学模型分为 Fisher 线性判别和 Bayes 判别等。判别分析在医学上主要用于疾病诊断、疾病预报和预后估计等，例如，根据患者的症状、体征及化验结果判定患者患的是什么病或判断预后情况。有研究者在正常压力脑积水和脑萎缩患者颅内容积变量的判别分析研究中，开发了一种计算机定量评价颅内脑脊液（cerebrospinal fluid，CSF）分布的方法，研究中使用蛛网膜下腔和基底池中的 CSF 体积、颅内心室系统中的 CSF 体积、脑体积、颅内 CSF 总体积和颅内总体积五个特征，可将每位患者判定为患有 CSF 吸收障碍（正常压力脑积水）和没有 CSF 吸收障碍（各种类型脑萎缩）两组，判别分析作为计算机辅助方法是一种辅助诊断 CSF 吸收障碍的有用工具。

2. 聚类分析　聚类分析是通过统计变量的分布情况，并在分析过程中将具有同类性质的变量予以归纳总结，从而实现减少系统变量的一种统计学方法，由此而建立的模型称为聚类分析模型。实际上，聚类分析的原理就是寻找一种可以客观反映变量间密切关联程度的统计量，从而对这些变量进行分类。通过聚类，相似度高的变量被要求分在同一个集合中，而不同集合之间具有明显的差别。常用的聚类分析方法主要是系统聚类分析法。在对过敏性哮喘患者表型分析的研究中，研究者选择 19 个变量并运用系统聚类分析将过敏性哮喘患者分为三类：第一类由间歇性或轻度持续性哮喘患者组成（患者占比 59.11%），没有特应性、哮喘或鼻炎的家庭先例，该组的总 IgE 水平最低；第二类由有特应性、哮喘或鼻炎家族史的轻度哮喘患者组成（患者占比 28.88%），IgE 总水平处于中等水平；第三类包括中度或重度持续性哮喘患者（患者占比 12%），需要用皮质类固醇和长效 β 激动剂治疗，该组显示的总 IgE 水平最高。

四、降维方法

降维方法主要包括主成分分析和因子分析。

1. 主成分分析　主成分分析的方法论是基于数学降维思想，其宗旨在于寻找少数的新变量代替相互之间相关性较大的原始变量，同时新变量间互不相关，这种把多个相互之间相关性较大的指标转化为少数几个综合指标的方法就称为主成分分析。主成分分析本身往往并不是最终目的，只是达到目的的一种手段，它是原变量的线性组合，既不增加总信息量也不减少总信息量，只是对原信息量进行了重新分配。同时，主成分分析多用于大型研究项目的某个中间环节，例如，应用在多元回归中即为主成分回归等，或者在医学研究中常需要对患者的健康状况、卫生资源的利用等进行评价时主成分分析就会显示其优越性。有研究者在白内障超声乳化术学习者感知困难和并发症研究中通过构建主成分分析模型，将感知困难的各种原因分为三个因素，涉及精确手动控制的步骤、手动操作最少的步骤及涉及频繁双目镜操作的步骤，其中涉及频繁双目镜操作的步骤和涉及精确手动控制的步骤是白内障超声乳化术受训者术中的两种主要困难步骤。这提示医院在开展白内障超声乳化术受训者培训时应有针对性地提高手术技能，立体视觉和手部控制训练应成为模拟和现实情况下白内障手术受训者训练模块的主要部分。

2. 因子分析　因子分析方法是在主成分分析的基础上发展起来的统计方法，是将每个原始变量的信息分解为少数个公共因子，依据因子分析方法而建立的模型称为因子分析模型。因子分析在医学领域中的应用较为常见。有研究者采用主观记忆抱怨（subjective memory complaint，SMC）量表对抑郁状态的个体与认知障碍的个体进行区分时使用了探索性因子分析，以识别 SMC 量表项目的因子结构，在最终因子分析模型中，提取了两个主因子，分别包括定义为"思维干扰因子"的因子 1 和被定义为"记忆干扰因子"的因子 2，后经多元 logistic 回归分析可知，因子 1 与抑郁状态相关，因子 2 则与认知障碍相关，表明对于 SMC 患者，通过使用 SMC 量表进行详细的调查，可将抑郁状态或抑郁患者与认知障碍或痴呆患者区分开来。在关于探究华中科技大学学生吸烟者开始吸烟和持续吸烟背后的显著潜在结构研究中，研究者从 39 个影响学生吸烟行为的变量中提取了 13 个主因子，其中第一主因子为"关系影响"，因此他们呼吁教育、公共卫生机构和公民社会所有利益相关者提出并实施有效的健康教育政策，以抑制同伴压力威胁和关系影响对学生吸烟行为的影响。

五、其他多因素统计分析方法

1. 时间序列模型 时间序列模型是在生产和科学研究中，对某一个或一组变量 $x(t)$ 进行观察测量，并将其在一系列时刻 t_1, t_2, t_3, $\cdots$, t_n（ t 为自变量）按照时间次序排列，从而用于解释变量和相互关系的数学模型。根据观测得到的时间序列数据，用曲线拟合方法进行客观的描述。该模型可用于预测传染病发病、流行趋势或用于临床疾病评估等。一项预测江苏省南京地区手足口病暴发的研究中，将气象因素纳入时间序列模型构建基于天气的预测模型，模型结果显示与平均温度滞后 1 周相关的 SARIMA（2，0，0）$_{52}$ 为最佳模型（$R^2=0.936$，BIC=8.465），预测值与观察值的一致性较高（敏感性为 80%，特异性为 96.63%），表明平均温度的 SARIMA 模型可用作早期检测和预测南京地区手足口病暴发的重要工具。

2. 多水平模型 多水平模型又称为随机系数模型、层次线性模型、混合效应模型等，可用于分析复杂的多层数据，探讨不同于经典模型的微观和宏观两个水平变量对结局测量的效应及跨水平交互作用，能够妥善处理数据中的组内同质问题。与传统方法相比，多水平模型集 Ⅱ 型方差分析理论和多元统计分析技术为一体，将低水平上的随机变异分解到高水平上，具有更小的残差标准误，保证了模型估计参数统计推断的准确性。有研究者在土壤镉污染与人群尿镉水平关系研究中应用多水平模型探究人群尿镉水平的可能影响因素，发现土壤镉水平与年龄、性别、食用自产大米量等解释变量有影响，与是否从事采选矿工作无影响，土壤镉水平对人群尿镉水平影响较大，提示多水平模型对数据拟合效果更好。

3. 非参数回归模型 非参数回归模型指的是回归函数局限于某一光滑函数类（如函数是连续且可导的，并有平方可积的二阶导数），即属于某个无穷维函数集合的模型，如样条函数回归和核回归等。另外，基于排秩（序）的回归方法有时也称为非参数回归，例如，用中位数进行中位截距与中位斜率估计的方法。非参数回归模型可以克服参数回归模型要求数据符合特定分布、反应变量和解释变量间依存关系明确等限制而对数据进行拟合分析，具有适应于任何分布类型资料、不需要限定模型具体形式等特点。在一项臭氧对美国 95 个城市近 20 年心血管死亡率的温度增强效应的研究中，研究者使用非参数回归模型来探讨温度和臭氧对心血管疾病死亡率的交互作用，结果发现温度会改变臭氧的作用，增强了臭氧对死亡率的影响。

4. 时空模型 时空模型是包括时间和空间要素的数据模型，其利用时间、空间和研究对象三个维度监测数据建立模型，将时间和空间由简单结合转向注重因果关系的表达，反映时空对象特征及变化之间的因果关系。有研究者在坦桑尼亚农村地区评估蚊帐对疟疾死亡率的影响时，通过引入时空模型发现，若村级蚊帐拥有量增加 10%，则卫生人口统计监测系统中所有年龄组疟疾死亡率分别平均下降 5.2%（IRR=0.948，95%CI=0.917，0.977）和 12.1%（IRR=0.879，95%CI=0.806，0.959），家庭拥有蚊帐对疟疾死亡率具有重大影响。由于时空模型考虑空间异质性从而具有传统估计方法不可媲美的优点，但由于其理论研究和应用开发的特殊性、复杂性，国内外大多数时空模型研究本质上均属于静态性研究，难以有效表达时空变化。

5. 机器学习方法 机器学习作为人工智能的一个领域，涉及算法的选择、分类器的构建，算法通过输入的数据进行自动学习获得知识，并基于输入数据建立模型，对新数据进行精确识别与预测，数据的积累有利于分类器性能的提升。机器学习可从数据集中识别模式，为诊断和治疗规划的预测和决策过程提供技术支持，目前在临床诊断和基础科学研究中广泛应用。例如，通过在回顾性队列研究中使用神经网络模型来预测住院恶性血液病成年患者的临床恶化情况，模拟结果显示构建的神经网络模型性能优于现有系统，可使阳性预测值达到 82%，在提高了预测准确性的同时降低了误报率。有研究者则使用四个支持向量机模型来解决现实生活中从成千上万种化合物中将药品与非药品区分开来的问题，结果表明支持向量机是一种功能强大的分类工具，可能是用于药物发现早期分类任务的有用筛选器。在诊断急性阑尾炎的研究中，将随机森林、支持向量机和人工神经网络模型进行对比，发现在急性阑尾炎诊断中随机森林的性能最优，其敏感性、特异性、阳性和阴性预测值分别为 94%、100%、100% 和 87%。本书主要介绍神经网络模型、支持向量机、随机森林三种机器学习方法。

第二节 多因素统计分析方法的发展史

一、多元方差分析多因素回归及对应的 SPSS 软件模块

在多因素统计分析方法的发展历史中，首先涉足的是 Francis Galton（1822—1911），他是英格兰维多利亚时代著名的统计学家和遗传学家。其于 1889 年把双变量的正态分布方法运用于传统的统计学中，第一次使用了相关系数的概念并创立了线性回归，为后来的回归理论奠定了基础。但最早的回归形式则可追溯至 1805 年，当时致力于天文学研究的 Adrien-Marie Legendre（1752—1833），首次发表了最小二乘线性回归以及后来被称为标准线性模型的模糊公式；1821 年，高斯对最小二乘理论进行了进一步发展。现代统计学之父——Karl Pearson（1857—

1936），其作为 Galton 的门生，在 1894～1916 年发表了一系列有关进化论的数学研究的同时发展了相关及回归理论，成功建立了生物统计学。多元线性回归这一统计术语由 Pearson 于 1908 年最初使用。

19 世纪 30 年代和 40 年代，Pierre Francois Verhulst（1804—1849）命名了 logistic 函数并将其用于人口增长模型。1920 年，logistic 函数作为人口增长模型被生物和统计学家们重新发现了，Raymond Pearl（1879—1940）和 Lowell Reed（1886—1966）将其发表在 *Pearl & Reed*（1920 年）一书中，这使得 logistic 函数在现代统计学中得到了应用。logistic 一词在 1925 年被 Udny Yule（1871—1951）重新使用，并一直沿用至今。

1932 年，Samuel S. Wilks（1906—1964）提出 Wilks λ 分布，并在 Fisher 的基础上发展了多元方差分析。

1958 年，David Roxbee Cox（1924— ）在前人的基础之上，首次论述了二元 logistic 回归的情况，开创了研究多元 logistic 回归的先河。1972 年，Cox 开创性地建立了 Cox 比例危险度模型，在医学生存数据分析中得到了广泛的应用。

同时，统计产品与服务解决方案（statistical product and serves solutions，SPSS）在其 7.0 版本中新增 GLM（一般线性模型）模块，可用于解决正态分布的因变量及分类和连续预测变量组合的数据分析。SPSS 7.5 版本中则首次使用 logistic 回归。SPSS 8.0 版本推出具有自定义模型和事后测试的新 ANOVA 程序，使统计功能更加完善。包括 Brown-Forsythe 和 Welch 测试的单因素方差分析则在 SPSS 11.0 版本中被首次提出，多项 logistic 回归也在该版本中提出。SPSS 13.0 版本中，一般线形模型将会被完整地引入复杂抽样模块中，以实现对复杂抽样研究中各种连续型变量的建模预测功能。方差分析模型、线形回归模型、logistic 回归模型等复杂的统计模型都可以加以使用。SPSS 15.0 版本提供了扩展编程功能，新增的广义线性模型（GZLM）和广义估计方程（GEE）可用于处理类型广泛的统计模型问题，如传统的因变量正态分布线性模型、logistic 模型等。SPSS 16.0 版本则进一步增强了 15.0 版本新推出的广义线性模型（GENLIN）和广义估计方程（GEE）的功能，并将 Cox 比例风险回归应用于生存时间分析。

二、多因素分类及对应的 SPSS 软件模块

多因素分类主要包括判别分析、聚类分析。

判别分析最初是由英国统计学家 Pearson 于 1921 年提出的。常用的判别方法包括距离判别法、Fisher 判别准则和 Bayes 判别法等。其中，距离判别中更具统计学意义的马氏距离是印度统计学家 Mahalanobis（1893—1972）于 1936 年提出的。同年，Fisher 将方差分析研究进行补充与修饰，建立了以最大似然估计为中

心的点估计理论，提出了最初的二分判别分析（Fisher's linear discriminator）的统计概念。使用考虑先验概率的 Bayes 估计的判别分析则是由 Geisser（1964 年）和 Keehn（1965 年）提出的。至此，经典的判别分析法的发展已趋完善。

聚类分析作为一种研究"物以聚类"的多元统计分析方法，在国内曾被称为群分析、点群分析和簇分析等。其由来最早可追溯至 1932 年，起源于 Driver 和 Kroeber 的人类学研究中，之后聚类分析法被 Joseph Zubin（1900—1990）和 Robert Tryon（1901—1967）分别于 1938 年和 1939 年引入心理学领域研究中，并在 1943 年经 Cattell 关于人格心理学中的特质理论分类研究被世人熟知。1958 年，Fisher 针对有序样品聚类分析问题提出了有序样品聚类，其作为聚类分析两大类型之一，常被国内学者称为最优分割法。系统聚类法作为灵活的降维方法，是聚类分析方法中使用最多者。另外，K-means（K-均值）聚类作为一种快速聚类方法也被学者所熟知，"K-means"一词最初由 James MacQueen 于 1967 年提出，其标准算法最早则是由贝尔实验室的 Stuart Lloyd 于 1957 年提出并于 1982 年发表。1972 年，Bemirmen 提出应根据研究目的来确定适当的分类方法，并提出了一些根据系谱图来分类的准则。

在 SPSS 各版本的发展中，1996 年，推出 SPSS 7.5 版本，判别分析和聚类分析首次出现在其核心系统中，并具有全新的、灵活的数据表输出，用于交互验证的交叉验证法功能也首次被引入判别分析中。另外，SPSS 8.0 版本中新上线的"在线帮助"功能可为学习者在使用判别分析与聚类分析过程中提供帮助。SPSS 9.0 则用分析菜单取代了统计菜单，判别分析和聚类分析都包括在该核心系统中。SPSS 10.0 版本中新增的直接访问 Excel 文件功能使得进行判别和聚类分析操作时更加便捷。SPSS 11.0 版本中在聚类函数列表中增加了中位数，使得聚类分析的适用范围更广，分析时的选择更多，同时，该版本核心程序中的系统聚类运行速度也有了极大的提升。更趋完善的两步（two step）聚类分析则在 SPSS 11.5 版本中提出。

三、降维方法及对应的 SPSS 软件模块

降维方法主要包括主成分分析和因子分析。

主成分分析最初是由 Karl Pearson 于 1901 年针对非随机变量提出，后来在 20 世纪 30 年代（1933 年），Harold Hotelling（1895—1973）将其概念推广到随机变量，并在 Charles Spearman 等的努力下得到推广。特征根这一重要主成分分析概念也在线性代数和矩阵理论的研究背景下被提出。第一个用于计算特征值和特征向量的数值算法出现在 1929 年，它是基于 Von Mises（1883—1953）发布的幂法。1963 年，Anderson 建立了特征根的大样本性质从而实现了针对特征根的置信区间

估计。作为主成分个数确定的 Bartlett 检验也由著名统计学家 Maurice Stevenson Bartlett（1910—2002）提出并以 Bartlett 命名。现代有关主成分分析的较好参考书是 2002 年 Ian Jolliffe 的 *Principal Component Analysis*（第二版），著者痴迷于主成分分析的研究并为此努力了 30 多年，从而产生了这本有关主成分分析的宝贵知识结晶。该书对主成分分析这一主题做了权威却易懂的阐述，有兴趣的读者可深入了解。

因子分析的起源可追溯到 20 世纪初期（1904 年），心理统计学和因子分析先驱——Charles Edward Spearman（1863—1945）对相关系数的概念进行了延伸，率先在心理学领域研究中提出了因子分析，并于 1907 年建立了秩相关和广泛使用的衰减校正；1901 年，Karl Pearson 提出了类似的"主轴方法"（the method of principal axes）；20 世纪上旬，Bartlett 于 1938 年提出了基于极大似然估计的 Bartlett 因子得分算法，后来，Thomson 在 1951 年给出了另一种基于 Bayes 思想导出的 Thomson 因子得分算法，但何种算法估计效果更好迄今尚无定论。为了使初始因子获得更易解释的结构，Kaiser 于 1955 年提出了原始的方差最大正交旋转的标准，并在其 1958 年的论文中对其进行了确定。1964 年，Hendrickson 和 White 则提出了两阶段的斜交旋转方法。20 世纪 70 年代，在 Cattell（1973 年）与 Harman（1976 年）等的推动下，因子分析理论和数学原理迎来了蓬勃发展。

在 SPSS 各版本中，因子分析最先出现于 SPSS 7.5 版中，并首次纳入 Promax 旋转法。SPSS 10.1 版本在统计分析中新增加的功能可实现在语法编辑器中使用 FACTOR 的子命令 MATRIX IN/OUT 运行输出因子得分系数。SPSS 10.0 版本在"类别"选项中提供了一个新的非线性主成分分析程序。SPSS 11.0 版本中则推出了使结果更易理解的分类主成分分析，同时其直接可以读取 SAS 数据文件的新功能，为使用者在进行因子分析和主成分分析时带来了极大便利。

四、其他统计模型及对应的 SPSS 软件模块

至 20 世纪前半叶，多元分析理论大多已经确立。20 世纪 60 年代以后，随着计算机科学的发展，时空模型、非参数回归模型、时间序列模型、多水平模型和机器学习方法等多种新兴多元分析方法也取得了长足发展。

1964 年，Cox 和 Box（1919—2013）的著作中提出了适用于各种类型缺失数据的非参数回归，同年，Nadaraya 和 Watson 各自独立地提出了非参数回归的拟合方法。之后，Box 与 Gwilym Jenkins（1932—1982）于 1970 年首次提出了时间序列模型（B-J 模型）。

1972 年，Lindley 和 Smith 第一次提出了多水平模型，但是受参数估计问题和当时计算机能力的限制，当时并没有得到广泛推广。1986 年，在英国教育统计

学家 Harvey Goldstein（1939—）发表的著作 *Multilevel Statistical Models* 的推动下，多水平模型得以长足发展。

追溯当代神经网络的起源，初步理论基础是由 Alexander Bain 于 1873 年和 William James 于 1890 年独立提出的。后来随着 Marvin Minsky 和 Seymour Papert 在 1969 年发表机器学习研究后，神经网络研究停滞不前。直到 1975 年，Holland 提出了人工神经网络（artificial neural network，ANN）的概念和数学模型，才开创了人工神经网络研究的时代。20 世纪 80 年代，神经网络被人工智能和计算机科学领域放弃研究时，Hopfield、Rumelhart 和 Hinton 等使其继续得以延伸。此时，机器学习则作为一个独立的领域重组，在 20 世纪 90 年代开始蓬勃发展。

1989 年，Langran 在著名物理学家 Einstein 提出的"时空"概念的基础之上，最早就前人关于时空模型的成果进行了文献性总结和讨论，并从计算机模型入手，总结了四种模型，其后在其专著，也是最早的一部时空著作——*Time In Geographic Information Systems* 中做了更详细的回顾和阐述。

在 SPSS 各版本的发展中，SPSS 11.5 版本中首次包含了时间序列分析，在 14.0 版本中的预测（forecasting）选项中使用时间建模器（expert modeler）便可实现在无须通过反复实验确定适当模型的情况下自动识别和估计一个或多个时间序列的最佳拟合模型，使用户从以往的繁杂操作中解放出来。SPSS 16.0 版本则推出神经网络（neural networks）模块，SPSS 19.0 版本中新增了适用于非正态纵向数据的复杂多水平模型。SPSS 23.0 版本中能够实现空间时间预测。

当前，IBM SPSS 统计数据目前没有为非参数回归、时空模型等设计的程序，可使用其他特殊软件拟合模型。另外，SPSS Modeler 提供了基于机器学习、人工智能和统计学的多种建模方法，并将功能集成模块，可以根据不同任务要求选用不同模块进行建模，达到建模者所需要的特定建模目的，感兴趣的读者可自行探索。

本书的目的是让医学生及医学科研工作者能学会结合具体的医学设计及分析数据，选用合适的多因素统计分析方法，应用 SPSS 统计软件中的相应模块进行操作分析，合理解释分析结果，从而解决医学领域中的复杂问题，里面所涉及的多因素统计分析方法中的复杂原理、公式可以参考相关工具书籍。

（王　静）

第二章　多元方差分析

医学研究中，当比较某定量资料的均数在两组或多组（>2 组）间是否相等时，可根据其前提条件采用单因素分析中的方差分析或非参数检验。方差分析是由 Ronald Fisher 于 20 世纪 20 年代提出的，其基本思想是根据资料的设计类型和研究目的，将全部观察值总的离散度和自由度分解为相应的几个部分，除随机误差外，其余每个部分的变异均可由某个因素或某几个因素的交互作用（interaction effect）加以解释，最后通过比较不同变异来源的均方，借助 F 分布做出统计推断，从而判断该因素对观测指标（也叫结局变量、因变量、应变量）有无影响。例如，比较不同血型的某中学同学的身高、不同治疗方案的高血糖患者的血糖改变量等。但单变量方差分析一次仅能处理一个因变量，在大多数情况下，医学研究的因变量不止一个，如观察某临床药物的降血压的作用，同时测量了高血压患者的舒张压和收缩压两个指标的改变量；在对青春发育期的中学生生长发育的研究中，不仅要测量中学生的身高、体重、胸围，还有肺活量和心功能等一系列指标（因变量），而且各指标间又往往相互联系、相互影响。对于这种多个因变量共同存在的资料，可以分别对单个因变量进行多次一元统计分析，但是这种处理存在以下弊端：①当变量较多时，重复进行一元分析会增加假阳性错误；②一元分析结果不一致时，难以得到一个综合结论；③忽略了变量间的相互关系，本质上单因变量的分析结果不能简单地叠加向多因变量外推。

克服上述缺点的做法是进行多元分析（multivariate analysis），其精髓之一是对多个相关变量同时进行分析，一种方法是可以使用因子分析先对因变量中存在的信息进行整合，然后对提取的公因子进行后续的分析；另一种方法是采取多元方差分析（multivariate analysis of variance，MANOVA），即因变量有多个因素同时存在的数据的统计分析。在实际应用中，经常有人把多元方差分析错误地理解为多因素方差分析，多因素方差分析是用来研究两个及两个以上控制变量（自变量）是否对同一个反应变量（因变量）产生显著影响的，是要回答"多个总体的均值是否存在显著差异"的问题，而多元方差分析中的"多元"指的是多个反应变量。从数学思想看，其实两者的基本思想是相似的，都是将因变量的变异分解为两部分，一部分为组间变异，即组别因素的效应；另一部分为组内变异，即随机误差，然后对两部分变异进行比较，所不同的是多因素方差分析是将组间均方与组内均方进行比较，而多元方差分析是对组间协方差矩阵与组内协方差矩阵进行比较。

第一节　医学研究资料及其分析目的

一、医学研究背景及资料的格式

例 2-1　某医学院杨老师课题组申请了一项科研项目,目的是分析安徽省在校大学生的生活现况,包括生活质量和社会支持状况两个方面,他在查阅了大量文献后发现,大学生的生活质量得分和社会支持评分可能与大学生的性别、年级、户口所在地等变量有关联,该课题组于 2006 年 3～6 月将安徽省内大学按照地级市、县进行分层,从每一层中随机抽取一所大学,共 3 所高校。再以班级为单位,按照每年级学生占学校总学生数的比例整群抽取 3725 人,使用生活质量综合评定问卷—74(GQOLI)、社会支持评定量表(SSRS)和青少年生活事件量表(ASLEC)对研究对象进行匿名问卷调查。在资料收回时由调查员逐一检查,尽量保证资料的完整性,在资料录入前进行了仔细核对,剔除了不符合要求的调查表。由 Epi Data 3.0 建立数据库,双录入并纠错,导出 SPSS 文件。

二、分 析 目 的

例 2-1 中该老师的分析目的是:

1. 了解安徽省大学生生活现况。

2. 大学生生活现况的影响因素是什么?

表 2-1 为 300 名大学生生活质量和社会支持调查的流行病学数据演示表。

表 2-1　300 名大学生生活质量和社会支持调查的流行病学数据演示

编号	年级	性别	户口所在地	生活质量问卷总分	社会支持量表总分
1	二年级	女	城市	42.60	28.00
2	二年级	女	农村	42.94	26.00
…	…	…	…	…	…
199	三年级	女	农村	65.13	40.00
200	三年级	男	农村	62.16	37.00
…	…	…	…	…	…
299	三年级	男	农村	49.64	20.00
300	三年级	女	农村	50.78	26.00

数据导出到 SPSS 软件中,数据页面和定义如图 2-1 所示。

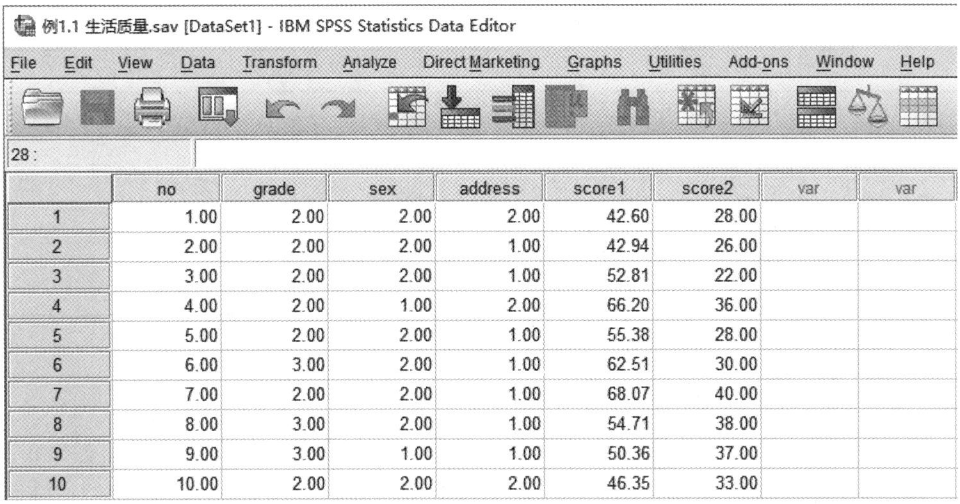

	no	grade	sex	address	score1	score2	var	var
1	1.00	2.00	2.00	2.00	42.60	28.00		
2	2.00	2.00	2.00	1.00	42.94	26.00		
3	3.00	2.00	2.00	1.00	52.81	22.00		
4	4.00	2.00	1.00	2.00	66.20	36.00		
5	5.00	2.00	2.00	1.00	55.38	28.00		
6	6.00	3.00	2.00	1.00	62.51	30.00		
7	7.00	2.00	2.00	1.00	68.07	40.00		
8	8.00	3.00	2.00	1.00	54.71	38.00		
9	9.00	3.00	1.00	1.00	50.36	37.00		
10	10.00	2.00	2.00	2.00	46.35	33.00		

图 2-1　300 名大学生生活质量和社会支持调查 SPSS 数据库截图

grade 是年级（1=一年级，2=二年级，3=三年级，4=四年级）；sex 是性别（1=男，2=女）；address 是家庭住址（1=农村，2=城市）；score1 是生活质量问卷总分（定量资料）；score2 是社会支持量表总分（定量资料）

第二节　多元方差分析的应用

一、模型简介及应用条件

一元统计分析只需要计算各定量指标的均值和标准差，而多元分析除了要计算各指标的均数、标准差，还要计算各指标间的协方差或相关系数。在多元分析中，为了清晰地表达多个指标（变量）间的关系，常将它们用数据阵[也称为矩阵（matrix）]来表示，矩阵中的每个数据称为元素（element）。

本章在多元分析中常在多元正态分布的基础上使用 $\bar{x}$、S 和 r 作为统计量进行多元描述，其中 $\bar{x}$ 用于描述指标的平均水平，S 描述指标的变异程度，r 描述指标的相关性（以上指标的概念和计算公式参见陈峰（2018）主编的《医用多元统计分析方法》第三版）。

（一）基本思想

多元方差分析的基本思想与一元方差分析相类似，也是对于总离均差平方和矩阵（SSCP）的分解，G 为处理组数，根据变异来源将其分为组间离差阵 H 和组内离差阵 E。表 2-2 为多元方差分析的基本思想。

表 2-2 多元方差分析的基本思想

变异来源	自由度（df）	离均差平方和矩阵
组间变异	$G-1$	$H = \sum_{g=1}^{G} n_g (\bar{X}_g - \bar{X}..) (\bar{X}_g - \bar{X}..)'$
组内变异	$\sum_{g=1}^{G} n_g - G$	$E = \sum_{g=1}^{G} \sum_{j=1}^{n_g} (X_{gj} - \bar{X}_g)(X_{gj} - \bar{X}_g)' = \sum_{g=1}^{G} (n_g - 1) S_g$
总变异	$\sum_{g=1}^{G} n_g - 1$	$H + E$

（二）应用条件

在进行多元方差分析时，要求数据满足以下三个条件：①服从多元正态分布；②自变量与因变量之间呈线性关系；③多个因变量与自变量之间的方差协方差矩阵满足齐性。

二、前提条件筛选

1. 多元正态分布 多元方差分析时的正态性要求指的是样本所来自的总体在多个因变量上的概率分布呈多元正态分布（multivariate normal distribution），即两个以上因变量的联合概率密度函数（joint probability density function）呈现正态分布。多元正态分布几乎是所有多变量分析统计方法共同的假设，但目前并无公认有效的检验方法，具体应用时将这一条件弱化为对各因变量分别进行正态性假设检验，若全部因变量均符合正态性检验即可。

例 2-2 为比较不同性别安徽省在校大学生的生活质量和社会支持状况，随机调查某高校 300 名大学生，其中男生 164 人，女生 136 人。经 Shapiro-Wilk 检验，可以认为本例中男生与女生生活质量问卷总分和社会支持量表总分均满足正态分布的要求（生活质量问卷总分：$P_{男生}=0.394$，$P_{女生}=0.206$；社会支持量表总分：$P_{男生}=0.103$，$P_{女生}=0.118$）。

2. 线性 分别对自变量各个分类的因变量间关系进行分析。首先绘制散点图，如果散点图显示相关性不够明显，可进一步进行相关分析加以确定。

本例中，由于不同性别的生活质量问卷总分和社会支持量表总分的散点图中所展示的两因变量间线性关系并不十分明显，因此补充对不同性别的两因变量间关系进行相关分析。根据 Pearson 相关分析结果，男生和女生的生活质量问卷总分和社会支持量表总分间均存在相关性（男生：$r=0.256$，$P=0.001$；女生 $r=0.255$，$P=0.003$），可以认为因变量间存在一定程度的线性关系。

注意 在理想状态下，多元方差分析时，各个因变量之间应该存在一定程度的相关性，但是相关性不能太强，如果相关性太强（如相关系数 $r>0.9$），则可能存在多重共线性，多元方差分析的假设不再满足。

3. 方差协方差矩阵齐性 该例中，Box M 值为 0.431，P 值为 0.934，可以认为不同性别的研究对象两个因变量的方差协方差矩阵相等的假设成立，符合多元方差分析的基本假设。

三、Hotelling T^2 检验

如果研究者在实验设计中只设置一个自变量，且只设置了两个处理组，而因变量为 2 个及以上，那么比较两组样本在多个因变量水平上的平均数差异有无统计学意义，可以使用 Hotelling T^2 检验。该检验方法是 t 检验在多元统计场合中的直接推广，可以视为 t 检验的扩大，专门用来处理两组样本在多个因变量均数差异的显著性检验。适用于两组样本的因变量平均数有无统计学意义的检验，用于揭示自变量与因变量间关系的统计方法为 Hotelling T^2 检验。具体计算公式参见相关书籍。

Hotelling T^2 检验的最常用多元统计量是 Wilks λ，可以转换为 F 值。该例中，不同性别的研究对象在因变量生活质量问卷总分和社会支持量表总分两个因变量平均数的差异无统计学意义（$F=2.255$，$P=0.107$）。

四、多变量方差分析

由于 Hotelling T^2 检验只能对两组样本的多变量平均数差异进行检验，如果自变量分组在三组或者三组以上时，Hotelling T^2 检验就不再适用，而改用多变量方差分析的方法。多变量方差分析根据研究设计的自变量个数，可以分为单因素（一个自变量）和多因素（两个及以上自变量）MANOVA。但是在进行研究设计时，也要考虑到当自变量增多时，模型会变得复杂，一方面会增加质量控制的难度，另一方面在探索自变量间的交互作用时，不容易解释，所以，通常自变量个数不超过三个。

最常用的多元统计量是 Wilks λ，也可以转换为 F 值。该例中，不同年级（一年级 56 人、二年级 80 人、三年级 164 人）的研究对象在因变量生活质量问卷总分和社会支持量表总分两个因变量平均数的差异无统计学意义（$F=2.255$，$P=0.107$）。

五、两因素多组样本多元方差分析

单因素多组样本多元方差分析指的是比较一个自变量的不同分类之间多个因变量差异有无统计学意义，但当自变量个数为两个及以上时，单因素多元方差分析已经不满足应用的要求了。两因素多组样本多元方差分析其实是两个单因素 MANOVA 的组合，也就是说研究者一次操作两个自变量，两因素 MANOVA 除了

可以检验每一个自变量的主效应之外，还可以进一步检验两个自变量的交互作用，以确定自变量是否彼此独立，所以，在进行两因素 MANOVA 时，应首先考虑两自变量的交互作用有无统计学意义。若交互作用无统计学意义，则进一步分别检验两自变量的主效应是否有统计学意义，此时，等同于进行单因素 MANOVA；若交互作用有统计学意义，自变量的主效应就没有意义了，必须进一步进行单独效应的 MANOVA，即分别检验一个自变量的主效应在另一个自变量的各个处理水平上是否有统计学意义。检验结果可以分为两种：①当单独效应有统计学意义时，进一步进行单因素 ANOVA，以确定是哪几个因变量的平均数间差异有统计学意义，并在进行单个因变量的时候比较，以了解自变量各分类（处理）的差异。②当单独效应无统计学意义时，统计分析结束。

六、SPSS 软件实现的主要路径和分析结果

以该例中比较不同性别的生活现况的 Hotelling T^2 检验为例。其他类似，不再赘述。

（一）主要路径

（1）正态性检验：在 SPSS 主对话框选择 Analyze→Descriptive Statistics→Explore 打开 Explore 模块，将生活质量问卷总分和社会支持总分分别纳入 Dependent List 因变量框，将性别纳入 Factor List 对话框。在 Plots 模块选中 Normality plots with tests，Continue，其余默认选择，单击 OK 按钮，即可运行。

（2）线性检验：首先绘制散点图，其路径为 Graphs→Legacy Dialogs→Scatter/Dot…，出现 Scatter/Dot 对话框，单击 Matrix Scatter 按钮，单击 Define 按钮，出现 Scatterplot Matrix 对话框，将生活质量问卷总分和社会支持总分选入 Matrix Variables 变量框，将性别选入下方的 Panel by 变量框中的 Rows 或者 Columns 选项框，单击 OK 按钮。

如果散点图显示相关性不够明显，可进一步进行相关分析加以确定。

首先对数据库按照性别进行拆分（Data→Split file），将性别选入拆分项（Groups Based on：）框，单击 OK 按钮。Analyze→correlate→Bivariate，将生活质量问卷总分和社会支持总分选入 Variables 变量框，前述多元正态分布部分已知两因变量均满足正态分布，默认 Pearson 积差相关分析，单击 OK 按钮。

（3）Hotelling T^2 检验：在 SPSS 主对话框选择 Analyze→General Linear Model→Multivariate，将因变量生活质量问卷总分和社会支持总分选入 Dependent Variables 变量框，将性别选入 Fixed Factor 对话框。

单击 Options 按钮，在打开的对话框中选中统计描述（Descriptive Statistics）

和齐性检验（Homogeneity Tests）两选项，单击 Continue 按钮返回主对话框，单击 OK 按钮按钮，即可运行。

（二）分析结果（图 2-2～图 2-10）

Tests of Normality

	性别	Kolmogorov-Smirnov[a]			Shapiro-Wilk		
		Statistic	df	Sig.	Statistic	df	Sig.
生活质量问卷总分	男	0.068	164	0.061	0.991	164	0.394
	女	0.047	136	0.200*	0.987	136	0.206
社会支持总分	男	0.080	164	0.012	0.986	164	0.103
	女	0.074	136	0.065	0.984	136	0.118

*. This is a lower bound of the true significance.

a. Lilliefors Significance Correction.

图 2-2 生活质量问卷及社会支持总分的正态性检验

Correlations[a]

		生活质量问卷总分	社会支持总分
生活质量问卷总分	Pearson Correlation	1	0.256**
	Sig.(2-tailed)		0.001
	N	164	164
社会支持总分	Pearson Correlation	0.256**	1
	Sig.(2-tailed)	0.001	
	N	164	164

**. Correlation is significant at the 0.01 level (2-tailed).

a. 性别=男.

图 2-3 男性中两个总分之间的相关分析

Correlations[a]

		生活质量问卷总分	社会支持总分
生活质量问卷总分	Pearson Correlation	1	0.255**
	Sig.(2-tailed)		0.003
	N	136	136
社会支持总分	Pearson Correlation	0.255**	1
	Sig.(2-tailed)	0.003	
	N	136	136

**. Correlation is significant at the 0.01 level (2-tailed).

a. 性别=女.

图 2-4 女性中两个总分之间的相关分析

Between-Subjects Factors

		Value Label	N
性别	1.00	男	164
	2.00	女	136

图 2-5 不同性别的频数

Descriptive Statistics

	性别	Mean	Std. Deviation	N
生活质量问卷总分	男	59.215 9	7.942 25	164
	女	58.084 9	8.370 22	136
	Total	58.703 2	8.144 85	300
社会支持总分	男	34.079 3	6.396 88	164
	女	32.595 6	6.360 04	136
	Total	33.406 7	6.412 36	300

图 2-6 不同性别各个总分的统计描述

Box's Test of Equality of Covariance Matrices[a]

Box's M	.431
F	.143
df1	3
df2	129 976 840.289
Sig.	.934

Tests the null hypothesis that the observed covariance matrices of the dependent variables are equal across groups

a. Design: Intercept + sex.

图 2-7 Box 方差齐性检验

Multivariate Tests[a]

Effect		Value	F	Hypothesis df	Error df	Sig.
Intercept	Pillai's Trace	0.985	9 512.075[b]	2.000	297.000	0.000
	Wilks' Lambda	0.015	9 512.075[b]	2.000	297.000	0.000
	Hotelling's Trace	64.054	9 512.075[b]	2.000	297.000	0.000
	Roy's Largest Root	64.054	9 512.075[b]	2.000	297.000	0.000
sex	Pillai's Trace	0.015	2.255[b]	2.000	297.000	0.107
	Wilks' Lambda	0.985	2.255[b]	2.000	297.000	0.107
	Hotelling's Trace	0.015	2.255[b]	2.000	297.000	0.107
	Roy's Largest Root	0.015	2.255[b]	2.000	297.000	0.107

a. Design: Intercept + sex.

b. Exact statistic.

图 2-8 不同性别的多变量检验分析结果

Levene's Test of Equality of Error Variances[a]

	F	df1	df2	Sig.
生活质量问卷总分	0.007	1	298	0.934
社会支持总分	0.416	1	298	0.519

Tests the null hypothesis that the error variance of the dependent variable is equal across groups.

a. Design: Intercept + sex.

图 2-9 方差齐性检验

Tests of Between-Subjects Effects

Source	Dependent Variable	Type III Sum of Squares	df	Mean Square	F	Sig.
Corrected Model	生活质量问卷总分	95.111[a]	1	95.111	1.436	0.232
	社会支持总分	163.660[b]	1	163.660	4.020	0.046
Intercept	生活质量问卷总分	1 022 971.104	1	1 022 971.104	15 442.929	0.000
	社会支持总分	330 510.820	1	330 510.820	8 119.235	0.000
sex	生活质量问卷总分	95.111	1	95.111	1.436	0.232
	社会支持总分	163.660	1	163.660	4.020	0.046
Error	生活质量问卷总分	19 740.128	298	66.242		
	社会支持总分	12 130.727	298	40.707		
Total	生活质量问卷总分	1 053 654.139	300			
	社会支持总分	347 096.000	300			
Corrected Total	生活质量问卷总分	19 835.239	299			
	社会支持总分	12 294.387	299			

a. R Squared =0.005 (Adjusted R Squared =0.001).

b. R Squared =0.013 (Adjusted R Squared =0.010).

图 2-10 组间效应的检验结果

七、分析结果在学术论文中的整理及表述

SPSS 软件的原始分析结果一般不能直接复制粘贴到学术论文中,需要对结果进行整理后简要呈现。

不同性别的多元方差分析结果整理如下:

"Box M 值为 0.431, P 值为 0.934, 可以认为不同性别的研究对象中两个因变量的方差、协方差矩阵相等的假设成立, 符合多元方差分析的基本假设。不同性别的研究对象中两个因变量的方差齐性检验结果显示, P 值未达到有统计学意义的标准(P 分别为 0.934 和 0.519), 表示本例并未违反基本假设。根据多元方差分析结果可以认为, 不同性别的研究对象在生活质量问卷总分和社会支持总分两个因变量均数的差异无统计学意义(F=2.255, P=0.107)。"

不同年级的多元方差分析结果整理如下:

"根据 Multivariate Tests 结果中 Wilks λ 统计量，显示不同年级的研究对象在生活质量问卷总分和社会支持总分两个因变量均数的差异无统计学意义（F=2.015，P=0.091）。"

比较三个年级、不同性别间生活质量总分和社会支持总分的两因素多组样本多元方差分析结果整理为：

"Multivariate Tests 分析结果中两因素的交互作用项（grade×sex）的检验统计量显示两个自变量间在因变量的均数并无交互作用（F=0.210，P=0.933），表示应进一步检验两个自变量的主效应。grade 和 sex 的主效应项中，自变量 grade 的三个年级间差异无统计学意义（F=1.995，P=0.094），自变量 sex 的两个分类间差异有统计学意义（F=7.838，P<0.001）。"

第三节　应用注意事项

杨老师在完成数据的统计分析之后，对于多元方差分析的模型应用提出了以下几个问题：

（1）多元方差分析和多因素方差分析的区别。

（2）在多元方差分析中，如果想尝试将两个定量资料作为因变量纳入分析，但两因变量间无相关性，该如何拟合多元方差分析模型呢？

（3）多元方差分析中，如果某指标为定量资料且无公认的分类标准，现在预将该指标作为自变量纳入多元方差分析，该如何对该指标进行分组呢？

（4）如果多元方差分析中有某个确定的混杂因素，该如何调整呢？

对于这些疑问，统计相关人士给出如下提示：

对于问题（1），多因素方差分析是对一个独立变量是否受一个或多个因素或变量影响而进行的方差分析，SPSS 软件中调用的是"Univariate"过程，用以检验不同水平组合之间的因变量均数，由于受不同因素影响是否有差异的问题。在这个过程中可以分析每一个因素的作用，也可以分析因素之间的交互作用，分析协方差，以及各因素变量与协变量之间的交互作用。该过程要求因变量是从多元正态总体中随机抽样得来，且总体中各单元的方差相同。但也可以通过方差齐次性检验选择均值比较结果。因变量和协变量必须是数值型变量，协变量与因变量彼此不独立。而多元方差分析指的是因变量有多个因素同时存在的数据统计分析模型，"多元"指的是多个因变量，多元方差分析是对组间协方差矩阵与组内协方差矩阵进行比较。

对于问题（2），多元方差分析要求自变量的各个组内，因变量服从多元正态分布、各因变量间存在线性关系以及方差、协方差矩阵齐性。在理想状态下，多元方差分析时，各个因变量之间应该存在一定程度的相关性，但如果两个因变量间无相关性，则可以分别对两个因变量建立一般线性模型来达到分析目的。

对于问题（3），多元方差分析中的自变量可以是数值型分类变量，也可以是字符型分类变量，这是方差分析的基本条件。如果自变量为定量资料，则必须转化为分类变量才可以进行分析，如果指标有专业的分组标准（如成人收缩压/舒张压≥140/90mmHg判定为高血压），可以根据分组标准转化为分类变量；如果该指标没有公认的分组标准，可以考虑根据三分位数或者四分位数，将研究对象分为三组或者四组。

对于问题（4），如果在多元方差分析中，若某个连续型变量的自变量可能会对因变量产生影响（与因变量相关），习惯上将该变量称为协变量，那么在分析时就需要对其加以控制，在多元方差分析主对话框中应该将该连续型变量的自变量选入协变量框进行控制。

思考与练习

1. 多元方差分析中正态性的要求是什么？
2. 为什么不能将多个因变量共同存在的资料拆开，分别对单个因变量进行多次一元统计分析？

（叶冬青，范引光）

第三章 多元线性回归

由于医学现象的复杂性，医学研究中某医学指标不可能只受到一个因素的影响，它可能与多个因素之间都有线性关系，例如，糖尿病糖化血红蛋白（HbA1c）值是否受到总胆固醇、收缩压、舒张压等因素的影响？类风湿关节炎患者的疾病活动度是否与患者的年龄、性别、白介素-1α、转化生长因子-β等因素有关？某种肿瘤患者的肿瘤面积大小除了与抗肿瘤药物有关外，是否还与患者的人口学信息、临床特征等因素有关？此时，单因素统计方法的分析结果依然不能反映其客观规律，而能很好地解决一个连续型医学指标和多个可能的影响因素之间是否存在线性关系的统计学分析方法就是多元线性回归（multivariate linear regression）。

第一节 医学研究资料及其分析目的

一、医学研究背景及资料的格式

例 3-1 某医院内分泌科的唐医生一直致力于糖尿病病因的研究。他在查阅了大量文献后发现，年龄、体重指数、总胆固醇、舒张压、收缩压等变量信息可能是影响糖尿病患者糖化血红蛋白的危险因素，于是自制了"糖尿病糖化血红蛋白危险因素的流行病学问卷"，于 2016 年 1 月 1 日至 2016 年 12 月 31 日抽样调查了该院内分泌科就诊的 120 例糖尿病患者，问卷收集该 120 例糖尿病患者的糖化血红蛋白、年龄、体重指数、总胆固醇、舒张压、收缩压等变量信息，每个变量信息的测量遵循统一、公认的标准（具体测量手段及定义省略），最终获取完整、准确的问卷内容。

可将数据先整理到 Excel 表格中，规范格式见表 3-1，以便从 SPSS 软件数据编辑窗口中直接读出 Excel 数据文件。

表 3-1　120 例糖尿病患者糖化血红蛋白危险因素的流行病学数据演示

编号	年龄 /岁	体重指数 /（kg/m²）	总胆固醇 /（mmol/L）	收缩压 /mmHg	舒张压 /mmHg	糖化血红蛋白 /%[*]
1	61.7	22.9	5.09	114	74	95
2	53.4	22.4	5.2	130	85	9.9
…	…	…	…	…	…	…

续表

编号	年龄 /岁	体重指数 /（kg/m²）	总胆固醇 /（mmol/L）	收缩压 /mmHg	舒张压 /mmHg	糖化血红蛋白 /%*
51	43.29	27.6	5.09	122	84	9.7
52	55.59	29.8	6.3	150	90	11.3
…	…	…	…	…	…	…
99	53.98	25	4.35	136	79	8.8
100	59.56	26	5.29	120	80	10.7
…	…	…	…	…	…	…

* "%" 是糖化血红蛋白的检测单位。

例 3-2 某研究者下载了美国 2015 年医疗费用专题调查（MEPS）数据，拟分析不同年龄、性别、种族、体重指数、经济状况、患病年限是否影响成年人中糖尿病患者的非零医疗费用。美国 2015 年 MEPS 总共有 35427 人，其中成年人（≥18 岁）、医疗费用＞$0 的糖尿病患者为 2674 例，将这 2674 例数据整理到 Excel 表格中，规范格式见表 3-2。

表 3-2 2015 年美国糖尿病患者医疗支出与人口学信息数据演示

编码	年龄/岁	性别	种族	体重指数/（kg/m²）	经济水平	病程/年	费用/$
60001101	53	1	1	45.3	1	7	46 612
60001102	56	2	1	72.6	3	5	9 207
…	…	…	…	…	…	…	…
60121103	77	1	1	31.4	5	7	6 656
60122202	57	2	2	39.2	4	5	11 504
…	…	…	…	…	…	…	…
79431102	50	1	2	20.8	1	15	24 910
79445101	67	2	2	58.1	2	12	15 682
…	…	…	…	…	…	…	…

注：性别（1=男，2=女）；种族（1=拉丁裔，2=非拉丁裔）；经济水平（1=贫穷，2=接近贫穷，3=低收入，4=中收入，5=高收入）。

二、分析目的

例 3-1 中，唐医生的主要分析目的是：

（1）哪些信息变量是糖尿病糖化血红蛋白值的危险因素？

（2）如果是危险因素，那么该变量是如何影响糖尿病的糖化血红蛋白值的？

（3）如果有多个危险因素变量，不同变量对糖尿病糖化血红蛋白值的影响作用有无大小?

同时，他还想进一步分析:

（1）能用糖尿病患者基本信息和临床特征预测其糖化血红蛋白值吗?

（2）如何预测?

第二节　多元线性回归的应用

一、模型简介及应用条件

被影响或被预测的变量称为因变量（dependent variable），或称应变量，或称反应变量（response variable），常用 Y 表示；影响 Y 的变量称为自变量（independent variable），或称解释变量（explanatory variable），或称预测因子（predictor），常用 X 表示。若有多个影响因素，则表示为 $X_1, X_2, \cdots, X_p$。

当因变量 Y 为连续型定量变量时，研究 Y 和多个自变量 $X_1, X_2, \cdots, X_p$ 之间线性关系的统计学分析方法即多元线性回归。

多元线性回归的前提条件同直线回归，即线性（因变量 Y 与每个自变量 X_i 均呈线性关系）、独立性（每个个体观察值之间相互独立）、正态性（在其他自变量固定不变的情况下，在一定范围内任意给定某自变量 X_i 值，对应的随机变量 Y 都服从正态分布）、方差齐性（在其他自变量固定不变的情况下，在一定范围内不同的某自变量 X_i 值所对应的随机变量 Y 的方差相等）。

由样本估计而得的多元线性回归模型或方程为

$$\hat{Y} = b_0 + b_1 X_1 + b_2 X_2 + \cdots + b_p X_p \tag{3-1}$$

其中，$\hat{Y}$ 为 Y 的估计值；b_0 也可以写成 a，为常数项，即截距；$b_1, b_2, \cdots, b_p$ 分别为 $X_1, X_2, \cdots, X_p$ 的偏回归系数。

如表 3-1 中数据，进行多元线性回归分析（强迫引入法，具体后面介绍）后所建立的多元线性回归方程为

$$\hat{Y} = 2.607 - 0.002X_1 + 0.139X_2 + 0.423X_3 - 9.15 \times 10^{-4} X_4 + 0.026X_5$$

$X_1 \sim X_5$ 分别表示年龄、体重指数、总胆固醇、舒张压、收缩压。

二、偏回归系数的统计学意义、估计方法

某自变量 X_j 的偏回归系数 b_j 表示:当方程中其他自变量固定不变,自变量 X_j 变化一个计量单位时,反应变量 Y 的平均改变值。

例 3-1 的多元线性回归方程中体重指数 X_2 的偏回归系数为 0.139，它的统计学意义是当年龄、总胆固醇、舒张压、收缩压固定不变时，糖尿病患者的体重指数每增加一个单位（即每增加 $1kg/m^2$），患者的糖化血红蛋白值平均增加 0.139 个单位（即平均增加 0.139%）。

偏回归系数是采用最小二乘法来估计的。最小二乘法的基本原理是利用收集到的因变量和自变量的一组数据建立一个形如公式（3-1）的线性函数，使得观察值 Y 和估计值 $\hat{Y}$ 之间的残差平方之和达到最小。具体计算参见相关工具书。

三、总体偏回归系数 β 的统计推断

（一）β 的 95% 置信区间

β 的 95% 置信区间可由下式计算：

$$b \pm t_{\alpha/2,n-2}S_b \tag{3-2}$$

其中，S_b 为样本回归系数 b 的标准误；$t_{\alpha/2,n-2}$ 为对应于残差自由度 $n-2$ 的 t 界值，样本量 n 较大时可用 1.96 代替。

如上述方程中体重指数 X_2 的样本偏回归系数为 0.139、标准误为 0.029，其总体偏回归系数的 95% 置信区间为（0.0822，0.1958）。

（二）β 的 t 检验

$$H_0 : \beta_j = 0 , \qquad H_1 : \beta_j \neq 0$$

其检验统计量为

$$t = \frac{b}{S_b} \tag{3-3}$$

从而得出 t 值对应的双尾面积，即概率 P 值大小。

如上述方程中体重指数 X_2 的总体偏回归系数进行 t 检验，t=4.793，对应的双尾面积 P=0.000 006 84，P<0.001，拒绝 H_0，样本偏回归系数与 0 之间的差异有统计学意义，说明体重指数与糖化血红蛋白之间存在线性关系，等价于说"体重指数是糖化血红蛋白的影响因素"。

四、标化偏回归系数 b_i' 的用途

b_i' 的计算公式如下：

$$b_i' = b_i \frac{s_i}{s_y} \tag{3-4}$$

b_i' 消除了量纲,其大小可以用于反映不同量纲单位的自变量对因变量的作用大小。

如上述方程中,X_2、X_3、X_5 的偏回归系数分别为 0.139、0.423、0.026,经 t 检验后 P 均小于 0.05,说明三个因素均影响糖尿病患者的糖化血红蛋白值。如果想比较三者的作用大小,能否直接比较三者的偏回归系数大小,得出"$X_3 > X_2 > X_5$"呢?答案是否定的,因为每个自变量的偏回归系数都与各自的自变量量纲单位是息息相关的,所以不能直接比较各自的偏回归系数,而是需要进行标准化后才能进行比较。

X_2、X_3、X_5 的偏回归系数经标准化后得到的标化偏回归系数大小分别为 0.373、0.321、0.198,从而得出:对糖尿病糖化血红蛋白值的影响作用从大到小为"$X_2 > X_3 > X_5$"。

五、模型的配合适度检验及其意义

模型的配合适度检验是检验所得回归方程是否有意义,即只要有一个自变量的偏回归系数 t 检验后 $P < 0.05$,整个回归方程就成立。通常采取方差分析的办法。对于上述回归方程,其方差分析的结果如表 3-3 所示。

表 3-3　检验回归方程整体意义的方差分析*

变异来源	SS	自由度	MS	F	P
回归模型	44.665	5	8.933	1.692	<0.001
残差	46.945	114	0.41		
总变异	91.610	119			

*方差分析的基本思想及具体计算参见相关教材。

表 3-3 显示,$P < 0.001$,拒绝 H_0,说明从整体上而言,用这 5 个自变量构成的回归方程解释糖尿病患者糖化血红蛋白的变化是有统计学意义的。

六、筛选自变量的方法

在医学研究中,研究者往往根据专业理论知识和经验收集与因变量 Y 可能有关的多个自变量 $X_1, X_2, \cdots, X_p$ 的信息,而每个自变量对因变量是否有影响需要进行统计学上的筛选。在进行多元回归分析时,为使回归方程尽可能包含对因变量有较大贡献作用的自变量,而把贡献不大或可有可无的自变量排除在方程之外,这一过程称为自变量的选择。

在 SPSS 软件中,常用于选择自变量的计算方法如下:

（一）强迫引入法

强迫（enter）引入法，所有自变量不管对因变量 Y 是否有影响都放在方程里面，计算每个自变量的偏回归系数、标准误及 t 检验结果。

（二）向前引入法

向前（forward）引入法，从仅含常数项的模型开始，首先将方程外有统计学意义且影响最大的自变量引入模型；接着再将方程外有统计学意义的且影响第二大的自变量引入模型；以此类推，每次给模型增添一个自变量，直到剩下的自变量没有统计学意义、无法引入为止。

（三）向后剔除法

向后（backward）剔除法，先建立包含所有 p 个自变量的全模型，然后剔除方程内无统计学意义的、贡献最小的自变量；接着在含剩下 $p-1$ 个自变量的模型基础上，再将方程内无统计学意义且影响最小的自变量剔除出模型；以此类推，每次剔除一个最可忽略的变量，直到剩下的自变量都有统计学意义、无法剔除为止。

（四）逐步法

逐步（stepwise）法，本质是向前引入法，同时结合了向后剔除法。即在逐步选择过程中，边引入、边剔除，向前引入时，在方程内已有一个自变量的模型基础上，再将方程外有统计学意义且影响最大的自变量引入模型，又对已在方程中的自变量进行一次向后剔除，剔除无统计学意义的变量。反复进行引入、剔除过程，直到既没有变量被引入，也没有变量被剔除为止。为防止计算机陷入死循环，一般自变量的引入水准（如 0.05）要低于剔除水准（如 0.1）。

同一个资料采用不同自变量的筛选方法进行多元线性回归分析，可能筛选出对因变量有影响的自变量会不尽相同。最后需要参考所有结果，根据专业知识决定取舍。

在上述数据分析中，数据中的自变量个数不多，作者采用了强迫引入法进行自变量的筛选。实际应用中，逐步法应用较多。

七、模型拟合的评价指标

（一）决定系数

决定系数 R^2 的计算公式为

$$R^2 = 1 - \frac{SS_{残}}{SS_{总}}$$

（3-5）

其值的变化范围为[0，1]，越接近1，说明模型拟合越优。

但因 $SS_{残}$ 的大小总是随模型所含自变量个数的增加而减少，故决定系数只适用于比较具有相同自变量个数的模型，而不适合自变量个数不同的模型之间拟合优度的比较。

（二）调整决定系数 R_{adj}^2.

调整决定系数 R_{adj}^2.的计算公式

$$R_{\text{adj}}^2 \cdot = 1 - \frac{MS_{残}}{MS_{总}} \qquad （3-6）$$

其值的变化范围为[0，1]，越接近1，说明模型拟合越优。

当模型中的自变量增加到一定程度后，对 Y 变量作用较大的自变量已基本引入，再增加自变量时，$SS_{残}$ 的减少量相对不大，而 $MS_{残}$ 会增加，导致调整决定系数反而变小。也可以说"筛选自变量过程中，调整决定系数比决定系数较灵敏地嗅出所引入的自变量贡献大小"。

八、预　　测

（一）预测方法

如果多元回归方程已建立，理论上可以将多元回归方程用于预测。

如上述数据进行强迫引入法的多元线性回归分析，所建立的多元线性回归方程是

$$\hat{Y} = 2.607 - 0.002X_1 + 0.139X_2 + 0.423X_3 - 9.15 \times 10^{-4} X_4 + 0.026X_5$$

若有一个糖尿病患者，他的各个自变量分别为：年龄（64 岁）、体重指数（25.3 kg/m²）、总胆固醇（5.18 mmol/L）、收缩压（120 mmHg）、舒张压（75 mmHg），用该回归方程对他的糖化血红蛋白进行预测，预测值为多少？

可以将各个自变量的数值代入方程，计算而得预测值 $\hat{Y} = 9.972\%$。

其 Y 值均数的95%置信区间为（9.725，10.220）%，个体 Y 值的95%容许区间为（8.677，11.267）%。具体计算参见相关教材。

也可对120例糖尿病患者的糖化血红蛋白值进行预测回代，结果见表3-4。

表3-4　糖尿病患者糖化血红蛋白值的预测回代

编号	Y 实测值	Y 预测值	Y 总体均数的95%置信区间		个体 Y 值的95%容许区间	
			下限	上限	下限	上限
1	9.5	61.7	9.585 25	9.326 19	9.844 32	8.287 89

续表

编号	Y实测值	Y预测值	Y总体均数的95%置信区间		个体Y值的95%容许区间	
			下限	上限	下限	上限
2	9.9	53.401 7	9.848 56	9.560 31	10.136 80	8.545 05
…	…	…	…	…	…	…
51	9.7	10.533 33	10.227 15	10.839 50	9.225 74	11.840 91
52	11.3	11.449 13	11.109 29	11.788 98	10.133 26	12.765 01
…	…	…	…	…	…	…
99	8.8	9.691 46	9.494 78	9.888 14	8.405 10	10.977 82
100	10.7	10.254 85	10.012 79	10.496 91	8.960 77	11.548 92
…	…	…	…	…	…	…

（二）预测的效果评价

理论上虽然可以将任何多元回归方程用于预测，但是，如果模型或方程拟合优度不高，预测效果可能不佳。

一般情况下，医学研究者需视模型拟合后的决定系数或调整决定系数大小而决定是否要进行预测。决定系数或调整决定系数为多大时才能进行预测，目前没有统一规定，经验法上可以采用 0.5 界限，即决定系数或调整决定系数在不低于 0.5 的情况下，可以尝试进行预测。

另外，也可以采用"预测值与实测值的散点图"或标化残差图进行效果评价。若"预测值与实测值的散点图"中各散点呈现近乎 45°的直线趋势，或标化残差图中所有三点都均匀分布在 0 上下，则可以认为预测效果不差。

九、SPSS软件实现的主要路径及分析结果

（一）主要路径

多元线性回归方法在 SPSS 软件中的路径为 Analyze→Regression→Linear，打开对话框后，将因变量 Y 放入 Dependent 变量栏中，所有自变量放入 Independent（s）变量栏中，Method 选择 Enter；单击 Statistics 按钮，在所打开的对话框中选择 Confidence Intervals 选项，单击 Continue 按钮返回主对话框；单击 Save 按钮，在所打开的对话框中选择 Predicted values 变量栏下的 Unstandardized、Prediction intervals 变量栏下的 Mean 和 Individual 选项，单击 Continue 按钮返回主对话框；单击 OK 按钮，即可运行。

同时，绘制"预测值与实测值的散点图"，Graphs→scatter。

（二）分析结果

以下是 SPSS 软件分析结果的原始格式（图 3-1～图 3-5）。

Variables Entered/Removed[b]

Model	Variables Entered	Variables Removed	Method
1	X_5, X_1, X_2, X_3, X_4[a]	.	Enter

a. All reuested variables entered.

b. Dependent Variabe: Y.

图 3-1　自变量引入

Model Summary[b]

Model	R	R Square	Adjusted R Square	Std. Error of the Etimate
1	0.698[a]	0.488	0.465	0.6417

a. Predictors: (Constant), X_5, X_1, X_2, X_3, X_4.

b. Dependent Variable: Y.

图 3-2　模型汇总

ANOVA[b]

Model		Sum of Squares	df	Mean Square	F	Sig.
1	Regression	44.665	5	8.933	21.692	0.000[a]
	Residual	46.945	114	0.412		
	Total	91.610	119			

a. Predictors: (Constant), X_5, X_1, X_2, X_3, X_4.

b. Dependent Variable: Y.

图 3-3　方差分析结果

Coefficients[a]

Model		Unstandardized Coefficients		Standardized Coefficients	t	Sig.	95% Confidence Interval for B	
		B	Std. Error	Beta			Lower Bound	Upper Bound
1	(Constant)	2.607	0.959		2.717	0.008	0.706	4.507
	X_1	−0.002	0.010	−0.018	−0.241	0.810	−0.022	0.018
	X_2	0.139	0.029	0.373	4.745	0.000	0.081	0.198
	X_3	0.423	0.107	0.321	3.937	0.000	0.210	0.636
	X_4	0.000	0.005	−0.015	−0.172	0.864	−0.011	0.010
	X_5	0.026	0.011	0.198	2.267	0.025	0.003	0.048

a. Dependent Variable: Y.

图 3-4　多元分析结果

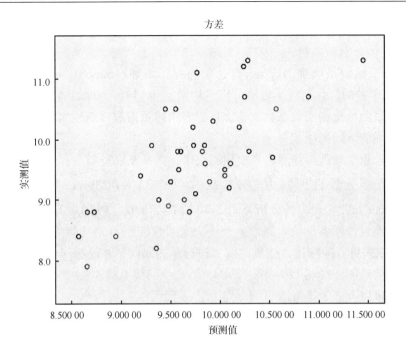

图 3-5　120 例糖尿病患者糖化血红蛋白实测值与预测值的散点图

十、分析结果在学术论文中的整理及表述

SPSS 软件的原始分析结果不能直接复制粘贴到学术论文中，而是需要在学术论文中进行整理，并简要呈现。

如果只需探索危险因素，可以撰写如下结果：

120 例糖尿病患者糖化血红蛋白的危险因素研究，以糖化血红蛋白值（％）为因变量，以年龄（X_1，岁）、体重指数（X_2，kg/m²）、总胆固醇（X_3，mmol/L）、收缩压（X_4，mmHg）、舒张压（X_5，mmHg）作为自变量，采用多元线性回归分析（强迫引入法），分析结果见表 3-5。

表 3-5　糖尿病患者糖化血红蛋白危险因素的多元线性回归分析

因素	回归系数	标准误	标化偏回归系数	t	P	回归系数的 95%CI	
						下限	上限
常数项	2.607	0.959		2.717	0.008	0.706	4.507
X_1	−0.002	0.010	−0.018	−0.241	0.810	−0.022	0.018
X_2	0.139	0.029	0.373	4.745	<0.001	0.081	0.198
X_3	0.423	0.107	0.321	3.937	<0.001	0.210	0.636
X_4	-9.15×10^{-4}	0.005	−0.015	−0.172	0.864	−0.011	0.010
X_5	0.026	0.011	0.198	2.267	0.025	0.003	0.048

注：CI 为"置信区间"的缩写。

分析结果发现，体重指数、总胆固醇、舒张压对糖尿病患者的糖化血红蛋白有影响（t 值分别为 4.745、3.937、2.267，P 均小于 0.05）；当其他自变量固定不变时，体重指数每增加 $1kg/m^2$ 或总胆固醇每增加 1mmol/L 或舒张压每增加 1mmHg，患者的糖化血红蛋白值分别平均增加 0.139%、0.423%、0.026%；根据三个自变量的标化偏回归系数大小，可以看出体重指数对糖化血红蛋白的影响作用＞总胆固醇＞舒张压。"

如果还想继续进行预测，观察预测效果，则补充撰写如下：

"建立多元线性回归方程 $\hat{Y} = 2.607 - 0.002X_1 + 0.139X_2 + 0.423X_3 - 9.15 \times 10^{-4}X_4 + 0.026X_5$，经方差分析（图 3-3），$F=21.692$，$P<0.001$，说明该回归方程成立；而且该模型的决定系数或调整决定系数接近 0.5；同时将该回归方程对 120 例糖尿病患者的糖化血红蛋白值 Y 进行预测回代，并绘制 Y 的预测值与实测值之间的散点图，发现 120 个散点呈 45°的直线趋势（图 3-5），说明预测效果良好，后期可以考虑尝试将该回归方程用于临床预测。"

多元统计分析结果在医学科研学术论文中的撰写既要简明扼要，也要表述清楚、完整、明确、规范，将多元统计分析结果与医学专业领域内容有机糅合、合理解释，既能让医学专业研究同行看懂，也能让统计专业人士看懂。

针对例 3-2，由于非零医疗费用（y）不服从正态分布，先将非零医疗费用对数变换成新变量"$\lg y$"，$\lg y$ 服从正态分布（直方图及正态性检验省略）；再对数据进行多元线性回归分析（逐步法，具体见后面介绍），所建立的多元线性回归方程为

$$\hat{\lg} y = 2.521 + 0.009 \cdot age + 0.209 \cdot hispanic + 0.003 \cdot course + 0.004 \cdot BMI + 0.061 \cdot sex$$

因为采用的是逐步法，方程中只保留有统计学意义的自变量，六个自变量中有五个因素对糖尿病患者的医疗支出是有影响的，而经济状况没有纳入方程中。

方程中年龄的偏回归系数为 0.009，它的统计学意义是当种族、病程、体重指数、性别固定不变时，糖尿病患者的年龄每增加一岁，患者的医疗支出平均增加 1.02 美元（$\lg y=0.009$，则 $y=10^{0.009}=1.02$）。性别的偏回归系数为 0.061，它的统计学意义是当年龄、种族、病程、体重指数固定不变时，糖尿病女性患者的医疗支出比男性患者平均增多 1.15 美元（$\lg y=0.061$，则 $y=10^{0.061}=1.15$）。

同时，模型的拟合优度评价中，决定系数 R^2 仅为 0.069，不适合将所建立的方程用于年龄、性别、种族、病程、体重指数对糖尿病患者医疗支出的预测中。

因此对于例 3-2，主要将多元线性回归方法用于因变量的影响因素筛选。（SPSS 统计分析的原始表格及学术论文中的规范表述类似于例 3-1，故省略。）

第三节 应用注意事项

唐医生完成了多元线性回归的 SPSS 软件分析，并将其整理到了学术论文中。之后经过思考，他又提出一些疑惑：

（1）年龄应该是很重要的影响因素，为何分析后没有发现年龄对糖尿病患者的糖化血红蛋白有影响？

（2）如果数据中有一个二分类变量（如性别），那么该如何赋值及解释结果？

（3）如果数据中有一个多项无序分类变量（如血型 A、B、O、AB），那么该如何赋值及解释结果？

（4）如果数据中有一个等级变量（如病情轻、中、重），那么该如何赋值及解释结果？

（5）如果不同性别、某自变量 X 对因变量 Y 的影响是不同的，那么该如何处理？

（6）如果自变量之间存在相关性，那么在多元线性回归分析中该如何处理？

（7）如果怀疑某两个自变量之间存在交互作用，那么该如何判断？

（8）样本量够吗？如何确定一项医学研究的样本量大小？

针对唐医生以上疑惑，统计相关专业人士给出如下建议。

对于（1）的答复及建议：尝试将年龄进行分组，5 岁一组或 10 岁一组，还可以分成"高年龄组、低年龄组"，再进行多元线性回归分析。如例 3-1 中，将年龄以 55 岁为界（以两组例数相当的年龄百分位数或在临床上有专业实际意义的年龄为原则）分为"低年龄组=1、高年龄组=2"，再进行多元线性回归分析，则发现年龄对糖尿病患者的糖化血红蛋白有影响（$t=2.326$，$P=0.022$），55 岁以下糖尿病患者的糖化血红蛋白值比 55 岁以上者平均多 0.284 个单位，据此，唐医生可以解释为"糖尿病患者的糖化血红蛋白值须在 55 岁以下进行控制"。

其他连续型自变量也可以进行类似的数据转换。目的是尽量发现潜在的危险因素，为疾病的预防控制提供有效的策略措施。

对于（2）的答复及建议：如果数据中有分类变量"性别"，则要尤其注意其具体赋值情况，因为分析后性别变量对应的偏回归系数大小、正负号直接与赋值有关。例如，当"男=0、女=1"时，分析后性别的偏回归系数为 2.116，说明女性的因变量 Y 平均比男性多 2.116 个单位；如果赋值为"男=1、女=0"，则偏回归系数就变成−2.116，专业解释是相同的；如果赋值为"男=0、女=2"，则偏回归系数就变成了 1.058，专业解释还是跟前面一样的。通常情况下，将二分类变量的两个类别赋值为差值为 1 的两个数字，如 0 与 1，是为了配合方便解释其对应的偏回归系数大小，同时可以计算因变量 Y 的平均基线值大小。

对于（3）的答复及建议：假定 A 型血=1、B 型血=2、AB 型血=3、O 型血=4，如果不进行预处理，计算机会自动认为是四种类别之间存在大小关系，这样分析是有问题的。对此应该设置哑变量，哑变量个数=（类别数-1），血型变量需设置 3 个哑变量 D_1、D_2、D_3，同时指定一个类别为参照组，如指定 O 型血为参照组，则

A 型血：$D_1=1$、$D_2=0$、$D_3=0$

B 型血：$D_1=0$、$D_2=1$、$D_3=0$

AB 型血：$D_1=0$、$D_2=0$、$D_3=1$

O 型血：$D_1=0$、$D_2=0$、$D_3=0$

相当于将没有大小关系的 4 个类别划分成 3 个二分类变量（即 D_1、D_2、D_3 哑变量），分析结果中 3 个哑变量的偏回归系数 b_{D_1}、b_{D_2}、b_{D_3} 解释为：A、B、AB 型血人群的因变量 Y 分别比 O 型血人群平均增加 b_{D_1}、b_{D_2}、b_{D_3} 个单位。

也可以指定任何一个类别为参照组，则其他类别按原始赋值（A 型血=1、B 型血=2、AB 型血=3、O 型血=4）的顺序依次设置哑变量，如指定 B 型血为参照组，则

A 型血：$D_1=1$、$D_2=0$、$D_3=0$

B 型血：$D_1=0$、$D_2=0$、$D_3=0$

AB 型血：$D_1=0$、$D_2=1$、$D_3=0$

O 型血：$D_1=0$、$D_2=0$、$D_3=1$

分析结果中 3 个哑变量的偏回归系数 b_{D_1}、b_{D_2}、b_{D_3} 的解释为 A、AB、O 型血人群的因变量 Y 分别比 B 型血人群平均增加 b_{D_1}、b_{D_2}、b_{D_3} 个单位。依次类推。

一般情况下只需指定一次参照类别，获得其他类别与该参照类别之间的偏回归系数及其解释，如果还需进行其他类别相互之间的比较结果，可以将某两个偏回归系数直接相减，得到的就是其他某两个类别之间因变量 Y 的变化大小。

对于（4）的答复及建议：等级变量的原始赋值（病情轻=1、中=2、重=3）可以直接与因变量 Y 进行多元回归分析，分析结果中该变量的偏回归系数 b 解释为病情每增加一个等级，因变量 Y 平均增加 b 个单位。如果不确定相邻两个等级之间 Y 的变化是一致的，则仿效无序分类变量，设置哑变量进行多元回归分析，结果的解释类似。

如上述资料中，体重指数变量可以按照 24、26 两个界值分为"体重正常、超重、肥胖"三个类别，分别赋值为 0、1、2。可以将该等级变量直接代入方程进行多元线性回归分析，分析结果中体重指数等级变量的偏回归系数为 0.411（$t=5.592$，$P<0.001$），解释为"糖尿病患者体重超重者的糖化血红蛋白平均比体重正常者高 0.411 个单位、肥胖者的糖化血红蛋白平均比体重超重者高 0.411 个单

位"。也可以将体重正常设置为参照类别，设置哑变量：体重正常（$D_1=0$、$D_2=0$），超重（$D_1=1$、$D_2=0$），肥胖（$D_1=0$、$D_2=1$），代入方程中进行多元线性回归分析，分析结果中 D_1、D_2 的偏回归系数分别为 0.887、0.791，解释为"糖尿病患者体重超重者的糖化血红蛋白平均比体重正常者高 0.887 个单位、肥胖者的糖化血红蛋白平均比体重超重者高 0.791 个单位"。

对于（5）的答复及建议：如果研究者非常重视不同吸烟情况下某自变量 X_i 对因变量 Y 的影响，可以分层（吸烟、不吸烟）进行多元线性回归分析，得到两个回归方程中该自变量 X_i 对 Y 的偏回归系数 $b_{吸}$ 和 $b_{不吸}$，分别解释其统计学意义。

如上述医学资料之前的多元线性回归分析结果中已发现"糖尿病患者中，舒张压越高、糖化血红蛋白越高，$P<0.05$"，现在唐医生想进一步了解不同吸烟情况下，舒张压对糖化血红蛋白的影响是否不同。他补录了"吸烟"变量信息（吸烟=1、不吸烟=0），同时 t 检验比较不同吸烟情况的舒张压、糖化血红蛋白，均发现有差别（舒张压：$t=2.643$，$P<0.05$；糖化血红蛋白：$t=9.898$，$P<0.05$）。这时，按照吸烟、不吸烟两种情况分别进行多元线性回归分析，分析结果发现：不吸烟情况下，舒张压对糖化血红蛋白的偏回归系数 $b_{不吸}=0.019$，标准误=0.007，$t=2.584$，$P<0.05$；而吸烟情况下，舒张压对糖化血红蛋白的偏回归系数 $b_{吸}=0.027$，标准误=0.017，$t=1.644$，$P>0.05$。说明不同吸烟情况下，舒张压对糖化血红蛋白的影响是不同的，这对糖尿病患者糖化血红蛋白值的控制提供了更为精细的措施和策略。

对于（6）的答复及建议：如果相关性不是很高，逐步法筛选变量可以在一定程度上解决此类问题，因为一个自变量进入了回归方程，与其相关的自变量由于没有增加更多信息而进入不了方程，或者，与其相关的自变量进去之后再进行检验时很可能变成无统计学意义而被剔除。此外，也可设法将彼此高度相关的自变量先综合成新的自变量，然后再与因变量做多元线性回归，可以简单运算成新的自变量，也可以通过复杂的统计方法得到新的自变量（具体见后面"主成分分析"）。

对于（7）的答复及建议：假定怀疑两自变量 X_i 与 X_j 之间存在交互作用，此时可建立包含各自变量及两者乘积项的回归模型 $\hat{Y}=b_0+b_iX_i+b_jX_j+b_{ij}X_iX_j$，通过检验乘积项偏回归系数 b_{ij} 的统计学意义来考察交互效应是否存在。如果 b_{ij} 经 t 检验后 $P<0.05$，说明两者之间存在交互作用。

如上述医学资料中，唐医生认为收缩压 X_4 与舒张压 X_5 对糖尿病糖化血红蛋白的影响可能存在交互作用，则可以在原来的五个自变量基础上补充一个交互作用项"$X_4\times X_5$"，即进行 Y 与六个自变量的多元线性回归分析，分析结果会发现：

收缩压 X_4 与舒张压 X_5 对糖尿病患者糖化血红蛋白的影响存在交互作用，$t=2.561$，$P<0.05$。

若需进一步解释收缩压 X_4 与舒张压 X_5 对糖尿病糖化血红蛋白的交互作用大小，可以借助于通径分析方法计算两者对 Y 的直接作用、间接作用大小，具体计算可参考相关文献。

对于（8）的答复及建议：一般情况下，样本量大小至少是自变量个数的 10～20 倍及以上，若自变量设置有哑变量，则自变量个数是包括哑变量个数在内的。也可以参考相关文献，根据样本量的计算公式计算而得，或者应用专门的样本量计算软件进行计算。另外，筛选自变量的逐步法也可以解决样本量不大、自变量个数较多的问题。

思考与练习

1. 多元线性回归方法中的"多元"指的是多个自变量 X 还是多个因变量 Y？

2. 如果因变量 Y 是"发病=1、未发病=0"，自变量还是表 3-1 中的五个因素，是否还能做多元线性回归分析？

3. 如何解释多元线性回归方程中偏回归系数的统计学意义？

4. 多元线性回归分析结果中，每个偏回归系数的 t 检验结果是否与其 95%置信区间大小等价？以表 3-4 结果为例进行阐述。

5. 如何比较不同量纲单位的自变量对因变量的作用大小？

6. 模型的拟合优度评价指标中，决定系数与调整决定系数的差别是什么？

7. 所建立的多元线性回归方程在什么情况下可以用于因变量 Y 的预测？

8. 做多元线性回归分析时，如果有一个自变量"损害发生部位"（肝脏=1、肺脏=2、肾脏=3、角膜=4、脚底=5、其他=6）代入方程，如何对该自变量进行处理？结果该如何解释？

9. 为何在进行多元回归分析时，一个二分类的自变量习惯上赋值为"0、1"？

10. 原始医学资料中的连续型自变量是否一定需要转换成分类变量或等级变量之后再进行多元回归分析？

11. 案例解释：

（1）某研究者探讨医院出院人次的影响因素分析，采用逐步法，以出院人次（Y）为因变量，以实有床位数（X_1）、门诊诊疗人次数（X_2）、实际开放总床日数（X_3）、实际占用总床日数（X_4）、平均开放病床数（X_5）、出院者占用总床日数（X_6）为自变量建立多元线性回归模型。分析结果如下（表 3-6，表 3-7）：

表 3-6 方差分析计算

变异来源	高均差平方和	自由度	均方差	F	P
回归	14 218 969.55	2	7 109 484.78	1 725.82	0.000
残差	638 521.12	155	4 119.49		
总	14 857 490.67	157			

表 3-7 线性回归分析结果

模型	回归系数	标准误	标化偏回归系数	t	P	回归系数的95%置信区间	
						下限	上限
常数项	−2 468.047	215.567		−11.449	0.000	−2 893.875	−2 042.220
实际占用总床日数	0.057	0.003	0.557	17.968	0.000	0.051	0.063
门诊诊疗人次数	0.009	0.001	0.461	14.864	0.000	0.008	0.011

注：$F=1725.816$，$P<0.05$，$R^2=0.957$。

问题：根据其分析结果，请解读并将其简要撰写在论文中。

（2）张医生是某妇幼保健院的妇产科医生，她想了解新生儿的出生体重可能与哪些因素有关，故收集了该院 10 年间 50 000 名活产新生儿的出生体重（单位：g）及其相关信息（胎龄、胎数、性别、母亲受教育程度、母亲年龄、居住地、产次），以新生儿的出生体重为因变量、相关信息为自变量进行了多元线性回归分析，自变量的具体赋值及分析结果如下（表 3-8）：

表 3-8 自变量的赋值及回归分析结果

影响因素	赋值	偏回归系数（β）	标准误（SE）	t	P
胎龄	<37 周=1，37 周≤胎龄<42 周=2，≥42 周=3	792.977 0	0.490 3	148.23	<0.01
胎数	单胎=1，双胎=2，多胎（≥3）=3	−477.307 1	−0.204 4	−61.32	<0.01
性别	男=1，女=0	107.064 6	0.099 3	33.05	<0.01
母亲受教育程度	小学及以下=1，中学=2，大学及以上=3	47.502 5	0.043 7	12.01	<0.01
母亲年龄	<25 岁=1，~30 岁=2，~35 岁=3，≥35 岁=4	14.529 4	0.021 3	6.46	<0.01
居住地	城市=1，农村=0	36.684 0	0.028 7	8.13	<0.01
产次	1 次=1，2 次=2，3 次=3，≥4 次=4	19.609 6	0.016 0	4.49	<0.01

问题：补充各个偏回归系数的 95%置信区间大小；如果是您来进行数据分析，您觉得还可以进行哪些方面的调整或补充？

（王 彤，王 静）

第四章 多元 logistic 回归

第三章介绍的多元线性回归可用于分析一个连续型因变量（y）与一组自变量（$x_1, x_2, \cdots, x_i$）之间的关系，但实际工作中，相关研究经常会遇到因变量为分类变量的情况，如发病与否、转移与否和死亡与否等，需要研究该分类变量与一组自变量之间的关系。此时，若以某事件发生率（P）为因变量，因变量与自变量之间通常不再存在线性关系；而且从理论上，某事件发生率的取值范围为0～1，但在线性模型的条件下，不能保证在自变量的各种组合下，因变量的取值仍限制在0～1。因此，当因变量为分类变量时，线性回归分析将不再适用。

分析某因变量与单个自变量的资料时，通常可选用χ^2检验或Fisher确切概率法等进行统计分析，但单因素分析结果的可靠性取决于所比较的两组之间是否具有可比性。当影响结果的混杂因素较多时，实际上往往难以满足均衡对比的要求，此时分析结果会产生一定的偏倚。传统的Mantel-Haenszal分层χ^2检验在控制混杂因素方面显示了强大的能力，但这种经典的分析方法也存在局限性，随着控制因素的增加，单元格被划分得越来越细，每格内的数据越来越少，使相对危险度的估计变得更困难。

本章介绍的多元logistic回归模型成功地解决了此问题，并且常用于流行病学病因分析之中，探讨疾病发生与一组可疑危险因素的关系。多元logistic回归模型有二分类logistic回归、多分类logistic回归、条件和非条件logistic回归等方法，本章主要介绍二分类logistic回归分析。

第一节 医学研究资料及其分析目的

一、医学研究背景及资料的格式

例4-1 心脑血管疾病已成为危害人类健康的"头号杀手"。目前，我国高血压患病人数高达2.45亿，因其高患病率及多种心血管并发症，造成巨大的健康和经济负担。高血压作为一种高度异质性疾病，受遗传和多种环境因素影响，如饮食钠摄入、吸烟、饮酒、肥胖和地区差异等。控制高血压，减少血压升高对心、脑靶器官的损伤，是减少高血压不良结局事件的主要措施。因此，开展高血压病因机制研究，积极探索影响血压控制及预后的遗传和环境因素，对其临床诊治、预后评价以及人群防控具有十分重要的意义。某慢性病防制研究所研究员金医生一直致力于高血压病因的研究。他在查阅了大量文献后，发现地区、年龄、性别、吸烟、饮酒等变量信息可能是影响高血压患病的危险因素，于是金医生对高血压患者进行病例对照研究。根据有无高血压分成高血压组 60 例和对照组 40 例。研究的危险因素包括地区、年龄、性别、吸烟、饮酒等，将数据整理到 Excel 表格中，规范格式见表 4-1，以便从 SPSS 软件数据编辑窗口中直接读出 Excel 数据文件。变量赋值说明参照表 4-2。

表 4-1　高血压影响因素分析的部分原始数据

编号	高血压	地区	性别	年龄	饮酒	吸烟
1	0	1	1	1	0	0
2	0	2	1	2	0	0
3	0	2	2	2	1	0
4	0	3	2	1	0	0
5	0	1	2	1	0	0
...	...	...	...	...	...	...
96	1	3	1	1	0	1
97	1	2	1	2	0	0
98	1	1	2	2	1	1
99	1	2	2	2	0	0
100	1	3	2	2	0	0

表 4-2　高血压影响因素与赋值说明

因素	变量名	赋值说明
高血压	y	否=0，是=1
地区	x_1	城市=1，县城=2，农村=3
性别	x_2	男=1，女=2
年龄	x_3	<40 岁=1，≥40 岁=2
饮酒	x_4	否=0，是=1
吸烟	x_5	否=0，是=1

二、分 析 目 的

金医生的主要分析目的是：

（1）哪些信息变量是高血压患病的危险因素？

（2）如果是危险因素，该变量是如何影响高血压患病的？

（3）如果有多个危险因素变量，不同变量对高血压患病的影响的作用有无大小之分？

（4）本研究运用预测概率值判定高血压及正常人结果如何？

第二节　多元 logistic 回归分析的应用

一、模型简介及应用条件

（一）模型简介

二分类 logistic 回归分析因变量 y 为二分类变量，取值为 0 表示某阴性结果发生，取值为 1 表示某阳性结果发生。在 m 个自变量为 x_1，x_2，$\cdots$，x_m 的作用下（每个自变量可以是分类变量也可以是连续型变量），该事件发生的概率为 P，则不发生的概率为 $1-P$，于是，多变量二分类的 logistic 回归模型是

$$P = \frac{e^{\beta_0+\beta_1 x_1+\beta_2 x_2+\cdots+\beta_m x_m}}{1+e^{-(\beta_0+\beta_1 x_1+\beta_2 x_2+\cdots+\beta_m x_m)}} \tag{4-1}$$

或

$$P = \frac{1}{1+e^{-(\beta_0+\beta_1 x_1+\beta_2 x_2+\cdots+\beta_m x_m)}} \tag{4-2}$$

$P/（1-P）$ 为发生概率与不发生概率之比，记作优势（odds）或比值，若取其自然对数，则有

$$\ln\left(\frac{P}{1-P}\right) = \text{logit}（P） = \beta_0 + \beta_1 x_1 + \beta_2 x_2 + \cdots + \beta_m x_m \tag{4-3}$$

式中，β_0 为常数项，β_1，β_2，$\cdots$，β_m 称为回归系数。$\ln[P/（1-P）]$ 与各 x 的关系称为线性关系。当 P 在（0，1）之间变动时，对应的 logit（P）取值范围在（$-\infty$，$+\infty$）之间，此时无论自变量 x_1，x_2，$\cdots$，x_m 如何取值，方程都能成立。

（二）logistic 回归应用条件

（1）logistic 回归的因变量必须是分类型变量，如是否患病、死亡与否、实验的成功与失败等。

（2）自变量与因变量的关系基本上呈 "S" 形曲线关系，或者自变量与 logit（P）呈直线关系。

（3）独立性。例如，观察对象 A 的发病与否不会影响观察对象 B 是否发病。

（4）各暴露因素的联合作用是相乘的。

二、logistic 回归模型的参数估计和假设检验

（一）logistic 回归的参数估计

主要是估计出 logistic 回归模型的回归系数及回归系数估计值的标准误。参数估计的方法有多种，如加权最小二乘法（weighted least squares，WLS）、线性判别法、最大似然法（maximum likelihood，ML）等。logistic 回归参数的估计常用最大似然法。

最大似然法的基本思想是先建立似然函数 L 和对数似然函数，然后采用非线性迭代法求出其似然函数值达到极大的回归系数估计值称为最大似然估计值。根据表 4-1 的资料经 SPSS 软件分析（logistic 回归分析强迫引入法）得到结果，见表 4-3。

表 4-3　高血压影响因素分析的参数估计与 Wald 检验结果（强迫引入法）

变量	B	S.E.	Waldχ^2	P	OR	95% CI 下限	95% CI 上限
地区	0.132	0.396	0.110	0.740	1.141	0.525	2.479
性别	0.229	0.588	0.151	0.697	1.257	0.397	3.984
年龄	1.365	0.497	7.548	0.006	3.916	1.479	10.369
饮酒	1.336	0.532	6.316	0.012	3.805	1.342	10.791
吸烟	2.462	0.622	15.688	0.000	11.728	3.466	39.686
常量	−3.640	1.534	5.633	0.018	0.026		

经分析得到 logistic 回归方程为

$$\text{logit}(P) = \ln\left(\frac{P}{1-P}\right) = -3.640 + 0.132x_1 + 0.229x_2 + 1.365x_3 + 1.336x_4 + 2.4625x_5$$

$$(4\text{-}4)$$

当 logistic 回归系数为正值时，$\exp(b)$ 大于 1，表明该因素是危险因素；当 logistic 回归系数为负值时，$\exp(b)$ 小于 1，表明该因素是保护因素。

本资料共纳入五个因素，其中三个因素的回归系数均为正值且有统计学意义，表明年龄、饮酒和吸烟均是高血压发病的危险因素。

（二）logistic 回归的假设检验

与多元线性回归一样，建立回归方程和得到回归系数估计值后，还需要对其进行假设检验，目的是检验整个模型是否有统计学意义以及单个总体回归系数是否为零。logistic 回归模型检验常用似然比检验（likelihood ratio test）和

Wald 检验。

1. 似然比检验 似然比检验用于检验整个回归模型是否有统计学意义。常用于比较两个模型，比较其在两种不同假设条件下的对数似然函数值。其中第一个模型不包含欲检验的因素，第二个模型包括检验的因素。分别求出两个模型的对数似然函数值 $\ln L_0$ 和 $\ln L_1$。

似然比检验的假设为：

H_0：模型 I 与模型 II 拟合效果无区别

H_1：模型 I 与模型 II 拟合效果不同

$\alpha=0.05$

似然比检验统计量计算公式为

$$G=2（\ln L_1-\ln L_0）\tag{4-5}$$

G 值反映的是模型 II 较模型 I 拟合优度提高的程度，即欲检验因素对因变量的影响大小。当样本含量较大时，在 H_0 成立的条件下，G 服从 χ^2 分布，自由度为增加变量的个数。

2. Wald 检验 Wald 检验常用于回归系数的假设检验，计算简便，只需将各参数的估计值 b_k 与 0 比较。

Wald 检验的检验假设为：

H_0：$\beta_k=0$（对因变量没有影响）

H_1：$\beta_k\neq0$（对因变量有影响）

$\alpha=0.05$

Wald 检验统计量计算公式为

$$\chi^2(\text{Wald})=\left[\frac{b_k}{\text{SE}(b_k)}\right]^2\tag{4-6}$$

式中，b_k 为回归系数 β_k 的估计值，$\text{SE}（b_k）$ 为回归系数估计值的标准误。当样本含量较大时，χ^2 服从自由度为 1 的 χ^2 分布。

三、回归系数的区间估计

logistic 回归模型回归系数的区间估计主要根据正态分布立论作估计。总体回归系数 β 的 $1-\alpha$ 置信区间为

$$b_k\pm z_\alpha \text{SE}（b_k）\tag{4-7}$$

优势比（odds ratio，OR）的 95% 置信区间为

$$\exp(b\pm z_\alpha \text{SE})\tag{4-8}$$

以自变量地区为例，计算出地区 OR 值的 95% 置信区间为（0.525，2.479）。

四、自变量的筛选

logistic 回归模型在疾病病因的多因素分析中有着较为突出的优点，适用于从众多的影响因素中筛选出关系较密切的因素，并能对因素间的交互作用进行深入分析。与多元线性回归分析一样，当模型中自变量较多时，可借助计算机软件筛选变量，只将一些具有统计学意义的变量保留在 logistic 回归模型中。筛选变量的方法主要有三种：向前引入法、向后剔除法和逐步法，具体见第三章多元线性回归，本章避免重复不再详述。

五、logistic 回归模型回归系数的意义

logistic 回归模型的回归系数表示的是自变量对因变量作用大小的一种变量。设 β_i 为变量 x_i 的回归系数，其表示当变量 x_i 改变一个单位（或改变 1）时 logit (P) 的改变量。exp (β_i) 表示的是在其他自变量固定的情况下，该变量与疾病关联的优势比，即因素 x_i 与疾病关联的程度。

六、SPSS 软件实现的主要路径及分析结果

（一）单因素 logistic 回归分析

1. 主要路径 Analyze→Regression→logistic Regression，打开对话框后，将因变量 y（高血压）放入 Dependent 变量栏中，将自变量（x_1[地区]、x_2[性别]、x_3[年龄]、x_4[饮酒]、x_5[吸烟]）分别放入 Covariates 变量栏中，Method 选择 Enter；单击 Options 按钮，在所打开的对话框中选择 Statistics and Plots 中的 CI for Exp（B）95%选项，单击 Continue 按钮返回主对话框；单击 OK 按钮，即可运行。

2. 分析结果

（1）自变量——x_1（地区，图 4-1 和图 4-2）。

Classification Table^a

			Predicted		
			高血压		Percentage Correct
Observed			0.00	1.00	
Step 1	高血压	0.00	0	40	0.0
		1.00	0	60	100.0
	Overall Percentage				60.0

a. The cut value is 0.500.

图 4-1 地区分类

Variables in the Equation

		B	S.E.	Wald	df	Sig.	Exp(B)	95.0% CI for Exp(B)	
								Lower	Upper
Step 1[a]	地区	0.231	0.270	0.733	1	0.392	1.260	0.742	2.140
	Constant	−0.049	0.566	0.008	1	0.931	0.952		

a. Variable(s) entered on step 1: 地区.

图 4-2 地区 logistic 分析结果

（2）自变量——x_2（性别，图 4-3 和图 4-4）。

Classification Table[a]

			Predicted		
			高血压		
Observed			0.00	1.00	Percentage Correct
Step 1	高血压	0.00	0	40	0.0
		1.00	0	60	100.0
	Overall Percentage				60.0

a. The cut value is 0.500.

图 4-3 性别分类表

Variables in the Equation

		B	S.E.	Wald	df	Sig.	Exp(B)	95.0% CI for Exp(B)	
								Lower	Upper
Step 1[a]	性别	−0.205	0.413	0.246	1	0.620	0.815	0.363	1.830
	Constant	0.697	0.625	1.246	1	0.264	2.008		

a. Variable(s) entered on step 1: 性别.

图 4-4 性别 logistic 分析结果

（3）自变量——x_3（年龄，图 4-5 和图 4-6）。

Classification Table[a]

			Predicted		
			高血压		
Observed			0.00	1.00	Percentage Correct
Step 1	高血压	0.00	32	8	80.0
		1.00	18	42	70.0
	Overall Percentage				74.0

a. The cut value is. 0.500.

图 4-5 年龄分类

Variables in the Equation

		B	S.E.	Wald	df	Sig.	Exp(B)	95.0% CI for Exp(B)	
								Lower	Upper
Step 1[a]	年龄	1.428	0.406	12.337	1	0.000	4.169	1.880	9.247
	Constant	−1.629	0.609	7.159	1	0.007	0.196		

a. Variable(s) entered on step 1: 年龄.

图 4-6 年龄 logistic 分析结果

（4）自变量——x_4（饮酒，图 4-7 和图 4-8）。

Classification Table[a]

			Predicted		
			高血压		
Observed			0.00	1.00	Percentage Correct
Step 1	高血压	0.00	26	14	65.0
		1.00	20	40	66.7
	Overall Percentage				66.0

a. The cut value is 0.500.

图 4-7　饮酒分类

Variables in the Equation

		B	S.E.	Wald	df	Sig.	Exp(B)	95.0% CI for Exp(B)	
								Lower	Upper
Step 1[a]	饮酒	1.312	0.430	9.313	1	0.002	3.714	1.599	8.627
	Constant	−0.262	0.297	0.778	1	0.378	0.769		

a. Variable(s) entered on step 1: 饮酒.

图 4-8　是否饮酒 logistic 分析结果

（5）自变量——x_5（吸烟，图 4-9 和图 4-10）。

Classification Table[a]

			Predicted		
			高血压		
Observed			0.00	1.00	Percentage Correct
Step 1	高血压	0.00	34	6	85.0
		1.00	23	37	61.7
	Overall Percentage				71.0

a. The cut value is 0.500.

图 4-9　吸烟分类

Variables in the Equation

		B	S.E.	Wald	df	Sig.	Exp(B)	95.0% CI for Exp(B)	
								Lower	Upper
Step 1[a]	吸烟	2.210	0.516	18.321	1	0.000	9.116	3.314	25.078
	Constant	−0.391	0.270	2.096	1	0.148	0.676		

a. Variable(s) entered on step 1: 吸烟.

图 4-10　是否吸烟 logistic 分析结果

（二）多因素 logistic 回归分析

1. 主要路径　根据单因素 logistic 回归分析的结果，按照纳入（α=0.05）与排除标准（β=0.10）进入多因素 logistic 回归分析。过程为 Analyze→Regression→

Logistic Regression，打开对话框后，将因变量 y（高血压）放入 Dependent 变量栏中，将自变量（x_3[年龄]、x_4[饮酒]、x_5[吸烟]）分别放入 Covariates 变量栏中，Method 选择 Forward：LR；单击 Options 按钮，在所打开的对话框中选择 Statistics and Plots 中的 CI for Exp（B）95% 选项，单击 Continue 按钮返回主对话框；单击 Save 按钮，在所打开的对话框中选择 Predicted Values 中的 Probabilities 和 Group membership 选项，单击 Continue 按钮返回主对话框；单击 OK 按钮，即可运行。

2. 分析结果（图 4-11 和图 4-12）

Classification Table[a]

	Observed		Predicted		
			高血压		Percentage Correct
			0.00	1.00	
Step 1	高血压	0.00	34	6	85.0
		1.00	23	37	61.7
	Overall Percentage				71.0
Step 2	高血压	0.00	26	14	65.0
		1.00	7	53	88.3
	Overall Percentage				79.0
Step 3	高血压	0.00	30	10	75.0
		1.00	15	45	75.0
	Overall Percentage				75.0

a. The cut value is 0.500.

图 4-11　多因素分类

Variables in the Equation

		B	S.E.	Wald	df	Sig.	Exp(B)	95.0% CI for Exp(B)	
								Lower	Upper
Step 1[a]	吸烟	2.210	0.516	18.321	1	0.000	9.116	3.314	25.078
	Constant	−0.391	0.270	2.096	1	0.148	0.676		
Step 2[b]	吸烟	2.264	0.556	16.596	1	0.000	9.625	3.238	28.612
	年龄	1.485	0.459	10.458	1	0.001	4.416	1.795	10.862
	Constant	−2.528	0.744	11.557	1	0.001	0.080		
Step 3[c]	饮酒	1.326	0.528	6.299	1	0.012	3.765	1.337	10.603
	吸烟	2.426	0.602	16.245	1	0.000	11.311	3.477	36.796
	年龄	1.405	0.475	8.747	1	0.003	4.076	1.606	10.342
	Constant	−3.087	0.821	14.154	1	0.000	0.046		

a. Variable(s) entered on step 1: 吸烟.

b. Variable(s) entered on step 2: 年龄.

c. Variable(s) entered on step 3: 饮酒.

图 4-12　多因素 logistic 分析结果

七、分析结果在学术论文中的整理及表述

SPSS 软件的原始分析结果表格不能直接复制粘贴到学术论文中，而是需要

在学术论文中进行整理，并简要呈现。

高血压影响因素分析研究结果撰写如下，见表 4-4 和表 4-5。单因素 logistic 回归分析结果（表 4-4）显示，年龄（OR=4.169，95%CI：1.880～9.247）、饮酒（OR=3.714，95%CI：1.599～8.627）、吸烟（OR=9.116，95%CI：3.314～25.078）是高血压发病的危险因素（$P<0.05$）；而地区和性别与高血压发病无关（$P>0.05$）。

表 4-4 高血压影响因素的单因素 logistic 回归分析

变量	B	S.E.	Waldχ^2	P	OR	95%CI 下限	95%CI 上限
地区	0.231	0.270	0.733	0.392	1.260	0.742	2.140
常量	−0.049	0.566	0.008	0.931	0.952		
性别	−0.205	0.413	0.246	0.620	0.815	0.363	1.830
常量	0.697	0.625	1.246	0.264	2.008		
年龄	1.428	0.406	12.337	0.000	4.169	1.880	9.247
常量	−1.629	0.609	7.159	0.007	0.196		
饮酒	1.312	0.430	9.313	0.002	3.714	1.599	8.627
常量	−0.262	0.297	0.778	0.378	0.769		
吸烟	2.210	0.516	18.321	0.000	9.116	3.314	25.078
常量	−0.391	0.270	2.096	0.148	0.676		

多因素 logistic 回归分析结果（表 4-5）显示，吸烟（OR=11.311，95%CI：3.477～36.796）、年龄（OR=4.076，95%CI：1.606～10.342）、饮酒（OR=3.765，95%CI：1.377～10.603）是高血压发病的危险因素（$P<0.05$）。

表 4-5 高血压影响因素的多因素 logistic 回归分析

变量	B	S.E.	Waldχ^2	P	OR	95%CI 下限	95%CI 上限
饮酒	1.326	0.528	6.299	0.012	3.765	1.337	10.603
吸烟	2.426	0.602	16.245	0.000	11.311	3.477	36.796
年龄	1.405	0.475	8.747	0.003	4.076	1.606	10.342
常量	−3.087	0.821	14.154	0.000	0.046		

根据表 4-1 数据，进行高血压患病预测概率值判定见表 4-6，结果显示 60 例高血压患者根据预测概率值判定为高血压者为 45 例，其灵敏度为 75%；40 名正常者根据预测概率值判定为正常者为 30 例，其特异度为 75%。

表 4-6 患病预测概率值

编号	高血压	地区	性别	年龄	饮酒	吸烟	预测概率值	判定所属类别
1	0	1	1	1	0	0	0.156 80	0
2	0	2	1	2	0	0	0.431 15	0
3	0	2	2	2	1	0	0.740 51	1
4	0	3	2	1	0	0	0.156 80	0
5	0	1	2	1	0	0	0.156 80	0
...	...	...	...	...	...	...	...	...
96	1	3	1	1	0	1	0.677 78	1
97	1	2	1	2	0	0	0.431 15	0
98	1	1	2	2	1	1	0.969 95	1
99	1	2	2	2	0	0	0.431 15	0
100	1	3	2	2	0	0	0.431 15	0

二分类 logistic 回归分析在医学科学研究中应用较为广泛，且在学术论文结果的撰写中既要层次分明、简明扼要，又要逻辑清楚、语言规范、解释合理；既能让医学统计学专业人士看懂，也能让医学专业研究者看明白。

第三节　应用注意事项

金医生完成了多元 logistic 回归的 SPSS 软件分析，并将其整理到了学术论文中。之后经过思考，他又提出一些疑惑：

（1）建立 logistic 回归模型时，研究对象有何要求？

（2）在做 logistic 回归分析时，如何估计样本含量？

（3）在做 logistic 回归时，自变量的选择有何要求？

（4）变量的纳入与排除标准是什么？

（5）如何确定混杂因素，以及对它的理解。

（6）当计算出的 OR 值过大或者过小时，如何解释其意义？

（7）当因变量 y 是个多分类变量时，应该如何考虑？

（8）如何评价 logistic 回归模型的拟合效果？

针对金医生以上疑惑，统计专业相关人士给出如下建议。

对于（1）的答复及建议：logistic 回归分析的应用条件　建立 logistic 回归模型时，要求研究对象间彼此独立，即个体间具有独立性。当研究个体间存在聚集性特征时，可考虑采用广义估计方程或多水平模型等更复杂的方法进行分析。

对于（2）的答复及建议：关于样本含量的问题　logistic 回归分析中，到底样本量多大才算够，这一直是个令许多人困惑的问题。尽管有的学者从理论角度提出了 logistic 回归分析中的样本含量估计，但从使用角度来看多数并不现实。直到现在，这一问题尚无广为接受的答案。根据国内外学者的经验，如果样本量小于 100，logistic 回归的最大似然估计可能有一定的风险，如果大于 500 则显得比较充足。当然，样本大小还依赖于变量个数、数据结构等条件。

一般认为，每一个自变量至少要有 10 例结局保证估计的可靠性。注意：这里是结局例数，而不是整个样本例数（如果有 7 个自变量，那至少需要 70 例研究结局，否则即便有 1000 例，而结局的例数只有 10 例，依然显得不足）。

对于（3）的答复及建议：关于自变量的形式 理论上，logistic 回归中的自变量可以是任何形式，定量和定性均可。但实际上，在数据分析时更倾向于自变量以分类的形式进入模型，因为这样更方便解释。如体重，如果直接以定量数据进行分析，结果提示的是每增加 1kg 发生某病的危险。而现实中多数疾病可能对体重增加 1kg 不敏感，或者不关心增加 1kg 所发生的变化，而关注的是肥胖/超重人群是不是比正常人群有更高的发病风险。因此，很多情况下将连续自变量转化为分类变量可能会有更合理的结果解释。

对无序分类变量可用 0-1 哑变量表示；对无序 K 分类变量常用 $K-1$ 个哑变量来表示，哑变量赋值与多元线性回归相同；对有序分类变量如果各等级间程度相同或相近可赋值为 1、2、3、4 等来处理，若各等级间程度相差较大可按无序多分类变量处理。数值变量的参数解释有时较困难，可结合相关专业将数值变量转换成等级变量，这样会使得参数意义更明确。估计值的符号与因变量和自变量的数量化有关，在危险因子的解释时要注意。

对于（4）的答复及建议：关于变量的纳入与排除标准 按照所确定的纳入与排除标准（$\alpha_入=0.05$、$\beta_出=0.10$），进行 logistic 回归分析筛选的自变量仅是统计意义下的 logistic 回归模型，重要的是所建立的 logistic 回归模型能够结合相应专业知识和流行病学的意义，对所研究的问题做出解释。有时需要对模型中的自变量进行多次调整，分析者也可根据专业知识和经验将部分重要的自变量固定在模型中，对其他自变量进行筛选。

对于（5）的答复及建议：关于混杂因素的理解 混杂因素一般可以通过三个方面确定：一是该因素（吸烟）对结局（心绞痛）有影响；二是该因素（吸烟）在分析因素（基因）中的分布不均衡；三是从专业角度来判断，即该因素不能是分析因素与结局中间的一个环节。也就是说，不能是分析因素，通过该因素再引起结局。

对于（6）的答复及建议：关于标准误过大的问题 logistic 回归分析结果中某个自变量的 OR 值特别大（如＞999.999）或特别小（＜0.001），置信区间也特别宽（如＜0.001～＞999.999）。明显觉得有问题，之后发现可能与原始数据有关。

对于此类问题，可能有以下原因：

1）该变量某一类的例数特别少，如性别：男性 100 人，女性 2 人，可能会出现这种情形。

2）存在空单元格，如性别与疾病的关系，所有男性都发生了疾病或都没有发生疾病，这时候可能会出现 OR 值无穷大或为 0 的情形。

3）完全分离（complete separation），对于某自变量，如果该自变量取值大于某一值时结局发生，当小于该值时结局都不发生，就会出现完全分离现象。例如，20 岁、30 岁、40 岁、50 岁四个年龄段，如果 40 岁以上的人全部发生疾病，40 岁以下的人全部不发病，就产生了完全分离现象，也会出现一个大得不可理喻的标准误。

4）多重共线性问题，多重共线性会产生大的标准误。

对于（7）的答复及建议：多分类 logistic 回归 当因变量 y 是一个无序多分类指标或有序分类指标时，若需进行 logistic 回归分析，应选择多分类无序变量的 logistic 回归、多分类有序变量的 logistic 回归模型进行分析。

对于（8）的答复及建议：模型的拟合效果评价 logistic 回归模型的假设检验只能回答该模型及回归系数是否具有统计学意义，不能说明模型的拟合效果。评价建立的 logistic 回归模型的拟合效果，即评价模型预测值和观察值的一致性，需要进行拟合优度检验。拟合优度检验常用的方法有 Pearson χ^2 检验、偏差（deviance）统计量等。

思考与练习

1. 多元 logistic 回归分析与多元线性回归分析有何异同点？

2. 多元 logistic 回归分析中，优势比 OR 值是如何解释的？OR 值大小与哪些情况有关系？

（姚应水，金岳龙，朱丽君）

第五章 多元 Cox 回归

在队列研究和临床实验研究中，研究者需要对慢性病患者（如肿瘤等）进行随访观察，常常需记录观察对象各时间点上终点事件（死亡、并发症等）的发生情况，包括终点事件出现以及随访对象出现终点事件所经历的时间。以此比较和评价暴露组与非暴露组、干预组与非干预组之间的差异。生存分析（survival analysis）是将事件的结果和出现该结果所经历的时间结合起来分析的一类统计分析方法。不仅考虑事件是否出现，而且也考虑事件出现的时间长短，因此该类方法也被称为事件时间分析（time-to-event analysis）。生存分析起源于医学与生物科学研究的"事件"是"生存与死亡"，生存分析因此而得名。生存分析也广泛应用于社会学、经济学、工程学等领域。为了同时分析众多变量对生存时间和生存结局的影响，研究者需要采用多因素生存分析方法。多因素生存分析方法主要有参数法模型和半参数模型两类。参数法需要以特定分布，如 Weibull 分布、指数分布为基础建立回归模型，应用有其局限性；而半参数法的假定相对较少，特别是 Cox 比例风险回归模型（Cox proportional hazard regression model），是目前进行多因素生存分析的主要方法。

第一节 医学研究资料及其分析目的

一、医学研究背景及资料的格式

生存分析资料通常采用纵向随访观察获取，和一般资料相比较具有如下特点：①同时考虑生存时间和生存结局；②通常含有删失数据；③生存时间的分布通常不服从正态分布。下面利用实例说明这些特点及有关概念。

例 5-1 宫内节育器（intrauterine device，IUD）是一种长效、可逆、简便的避孕方法，使用至今已有 40 余年历史。在中国约有 1.4 亿的妇女放置 IUD，随着国家对避孕方法知情选择工作的推进，IUD 使用率仍呈上升趋势，在采用节育措施的人群中占首位（51.0%）。然而，国家多年科技攻关项目发现，IUD 使用终止包括下移取器、脱落、带器妊娠、意外妊娠和因症取器等原因，这些不良结局的产生原因、IUD 使用效果及时间成为计划生育科学一个迫切要明确的问题。编者主持的国家自然科学基金项目在安徽省采用分层随机抽样抽取 2011 年 1 月 1 日至 12 月 31 日计划生育服务机构 2111 位放置 IUD 育龄妇女进行 12 个月随访，期望探索影响 IUD 短期使用效果及使用时间的危险因素。基线调查内容及测量标准按照 WHO IUD 放置指南确定，主要包括放置 IUD 育龄妇女的年龄、文化程度、劳动类型、初潮年龄、月经周期是否规律、经量、痛经、初产年龄、末次妊娠结局、放置 IUD 类型和放置 IUD 次数。随访问卷内容包括 IUD 使用月和 IUD 使用结局（status=1 为停止使用，0 为删失）。

上述问卷数据先用 Epidata 软件进行双录入，然后导入 SPSS 软件进行分析。结果见图 5-1。

*案例.sav [DataSet1] - IBM SPSS Statistics Data Editor

File　Edit　View　Data　Transform　Analyze　Direct Marketing　Graphs　Utilities　Add-ons　Window　Help

	Name	Type	Width	Decimals	Label	Values	Missing	Columns	Align	Measure	Role
1	FHNL	Numeric	8	2	放置IUD时的年龄	None	None	8	Right	Scale	Input
2	NLFC	Numeric	8	2	年龄分层	{1.00, 25岁...	None	8	Right	Scale	Input
3	QZWH	Numeric	1	0	妻子文化程度	{1, 文盲/半...	None	3	Right	Scale	Input
4	QZJYNX	Numeric	2	0	妻子共受教育年限	None	None	3	Right	Scale	Input
5	LDNX	Numeric	1	0	目前主要从事的劳动类型	{1, 家务劳动...	None	4	Right	Scale	Input
6	CHAONL	Numeric	2	0	初潮年龄	None	None	4	Right	Scale	Input
7	YJGL	Numeric	1	0	月经周期是否规律	{1, 是}...	None	8	Right	Scale	Input
8	JL	Numeric	1	0	经量	{1, 少}...	None	4	Right	Scale	Input
9	TJ	Numeric	1	0	痛经	{1, 无}...	None	4	Right	Scale	Input
10	CCNL	Numeric	8	2	初产年龄分组	{1.00, <20}...	None	8	Right	Scale	Input
11	MCRSJJ	Numeric	1	0	末次妊娠结局	{1, 阴道分娩...	None	4	Right	Scale	Input
12	FHCSFC	Numeric	8	0	放环次数分层	{1, 1次}...	None	8	Right	Scale	Input
13	YNXSH	Numeric	1	0	近一年内性生活情况	{0, 说不清}...	None	4	Right	Scale	Input
14	ZZYY1203	Numeric	8	2	12月使用相关的终止	{.00, 否}...	None	8	Right	Scale	Input
15	至12月	Numeric	8	2	12月的使用月	None	None	8	Right	Scale	Input
16	iudlxfc	Numeric	8	0	IUD类型分层	{0, 圆形IUD}...	None	8	Right	Scale	Input
17											
18											
19											
20											

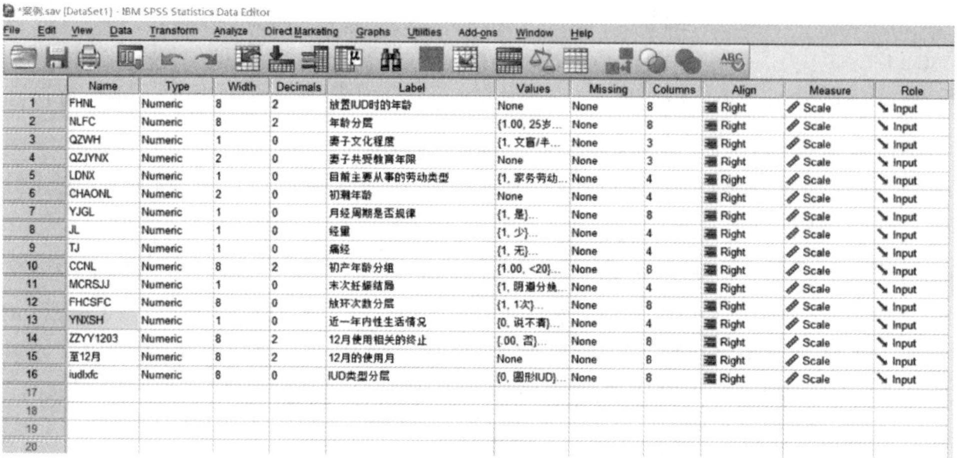

图 5-1　数据导入 SPSS 软件示意图

二、分 析 目 的

该项目的主要分析目的是：

（1）描述 IUD 停止使用在放环育龄妇女中的发生现状和严重程度。

（2）哪些信息变量是 IUD 停止使用的危险因素？每个危险因素的不同暴露水平对 IUD 使用时间的影响如何？

（3）如果有多个危险因素变量，不同变量对 IUD 使用效果和时间的影响作用有无大小？

同时，还想进一步分析：

（1）能用育龄妇女的基本信息及特征对其 IUD 使用效果进行预测吗？

（2）若可以，如何预测？

第二节 多元 Cox 回归的应用

一、模型简介及应用条件

（一）Cox 回归模型的基本形式

Cox 比例风险回归模型简称 Cox 回归模型，于 1972 年由英国统计学家 Cox 提出，模型的基本公式为

$$h(t, X) = h_0(t) \exp(\beta' X) = h_0(t) \exp(\beta_1 X_1 + \beta_2 X_2 + \cdots + \beta_m X_m) \qquad (5\text{-}1)$$

式中，$h(t, X)$ 是具有协变量 X 的个体在时刻 t 时的风险函数，t 为生存时间，$X = (X_1, X_2, \cdots, X_m)$ 是可能影响生存时间的有关因素，也称协变量，这些变量可以是定量的，也可以是定性的，在整个观察期间内不随时间的变化而变化。$h_0(t)$ 是所有协变量取值为 0 时的风险函数，称为基线风险函数（baseline hazard function）。$h_0(t)$ 不需要服从特定的分布形状，具有非参数的特点，而指数部分 $\exp(\beta' X)$ 具有参数模型的形式，故 Cox 模型又称为半参数模型（semi-parametric model）。其中 $\beta = (\beta_1, \beta_2, \cdots, \beta_m)$ 为 Cox 模型的回归参数，是一组待估计的回归参数。

（二）参数的估计与假设检验

借助偏似然函数（partial likelihood function），采用最大似然估计获得 Cox 回归模型参数。类似于 logistic 回归，常用的回归系数假设检验方法有似然比检验、Wald 检验和计分检验。

（三）因素的初步筛选与最佳模型的建立

1. 因素的初步筛选 影响生存时间的因素称为协变量，当协变量较多时，在配合模型以前可对这些协变量进行筛选，即可进行 Cox 回归模型单变量分析。对于分类协变量也可采用 log-rank 检验进行单变量分析。单变量分析筛选出的有统计学意义的变量，可继续进行多元 Cox 回归模型分析。另外，如果某些协变量有明确的专业意义，无论它们在单变量分析中有无统计学意义均可纳入模型。如果研究的协变量不多，也未发现变量之间有明显的共线性，也可以直接将各协变量纳入模型进行逐步 Cox 回归模型分析。

2. 最佳模型的建立 为建立最佳模型常需对研究的因素进行筛选，筛选因素的方法有向前引入法、后向剔除法和逐步法，实际工作中要根据具体情况选择使用。在逐步筛选变量建立多元 Cox 回归模型时需规定检验水准，以确定方程中引

入哪些因素和剔除哪些因素，一般情况下确定引入检验水准为 0.05，剔除检验水准为 0.1，剔除水准应大于等于引入水准，以便引入后的变量不易被剔除。如果研究课题要求特别严格，可将引入检验水准定为 0.01；如果研究课题要求比较宽松，可将引入检验水准定为 0.2。检验各因素是否有统计学意义的方法有似然比检验、Wald 检验和计分检验，在实际工作中可根据具体的情况而定。

二、基 本 概 念

（一）生存时间

"事件"可分为起始事件（initial event）与终点事件（terminal event），从起始事件到终点事件之间所经历的时间跨度为生存时间（survival time），常记为随机变量 T，$T \geq 0$，其取值记为 t。例 5-1 的起始事件是"IUD 开始使用"，终点事件为"IUD 停止使用"，包括下移取器、脱落、带器妊娠、意外妊娠和因症取器等。例 5-1 中的使用月就是生存时间（time），如编号 ID=1 个体的生存时间 $t=12.17$ 个月。其他的生存时间例子有急性白血病患者从发病到死亡所经历的时间跨度、冠心病患者两次发作之间的时间间隔、戒烟开始到重新吸烟之间的时间长短、接触危险因素到发病的时间跨度等。生存时间的度量单位可以是小时、日、月、年等。起始事件、终点事件、时间单位应在研究设计阶段明确定义。生存时间的分布通常不呈正态分布，而呈偏态分布，如指数分布、Weibull 分布、Gompertz 分布、对数 logistic 分布等。例 5-1 的生存时间分布见图 5-2 所示的直方图。该图由

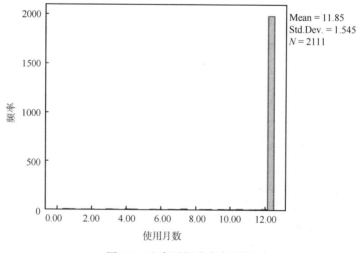

图 5-2　生存时间分布直方图

表 5-1 的 IUD 使用时间获得，组距为 1 个月，横轴是生存时间，纵轴是频率（%，其分子为频数，分母为总例数）。广义的"生存时间"甚至可以是从住院到出院之间所花费的医疗费用（元）、某医疗设备从购买到失效之间被使用的次数、某车辆从购买到第一次维修所行驶的总里程（公里）等。

（二）删失

生存结局（status）分为"死亡"与"删失"两类。"死亡"是感兴趣终点事件（如例 5-1 的"IUD 使用终止"），其他终点事件或生存结局都归类为删失（censoring，也称截尾或终检）。产生删失的可能原因：①研究截止日期时，感兴趣终点事件仍未出现；②因搬迁等原因失去联系，不知感兴趣终点事件何时发生或是否会发生；③因其他各种原因（如患者不配合、医生改变治疗方案等）中途退出；④死于其他事件，如死于交通事故或其他疾病。

删失可细分为左删失（left censored）、区间删失（interval censored）和右删失（right censored）三类。如果只知道感兴趣终点事件会在目前知晓时间（如截止时间、失访时间、死于其他疾病时间）之前发生，则称为左删失；如果只知道感兴趣终点事件会在某一区间内发生，则称为区间删失；如果只知道感兴趣终点事件会在知晓时间之后发生，则称为右删失。右删失在实际工作中最常见即大多数情况下获得的删失个体生存时间应该比知晓的时间更长。例如，例 5-1 的 ID=54 个体的生存时间为 1 个月，因为是删失个体，所以该个体 IUD 使用至少 1 个月，记为 $t=1+$（月），采用"+"号表示个体为右删失。个体的生存时间可以确切获得，称为完全数据（complete data）；个体的生存时间为删失值，得不到确切的生存时间，称为不完全数据（incomplete data）。在生存分析研究中，删失值所占的比例不宜太大（一般<20%），且删失的模式应该是随机的。

（三）生存时间

起始时间，即每个体进入随访队列的时间，可以相同也可以不相同。当起始时间不相同时，一般应规定一个时间范围，例如，例 5-1 中规定为 2011 年 1 月 1 日至 2011 年 12 月 31 日。

（四）风险函数

风险率（hazard rate）或风险函数（hazard function）记为 $h(t)$，定义为

$$H(t) = \lim_{\Delta t \to 0} \frac{\cdot P[(t \le T < t + \Delta t) | (T \ge t)]}{\Delta t} = \frac{f(t)}{S(t)} \tag{5-2}$$

即已生存到时间 t 的观察对象在 t 时刻的瞬时死亡率。$h(t)$ 为非负数，且可以>1。当 $\Delta t = 1$ 时，$h(t) = P(t \le T < t+1 | T \ge t)$，此时的风险率就是时刻 t 存活的个

体在此后一个单位时段内的死亡概率。累积风险函数（cumulative hazard function）记为 $H(t)$，与生存函数之间的关系为

$$H(t) = -\ln S(t) \quad 或 \quad S(t) = e^{-H(t)} \tag{5-3}$$

对于以区间陈列的生存时间资料，可采用 $h(t_i) = 2q_i / [w_i(1 + p_i)]$ 计算风险函数。其中 w_i 为第 i 区间的时间宽度，q_i、p_i 分别为第 i 区间的死亡概率、生存概率。

三、风险比 RR 的解释

回归系数与相对危险度由公式（5-1）可以得

$$h(t, X) / h_0(t) = \exp(\beta_1 X_1 + \beta_2 X_2 + \cdots + \beta_m X_m)$$

$$或 \quad \ln[h(t, X) / h_0(t)] = \beta_1 X_1 + \beta_2 X_2 + \cdots + \beta_m X_m \tag{5-4}$$

β_j 与风险函数 $h(t, x)$ 之间有如下关系：①$\beta_j > 0$，则 X_j 取值越大，$h(t, X)$ 的值越大，表示患者死亡的风险越大；②$\beta_j < 0$，则 X_j 取值越大，$h(t, X)$ 的值越小，表示患者死亡的风险越小；③$\beta_j = 0$，则 X_j 的取值对 $h(t, X)$ 没有影响。

两个分别具有协变量 X_i 与 X_j 的个体，其风险函数（亦称为危险度）之比称为相对危险度（risk ratio，RR）或风险比（hazard ratio，HR），是一个与时间无关的量，即

$$h(t, X_i) / h(t, X_j) = \exp[\beta(X_i - X_j)] \tag{5-5}$$

例如，X_i 是暴露组观察对象对应各因素的取值，X_j 是非暴露组观察对象对应各因素的取值，求得 β 的估计值后，则根据公式（5-5）可以求出暴露组对非暴露组的相对危险度估计值。

下面继续用 5-1 实例来说明 Cox 回归模型中危险度和相对危险度的计算。为探讨育龄妇女 IUD 使用的短期效果，对月经周期是否规律（是=1，否=0）、是否影响继续使用（是=1，否=0）进行了分析，其对应的回归系数 b 为 0.527，则月经周期规律的育龄妇女 IUD 使用的危险度估计值为

$$h_0(t) \exp(0.527 \times 1) = 0.527 h_0(t)$$

月经周期不规律的危险度估计值为

$$h_0(t) \exp(0.527 \times 0) = h_0(t)$$

两者的比值，即相对危险度估计值为

$$RR = 0.527 h_0(t) / h_0(t) = 0.527$$

月经周期规律的育龄妇女，其 IUD 使用的风险是月经周期不规律育龄妇女的近一半。由此可以推断在任何生存时间上，一组患者的危险度都是其参照组危险度的倍数。β_j 的流行病学含义：在其他协变量不变的情况下，协变量 X_j 每改变一个测定单位时所引起的相对危险度的自然对数的改变量。

当协变量 X_j 取值为 0、1 时，按公式（5-5），其对应的 RR 为

$$RR = \exp（b_j）$$

当协变量取值为连续型变量时，用 X_j 和 X^*_j 分别表示在不同情况下的取值，按公式（5-5），则其对应的 RR 为

$$RR=\exp[b_j（X_j-X^*_j）]$$

RR 的 $1-\alpha$ 置信区间为

$$\exp（b_j\pm z_{a/2}\times S_{b_j}） \tag{5-6}$$

四、比例风险假定的判断

Cox 比例风险回归模型的主要前提条件是假定风险比 $h（t）/h_0（t）$ 为固定值，即协变量对生存率的影响不随时间的改变而改变。只有该条件得到满足，Cox 回归模型的结果才有效。检验这一假定条件的方法有：①如果分类协变量的每一组别的 Kaplan-Meier 生存曲线间无交叉，则满足比例风险假定；②以生存时间 t 为横轴，$\ln[-\ln S（t）]$ 为纵轴，绘制分类协变量每一组别的生存曲线，如果协变量各组别对应的曲线平行，则满足风险比例条件；③对于连续型协变量，可将每个协变量与对数生存时间的交互作用项 $[X\ln（t）]$ 放入回归模型中，如果交互作用项无统计学意义，则满足风险比例条件。当风险比例的假定条件不成立时，可采用如下方法来解决：①将不成比例关系的协变量作为分层变量，然后分层进行多元 Cox 回归模型分析；②采用参数回归模型替代 Cox 回归模型进行分析；③采用时间依赖的 Cox 回归模型分析。

五、预后指数的意义

Cox 回归模型的线性部分 $\beta_1X_1+\beta_2X_2+\cdots+\beta_mX_m$ 与风险函数 $h（t）$ 成正比，即风险越大，$\beta_1X_1+\beta_2X_2+\cdots+\beta_mX_m$ 也越大，因此模型的线性部分反映了一个个体的预后，有人称 $PI=\beta_1X_1+\beta_2X_2+\cdots+\beta_mX_m$ 为预后指数（prognosis index，PI）。预后指数越大，患者风险越大，预后越差；反之，预后指数越小，预后越好。如果对各变量进行标准化转换后再拟合 Cox 模型，则可得到标准化的预后指数。当标准化 $PI'=0$ 时，表示该患者的死亡风险达到平均水平；当标准化 $PI'>0$ 时，表示该患者的死亡风险高于平均水平；当标准 $PI'<0$ 时，表示该患者的死亡风险低于平均水平。

六、SPSS 软件实现的主要路径及分析结果

用例 5-1 的数据简介如何用 SPSS 软件进行 Cox 回归分析。所有研究变量说明见表 5-1。

表 5-1　　IUD 使用效果研究数据的说明

变量名	变量说明	变量类型	分类变量的编码
FHNL	放置 IUD 时的年龄	连续	
NLFC	年龄分层	多分类	1：25 岁及以下，2：26~30 岁，3：31~35 岁，4：35 岁以上
QZWH	妻子文化程度	有序多分类	1：文盲/半文盲，2：小学，3：初中，4：高中/中专/技校，5：大专及以上
QZJYNX	妻子共受教育年限	连续	
LDNX	主要从事的劳动	分类	1：家务劳动，2：脑力劳动，3：轻体力劳动，4：重体力劳动
CHAONL	初潮年龄	连续	
YJGL	月经周期是否规律	2 分类	1：是，2：否
JL	经量	有序多分类	1：少，2：中，3：多
TJ	痛经	有序多分类	1：无，2：有且轻微，3：有且中度，4：有且重度
CCNL	初产年龄分组	多分类	1：20 岁及以下，2：21~25 岁，3：26~30 岁，4：31~35 岁，5：35 以上
MCRSJJ	末次妊娠结局	多分类	1：阴道分娩，2：剖宫产，3：自然流产，4：人工流产，5：药物流产，6：引产，7：其他，8：异位妊娠
FHCSFC	放环次数分层	多分类	1：1 次，2：2 次，3：3 次，4：4 次及以上
YNXSH	近一年内性生活	多分类	0：说不清，1：每周 4 次或以上，2：每周 2~3 次，3：每周 1 次或以下，4：基本上没有，5：其他
ZZYY1203	12 月使用相关的终止	2 分类	0：否，1：是
至 12 月	使用月数	连续	
iudlxfc	IUD 类型分层	多分类	0：圆形 IUD，1：T 形 IUD，2：宫形 IUD，3：V 形 IUD，4：母体乐，5：γ 形 IUD，6：吉妮/吉娜 IUD，7：爱母功能型，8：其他，9：不详

（一）主要路径

　　菜单选择：单击 Analyze→Survival→Cox Regression，进入 Cox 主对话框，将变量"至 12 月"选入 Time 框，将代表删失的 ZZYY1203 变量选入 Status 框，同时定义事件为 1，即 1 代表终点事件发生。其余分析变量选入 Covariates 框。其余默认。在主对话框中单击 categorical 按钮，进入如下的对话框，将所有分类变量选入右边框中。在主对话框中单击 Plots 按钮，选择绘图的类型，这里只选择"生存函数"。在主对话框中单击 Options 按钮，输出 RR 的 95% 置信区间。回到主界面，单击"OK"输出结果。

（二）分析结果（图 5-3）

个案处理摘要（0）

		N	百分比
分析中可用的个案	事件 [a]	93	4.4%
	检剔的	1814	85.9%
	总计	1907	90.3%
已删除的个案	带有缺失值的个案	204	9.7%
	带有负时间的个案	0	0.0%
	在层中发生最早事件前检剔的个案	0	0.0%
	总计	204	9.7%
总计		2111	100.0%

a. 因变量；使用月数

图 5-3　个案处理摘要

个案处理摘要显示，共有 1814 个删失数据。

分类变量编码方式（图 5-4）：

分类变量编码 [a,c,d,e,f,g,h,i,j,k,l]

		频率	(1)	(2)	(3)	(4)	(5)	(6)
NLFC [b]	1.00=25 岁及以下	1012	1	0	0			
	2.00=25～30 岁（含 30 岁）	653	0	1	0			
	3.00=30～35 岁（含 35 岁）	170	0	0	1			
	4.00=35 岁以上	72	0	0	0			
QZWH [b]	1=文盲/半文盲	69	1	0	0	0		
	2=小学	365	0	1	0	0		
	3=初中	1236	0	0	1	0		
	4=高中/中专/技校	154	0	0	0	1		
	5=大专及以上	83	0	0	0	0		
LDNX [b]	1=家务劳动	1209	1	0	0			
	2=脑力劳动	100	0	1	0			
	3=轻体力劳动	533	0	0	1			
	4=重体力劳动	65	0	0	0			
YJGL [b]	1=是	1776	1					
	2=否	131	0					
JL [b]	1=少	174	1	0				
	2=中	1563	0	1				
	3=多	170	0	0				
TJ [b]	1=无	1373	1	0	0			
	2=有，轻微（不需服药）	481	0	1	0			
	3=有，中度（需服药）	32	0	0	1			
	4=有，严重（影响工作、生活）	21	0	0	0			
CCNL [b]	1.00=20 岁及以下	102	1	0	0	0		
	2.00=21～25	1351	0	1	0	0		
	3.00=26～30	423	0	0	1	0		
	4.00=31～35	30	0	0	0	1		
	5.00=35 岁以上	1	0	0	0	0		

MCRSJJ[b]	1=阴道分娩	1362	1	0	0	0	0	0
	2=剖宫产	424	0	1	0	0	0	0
	4=人工流产	89	0	0	1	0	0	0
	5=药物流产	19	0	0	0	1	0	0
	6=引产	10	0	0	0	0	1	0
	7=其他	2	0	0	0	0	0	1
	8=异位妊娠	1	0	0	0	0	0	0
FHCSFC[b]	1=1次	1643	1	0	0			
	2=2次	239	0	1	0			
	3=3次	22	0	0	1			
	4=4次以上	3	0	0	0			
YNXSH[b]	1=每周4次或以上	101	1	0	0			
	2=每周2~3次	785	0	1	0			
	3=每周1次或以下	760	0	0	1			
	4=基本上没有	261	0	0	0			
iudlxfc[b]	0=圆形IUD	35	1	0	0	0	0	
	1=T形IUD	310	0	1	0	0	0	
	2=宫形IUD	1214	0	0	1	0	0	
	4=母体乐	253	0	0	0	1	0	
	6=吉妮/吉娜IUD	7	0	0	0	0	1	
	7=爱母功能型	88	0	0	0	0	0	

a. 类别变量：NLFC (年龄分层).

b. 指示器参数编码.

c. 类别变量：QZWH (妻子文化程度).

d. 类别变量：LDNX (目前主要从事的劳动类型).

e. 类别变量：YJGL (月经周期是否规律).

f. 类别变量：JL (经量).

g. 类别变量：TJ (痛经).

h. 类别变量：CCNL (初产年龄分组).

i. 类别变量：MCRSJJ (末次妊娠结局).

j. 类别变量：FHCSFC (放环次数分层).

k. 类别变量：YNXSH (近一年内性生活情况).

l. 类别变量：iudlxfc (IUD 类型分层).

图 5-4　分类变量编码

拟合模型检验（图 5-5）：

模型系数的似然比检验 [a]

−2 对数似然	总体（得分）			更改自上一步			更改自上一块		
	卡方（H）	df	显著性	卡方（H）	df	显著性	卡方（H）	df	显著性
1288.488	181.539	40	0.000	111.244	40	0.000	111.244	40	0.000

a. 起始块数 1。方法=输入.

图 5-5　模型系数的似然比检验

原假设是"所有影响因素的偏回归系数均为 0"，这里可以看出 $P=0.000<0.05$

拒绝原假设，认为有偏回归系数不为零的因素，值得进一步分析。

多元 Cox 回归结果（图 5-6）：

方程式中的变量

	B	SE	Wald	df	显著性	Exp（B）	Exp（B）的95.0% CI 下限	上限
FHNL	−0.004	0.088	0.002	1	0.968	0.996	0.839	1.184
NLFC			4.732	3	0.193			
NLFC（1）	0.806	1.268	0.404	1	0.525	2.240	0.187	26.879
NLFC（2）	0.211	1.010	0.044	1	0.835	1.235	0.170	8.944
NLFC（3）	−0.592	0.714	0.688	1	0.407	0.553	0.137	2.241
QZWH			3.337	4	0.503			
QZWH（1）	−2.730	2.111	1.672	1	0.196	0.065	0.001	4.087
QZWH（2）	−2.474	1.531	2.611	1	0.106	0.084	0.004	1.693
QZWH（3）	−1.697	1.094	2.407	1	0.121	0.183	0.021	1.563
QZWH（4）	−0.801	0.703	1.299	1	0.254	0.449	0.113	1.780
QZJYNX	−0.079	0.146	0.289	1	0.591	0.924	0.694	1.231
LDNX			1.673	3	0.643			
LDNX（1）	0.479	0.675	0.504	1	0.478	1.615	0.430	6.065
LDNX（2）	0.767	0.803	0.912	1	0.340	2.153	0.446	10.393
LDNX（3）	0.707	0.687	1.058	1	0.304	2.028	0.527	7.797
CHAONL	0.056	0.086	0.428	1	0.513	1.058	0.894	1.251
YJGL	−0.561	0.341	2.698	1	0.100	0.571	0.292	1.114
JL			2.493	2	0.288			
JL（1）	−0.505	0.512	0.973	1	0.324	0.603	0.221	1.647
JL（2）	−0.488	0.312	2.456	1	0.117	0.614	0.333	1.130
TJ			4.572	3	0.206			
TJ（1）	−0.868	0.624	1.934	1	0.164	0.420	0.123	1.427
TJ（2）	−0.582	0.630	0.854	1	0.355	0.559	0.163	1.920
TJ（3）	−0.033	0.762	0.002	1	0.965	0.967	0.217	4.306
CCNL			0.545	4	0.969			
CCNL（1）	3.153	45.730	0.005	1	0.945	23.395	0.000	1.971E+40
CCNL（2）	3.208	45.727	0.005	1	0.944	24.726	0.000	2.069E+40
CCNL（3）	3.408	45.726	0.006	1	0.941	30.200	0.000	2.524E+40
CCNL（4）	0.102	46.254	0.000	1	0.998	1.108	0.000	2.607E+39
MCRSJJ			9.807	6	0.133			
MCRSJJ（1）	4.213	45.723	0.008	1	0.927	67.573	0.000	5.618E+40
MCRSJJ（2）	4.344	45.724	0.009	1	0.924	77.035	0.000	6.411E+40
MCRSJJ（3）	3.266	45.726	0.005	1	0.943	26.195	0.000	2.189E+40
MCRSJJ（4）	4.356	45.726	0.009	1	0.924	77.932	0.000	6.516E+40
MCRSJJ（5）	4.618	45.733	0.010	1	0.920	101.249	0.000	8.579E+40
MCRSJJ（6）	7.100	45.736	0.024	1	0.877	1211.419	0.000	1.032E+42
FHCSFC			43.823	3	0.000			
FHCSFC（1）	−3.783	1.201	9.920	1	0.002	0.023	0.002	0.240

FHCSFC（2）	−1.680	1.151	2.131	1	0.144	0.186	0.020	1.778
FHCSFC（3）	−1.055	1.337	0.623	1	0.430	0.348	0.025	4.785
YNXSH			3.863	3	0.277			
YNXSH（1）	0.146	0.636	0.052	1	0.819	1.157	0.333	4.022
YNXSH（2）	−0.159	0.395	0.162	1	0.688	0.853	0.393	1.850
YNXSH（3）	0.303	0.379	0.640	1	0.424	1.354	0.644	2.848
iudlxfc			10.704	5	0.058			
iudlxfc（1）	1.604	0.538	8.892	1	0.003	4.971	1.733	14.261
iudlxfc（2）	0.330	0.496	0.443	1	0.505	1.391	0.526	3.679
iudlxfc（3）	0.322	0.452	0.505	1	0.477	1.379	0.568	3.348
iudlxfc（4）	0.286	0.545	0.276	1	0.599	1.332	0.457	3.879
iudlxfc（5）	0.212	1.153	0.034	1	0.854	1.236	0.129	11.832

图 5-6　方程式中的变量

第二列 B 为偏回归系数，最后三列为 OR 值及其置信区间。由 P 值可以看出，在 0.05 的显著水平下，FHCSFC（1）、iudlxfc（1）有统计学意义，其中 FHCSFC（1）的 OR 值为 0.023，iudlxfc（1）的 OR 值为 4.971。

七、分析结果在学术论文中的整理及表述

1. 多元 Cox 回归模型分析　本次研究中，终点事件 93 例，删失事件 1814 例，共计 1907 例。本研究对 IUD 使用效果情况及其影响因素采用 Cox 回归分析，在考虑 IUD 使用终止情况的同时也考虑了发生经历时间的长短，分析结果更具有针对性，能为提高 IUD 使用效果提供可靠依据。以 IUD 是否终止使用为因变量，以放置 IUD 时的年龄、年龄分层、妻子文化程度、妻子共受教育年限、主要从事的劳动等 15 个因素为自变量进行多元 Cox 回归分析。结果显示，放环次数 1 次是 IUD 使用效果的保护因素（RR=0.23，95% CI =0.002 ～0.24），即放环次数为 1 次时，IUD 的使用效果好，放环次数为 1 次人群的 IUD 终止使用风险是放环次数大于 1 次人群的 0.023 倍；IUD 使用类型中，圆形 IUD 的使用是 IUD 使用效果的危险因素（RR=4.971，95% CI =1.733～14.261），即使用圆形 IUD 时，IUD 的使用效果差，使用圆形 IUD 人群的 IUD 终止使用风险是使用其他 IUD 类型人群的 4.971 倍。生存函数图形显示，随着时间的推移，研究人群中 IUD 使用有效率逐渐降低。

2. 风险模型及预后指数建立　根据多因素分析结果拟合人群 IUD 使用效果模型，即 $h(t, X) = h_0(t) \exp(-3.783x_1 + 1.604x_2)$。式中，$x_1$ 为放环次数；x_2 为 IUD 类型。个体预后指数= $-3.783 x_1 + 1.604 x_2$。预后指数值越小，IUD 使用效果越好；预后指数值越大，IUD 使用效果越差。

第三节　应用注意事项

1. 生存资料的特点　①同时考虑生存结局和出现结局所经历的时间长短；②生存时间可能含有删失数据；③生存时间的分布和常见的统计分布有明显的不同。因此需要一种能分析这类数据的特殊的统计方法。

2. 生存分析在生物医学领域主要解决如下问题

（1）估计：即根据一组生存数据估计它们所来自的总体的生存率及其他一些有关指标。例如，根据白血病化疗后的缓解时间资料，估计不同时间的缓解率、缓解率曲线以及半数生存期。估计生存率常用 Kaplan-Meier 法和寿命表法。

（2）比较：即比较不同受试对象生存数据的相应指标是否有差别。最常见的是比较各组的生存曲线是否有差别。例如，比较不同方案治疗白血病的缓解率曲线，以了解哪种治疗方案较优。生存曲线比较常用 log-rank 检验。

（3）影响因素分析：其目的是研究影响生存时间长短的因素，或在排除一些因素影响的情况下，研究某个或某些因素对生存率的影响。例如，为改善白血病患者的预后，应了解影响患者预后的主要因素，包括患者的年龄、病程、白细胞数、化疗方案等。影响因素分析常用 Cox 回归。

（4）生存预测：具有不同因素水平的个体生存预测估计。例如，根据白血病患者的年龄、病程、白细胞数等预测该患者 k 年（月）生存率。生存预测常用参数生存模型，若有兴趣的读者可以查阅相关书籍。

3. Cox 回归中的 RR 表示风险比(risk ratio)，HR 也表示风险比(hazard ratio)。其含义是在其他协变量不变的条件下，变量 X_j 每增加一个单位（或"1"）所引起的终点事件发生风险增加的倍数。

4. 多重线性回归、logistic 回归和 Cox 回归的异同（表 5-2）

表 5-2　线性回归、logistic 回归和 Cox 回归的异同

	线性回归	logistic 回归	Cox 回归
因变量	连续变量	分类变量	二分类变量及生存时间
分布	正态分布	二项分布	无特定要求
自变量	连续变量、分类变量	连续变量、分类变量	连续变量、分类变量
删失	不允许	不允许	允许
模型结构	$\hat{Y} = \beta_0 + \Sigma\beta_i X_i$	$\mathrm{logit}(\pi) = \beta_0 + \Sigma\beta_i X_i$	$h(t) = h_0(t)\exp(\Sigma\beta_i x_i)$
变量筛选	向前引入法、向后剔除法、逐步法	向前引入法、向后剔除法、逐步法	向前引入法、向后剔除法、逐步法
参数估计	最小二乘法	极大似然法	极大似然法

续表

	线性回归	logistic 回归	Cox 回归
参数检验	F 检验、t 检验	似然比检验、Wald 检验、Score 检验	似然比检验、Wald 检验、Score 检验
参数解释	其他变量不变的条件下，变量 X_j 每增加一个单位所引起的 Y 的平均改变量	其他变量不变的条件下，变量 X_j 每增加一个单位所引起的优势比 OR 的自然对数的改变量	其他变量不变的条件下，变量 X_j 每增加一个单位所引起的风险比 RR 的自然对数的改变量
应用	影响因素分析；校正混杂因素后的组间比较；预测（估计 Y）	影响因素分析；校正混杂因素后的组间比较；预测（估计 π）	影响因素分析；校正混杂因素后的组间比较

思考与练习

1. 用两种方法治疗胃癌患者，一组是单纯化疗组，另一组是化疗加中药组，观察时间如下。试估计两组的生存率并绘制生存曲线，给出各组中位生存时间并推断生存曲线有无不同。

化疗组：1 2 2 3 3 4 4 4 5 5 5 8 8 8 11 11 11 12 15 15 17 17 22 23

化疗加中药组：5 5 5⁺ 6⁺ 7 7 8 9 9⁺ 10 10 11⁺ 12 13 13 17 19 19⁺ 22 23 23 25 25⁺ 30⁺ 32⁺ 34⁺

2. 24 例白血病患者进行同一种治疗，随访到 2001 年年底，结果如表 5-3 所示。请计算生存率，中位生存期，并绘制生存曲线。

表 5-3 24 例白血病患者的治疗随诊数据

患者	随访天数	终止原因	患者	随访天数	终止原因
1	10	白血病	13	2018	仍存活
2	195	肺炎	14	2018	白血病
3	724	车祸	15	26	仍存活
4	911	仍存活	16	729	白血病
5	62	白血病	17	148	白血病
6	2409	白血病	18	1524	白血病
7	233	失去联系	19	84	失访
8	79	仍存活	20	62	白血病
9	209	心脏病	21	1322	失去联系
10	88	仍存活	22	441	白血病
11	93	失去联系	23	287	白血病
12	16	失去联系	24	452	车祸

3. 用表 5-3 数据作：①单因素和多因素的 Cox 回归分析；②以随访天数作为因变量，其余项为自变量做多元回归分析并与 Cox 回归分析结果进行比较和讨论。

4. 为探讨子宫颈癌术后的主要预后因素，某研究者随访观察了 30 例子宫颈癌患者，资料见图 5-7 中数据。其中术后生存时间（time）以月为单位，status 表示随访结局（0 表示相应的术后生存时间为删失值）。三个协变量为年龄（age）、组织学类型（type）（0 表示低分化，1 表示高分化）、淋巴结转移（transfer）（转移 1，未转移 0）。试对图 5-7 中数据作 Cox 回归分析。

time	status	age	type	transfer	time	status	age	type	transfer
52	0	53	0	1	70	1	25	0	1
48	1	55	1	1	90	0	38	0	0
52	0	44	0	0	15	1	50	1	0
33	0	39	0	1	42	0	50	0	1
50	0	46	1	0	57	1	40	0	1
30	1	60	0	1	59	1	41	1	0
130	1	40	0	0	62	1	42	0	0
55	1	40	0	0	12	1	30	1	0
70	1	42	1	0	38	1	26	1	0
15	0	50	1	1	25	1	40	1	1
25	1	40	0	0	46	1	39	1	0
45	1	38	1	0	80	1	48	0	1
150	1	25	0	0	122	0	60	0	1
60	1	45	0	1	250	0	28	0	0
215	1	30	0	0	245	0	42	0	0

图 5-7 子宫颈癌患者术后随访数据

（贾贤杰）

第六章 判 别 分 析

判别分析（discriminant analysis）是判别样品所属类型的一种统计方法，最初主要应用于考古学研究，比如要根据人头盖骨的各种指标来判别其性别、年龄等特征，随着统计方法理论的发展，近年来判别分析方法在生物医学等领域已经成为一种有效的统计推断方法。在医学实践中，需根据某一对象的多项有关指标的测定结果，将该对象归入到某一类别中去，这就是判别分析所要解决的问题，也是各种多变量统计分析在医学上应用较为广泛的一种。

判别分析与聚类分析不同，判别分析的基本思想是在各组已知样品观测数据的基础上，确定一个判别函数，根据已有的判别准则，对未知类型的新样品进行比较归类。判别分析的内容很丰富，方法也很多，本章主要介绍 Fisher 判别、Bayes 判别、logistic 判别的应用。

第一节 医学研究资料及其分析目的

一、医学研究背景及资料的格式

临床上医生经常需要根据患者的主诉、检查结果、体征等观测指标做出诊断（分类），而对于这类问题，临床医生或者研究者往往根据经验做出判断，而判别分析方法刚好是解决这类问题的一种有效方法。

例如，肾内科医生小邓在研究肾衰竭严重程度的诊断性指标的过程中，为明确诊断出急性肾衰竭的三种分期，抽样调查了该院住院的 60 例急性肾衰竭患者的六项血常规指标，其中少尿期、多尿期、恢复期分别为 30 名、12 名和 18 名患者。另有两个未知患者指标分别为（82.0，1，0，1，1，46.0）和（7.5，0，2，1，0，17.0），不知疾病分期，根据已有数据该如何判断？

先将数据集整理到便于 SPSS 软件易读取的 Excel 表格中，规范格式见表 6-1。（详细数据及 SPSS 分析过程见例 6-6）

二、分 析 目 的

该医生的主要分析目的是：

（1）如何根据原有数据进行统计分析，哪些指标对鉴别具有意义？

（2）另外两个未知研究对象分别属于哪种分期？

（3）判断分期的依据是什么（或根据上述数据如何建立判别函数）？

（4）判别效果又如何？

表 6-1 为急性肾衰竭患者三种不同分期的 6 项血常规指标观测结果。

表 6-1　急性肾衰竭患者三种不同分期的 6 项血常规指标观测结果数据演示表

编号	x_1	x_2	x_3	x_4	x_5	x_6	组别
1	34	0	1	1	1	4	1
2	14	1	0	1	1	5	1
…	…	…	…	…	…	…	1
29	10	1	2	0	0	81	1
30	14	0	0	1	1	91.5	1
31	30	1	2	0	1	21	2
32	24	1	2	0	0	22.5	2
…	…	…	…	…	…	…	0
59	18	1	0	0	0	84	3
60	18	1	0	0	0	89	3
61	82.0	1	0	1	1	46.0	待判
62	7.5	0	2	1	0	17.0	待判

注：组别 1：少尿期组，组别 2：多尿期组，组别 3：恢复期组；样本 61、62 组别未知，为待判样本。

第二节　判别分析的应用

一、Fisher　判　别

例 6-1　研究生徐同学在分析强直性脊柱炎患者血液中物质 x_1 和 x_2 浓度变化情况的过程中，分别在患者及健康者中采样，血清检测得到这两种物质的浓度（表 6-2）。其中患者和健康者各 5 人，另有 2 人的样本由于粗心未将采样管进行标注，在不知分组情况下，她如何根据以下数据判断未知样本的来源？

表 6-2　强直性脊柱炎患者及健康者血液中物质 x_1 和 x_2 浓度

组别	样品号	x_1	x_2	分组
	1	22.35	45.6	1
	2	21.4	50.2	1
患者	3	15.29	53.9	1
	4	28.69	43.2	1
	5	15.29	58.6	1

续表

组别	样品号	x_1	x_2	分组
健康者	1	2.13	20.4	2
	2	4.55	26.4	2
	3	3.85	0	2
	4	12.35	15	2
	5	12.1	0	2
待判	1	7.9	25.3	NA
	2	22.3	54.3	NA

注：NA 为分类未知。

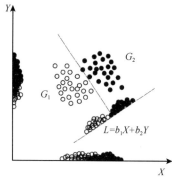

图 6-1 投影图

这类问题仅涉及两个类别的鉴别，刚好可采用两类 Fisher 判别。Fisher 判别又称典则判别，基本思想就是投影，将 K 组 m 维数据投影到某一个方向，使得同类别的点尽量"聚在一起"，不同类别的尽量"分开"，适用于两类和多类判别。如图 6-1 所示，数据中的每个观测值是二维空间的一个点。这里只有两种已知类型的训练样本，一类为 G_1（空心圆点），另一类为 G_2（实心圆点）。按原来变量（横坐标和纵坐标），很难将这两种点分开。但是沿着图上的虚线 L 方向朝着和这个虚线垂直的另一条虚线进行投影会使得这两类分得最清楚。投影之后，得到判别准则，这种投影的判别方法就是 Fisher 判别法。

1. 两类 Fisher 判别式

$$y = c_1 x_1 + c_2 x_2 + \cdots + c_m x_m \tag{6-1}$$

式中，c_1，c_2，c_m 为判别系数。

本例中 $c_1 = 1.251$，$c_2 = 0.781$。所以判别函数为

$$y = 1.251 x_1 + 0.781 x_2$$

2. 判别原理 Fisher 判别总体分布类型不做要求，已知 A，B 两类观察对象，A 有 n_1 例，B 有 n_2 例，分别记录了 x_1，x_2，$\cdots$，x_m 个观察指标，称为判别指标或变量。在 Fisher 准则意义下，确定判别函数：要使判别的结果满足两组间区别最大，每组内部离散性最小，则

$$I = \frac{(\bar{y}(A) - \bar{y}(B))^2}{\sum_{i=1}^{n_1}(y_i(A) - \bar{y}(A))^2 + \sum_{i=1}^{n_2}(y_i(B) - \bar{y}(B))^2} \tag{6-2}$$

应充分大。其中 $\bar{y}(A) = \sum_{k=1}^{p} c_k \bar{x}_k(A)$、$\bar{y}(B) = \sum_{k=1}^{p} c_k \bar{x}_k(B)$ 分别表示 A、B 两类样品的重心。对此公式进行求导可得

$$\begin{cases} S_{11}c_1 + S_{12}c_2 + \cdots + S_{1m}c_m = D_1 \\ S_{21}c_1 + S_{22}c_2 + \cdots + S_{2m}c_m = D_2 \\ \qquad\qquad \cdots\cdots \\ S_{m1}c_1 + S_{m2}c_2 + \cdots + S_{mm}c_m = D_m \end{cases} \tag{6-3}$$

式中，S_{ij} 为 x_1，x_2，$\cdots$，x_m 的合并协方差阵的元素。D_j 为 A 类和 B 类第 j 个指标均数之差。解此方程即可得 c_1，c_2，$\cdots$，c_m。

3. 根据样本量进行加权，得综合指标 y_{AB}， 即

$$y_{AB} = \frac{n_1 \bar{y}(A) + n_2 \bar{y}(B)}{n_1 + n_2} \tag{6-4}$$

根据判别函数分别计算两类的重心，进而求得判别临界值，即

$$\bar{y}(1) = 65.060, \bar{y}(2) = 18.405$$

$$y_0 = \frac{n_1 \bar{y}(1) + n_2 \bar{y}(2)}{n_1 + n_2} = 41.733$$

4. 判别准则 由于 Fisher 判别本身未给出最合适的分类方法，实际中采用距离判别的方法进行分类。

对于给定的 X，如果 $\bar{y}(A) < \bar{y}(B)$，当 $y < y_0$ 时，$X \in A$ 类；当 $y > y_0$ 时，$X \in B$ 类；当 $y = y_0$ 时，暂不归类。如果 $\bar{y}(A) > \bar{y}(B)$，当 $y < y_0$ 时，$X \in B$ 类；当 $y > y_0$ 时，$X \in A$ 类；当 $y = y_0$ 时，暂不归类。

本例中因为 $\bar{y}(1) > \bar{y}(2)$，所以判别准则为

$$\begin{cases} \text{当}y < y_0\text{时，} & X \in 2\text{类} \\ \text{当}y > y_0\text{时，} & X \in 1\text{类} \\ \text{当}y = y_0\text{时，} & \text{待判} \end{cases}$$

组内回代，根据上述准则对训练样本进行回代，并对未知样本进行判别，结果如表 6-3 所示。

表 6-3 例 6-1 资料的原分类与 Fisher 判别的分类

组别	样品号	判别函数 y 的值	原分类号	判别归类号
患者	1	63.573	1	1
	2	65.978	1	1
	3	61.223	1	1
	4	69.630	1	1
	5	64.894	1	1

续表

组别	样品号	判别函数 y 的值	原分类号	判别归类号
健康者	1	18.597	2	2
	2	26.310	2	2
	3	4.816	2	2
	4	27.165	2	2
	5	15.137	2	2
待判	1	29.642	NA	2
	2	70.306	NA	1

上述回判结果表明：总的回代判对率为 100%，这与统计资料的结果相符，说明判别结果较好。未知样本 1 被判别为第 2 类，样本 2 被判别为第 1 类。

例 6-2 Fisher 于 1936 年收集整理 IRIS 数据集（也称作鸢尾花数据集）的一部分，共有 60 条数据（表 6-4），分为三类，每类 20 条数据，每一条数据都有四个属性：花萼长度（x_1），花萼宽度（x_2），花瓣长度（x_3），花瓣宽度（x_4），单位为 cm，如何对原样本进行判别分析，并评价判别效果。

表 6-4 Fisher 的部分鸢尾花数据集

编号	x_1	x_2	x_3	x_4	类别	编号	x_1	x_2	x_3	x_4	类别
1	5.1	3.5	1.4	0.2	1	16	5.7	4.4	1.5	0.4	1
2	4.9	3	1.4	0.2	1	17	5.4	3.9	1.3	0.4	1
3	4.7	3.2	1.3	0.2	1	18	5.1	3.5	1.4	0.3	1
4	4.6	3.1	1.5	0.2	1	19	5.7	3.8	1.7	0.3	1
5	5	3.6	1.4	0.2	1	20	5.1	3.8	1.5	0.3	1
6	5.4	3.9	1.7	0.4	1	21	7	3.2	4.7	1.4	2
7	4.6	3.4	1.4	0.3	1	22	6.4	3.2	4.5	1.5	2
8	5	3.4	1.5	0.2	1	23	6.9	3.1	4.9	1.5	2
9	4.4	2.9	1.4	0.2	1	24	5.5	2.3	4	1.3	2
10	4.9	3.1	1.5	0.1	1	25	6.5	2.8	4.6	1.5	2
11	5.4	3.7	1.5	0.2	1	26	5.7	2.8	4.5	1.3	2
12	4.8	3.4	1.6	0.2	1	27	6.3	3.3	4.7	1.6	2
13	4.8	3	1.4	0.1	1	28	4.9	2.4	3.3	1	2
14	4.3	3	1.1	0.1	1	29	6.6	2.9	4.6	1.3	2
15	5.8	4	1.2	0.2	1	30	5.2	2.7	3.9	1.4	2

续表

编号	x_1	x_2	x_3	x_4	类别	编号	x_1	x_2	x_3	x_4	类别
31	5	2	3.5	1	2	46	7.6	3	6.6	2.1	3
32	5.9	3	4.2	1.5	2	47	4.9	2.5	4.5	1.7	3
33	6	2.2	4	1	2	48	7.3	2.9	6.3	1.8	3
34	6.1	2.9	4.7	1.4	2	49	6.7	2.5	5.8	1.8	3
35	5.6	2.9	3.6	1.3	2	50	7.2	3.6	6.1	2.5	3
36	6.7	3.1	4.4	1.4	2	51	6.5	3.2	5.1	2	3
37	5.6	3	4.5	1.5	2	52	6.4	2.7	5.3	1.9	3
38	5.8	2.7	4.1	1	2	53	6.8	3	5.5	2.1	3
39	6.2	2.2	4.5	1.5	2	54	5.7	2.5	5	2	3
40	5.6	2.5	3.9	1.1	2	55	5.8	2.8	5.1	2.4	3
41	6.3	3.3	6	2.5	3	56	6.4	3.2	5.3	2.3	3
42	5.8	2.7	5.1	1.9	3	57	6.5	3	5.5	1.8	3
43	7.1	3	5.9	2.1	3	58	7.7	3.8	6.7	2.2	3
44	6.3	2.9	5.6	1.8	3	59	7.7	2.6	6.9	2.3	3
45	6.5	3	5.8	2.2	3	60	6	2.2	5	1.5	3

　　当涉及多类别的判别时可采用多类 Fisher 判别，其原理与两类 Fisher 判别原理相似，当训练样本数据集中的类数太多时，一个判别函数可能不能很好地判别，这就需要寻找第二个甚至更多的判别函数。一般认为，当前所有的判别函数的效率达到 85% 以上即可。此外采用距离判别时，需要计算各样本到各重心的距离，因为变换后的指标 y_i 相互独立，故点 X 到第 k 类的距离可用公式（6-5）计算，如果考虑到贡献不同，可采用加权距离公式（6-6）计算。多类 Fisher 判别计算量较大，不过 SPSS 软件提供了专门的计算方法，方便高效，后面会详细介绍。

$$D(X, k) = \sum_{j=1}^{l} (y_{ij} - \overline{y}_j(k))^2 \tag{6-5}$$

$$D(X, k) = \sum_{j=1}^{l} \lambda_{ij} (y_{ij} - \overline{y}_i(k))^2 \tag{6-6}$$

$\overline{y}_i(k)$ 表示第 k 类的第 j 个综合指标的平均值，权重 λ_{ij} 表示特征根。

　　对上述数据进行多分类 Fisher 判别分析如下：

　　本例中有两个非 0 特征根，$\lambda_1 = 40.926$，$\lambda_2 = 0.234$，第一特征根的比例为 99.4%，第二特征根的比例为 0.6%。

　　根据计算结果得变换公式：

$$y_1 = -0.902x_1 - 1.676x_2 + 2.125x_3 + 3.541x_4 - 1.889$$

$$y_2 = -1.078x_1 + 2.617x_2 + 0.081x_3 + 1.661x_4 - 3.980$$

再根据公式（6-6）进行转换，分别计算加权距离：

$$D(X,1) = 40.926(y_1 - 8.382)^2 + 0.234(y_2 - 0.206)^2$$
$$D(X,2) = 40.926(y_1 + 1.829)^2 + 0.234(y_2 - 0.653)^2$$
$$D(X,3) = 40.926(y_1 + 6.558)^2 + 0.234(y_2 + 0.445)^2$$

判别结果（表 6-5）：

表 6-5　例 6-2 资料的原分类与 Fisher 判别的分类

原分类	判别分类			合计
	1	2	3	
1	20	0	0	20
2	0	20	0	20
3	0	0	20	20

结果表明总的回代判对率为 100%，说明判别效果很好。

二、Bayes 判别

例 6-3　心内科杨医生获取了三组人群心电图方面的五个不同指标（$x_1 \sim x_5$），见表 6-6，如何根据以下数据对未知样本第 23、24、25 号进行鉴别。

表 6-6　三组人群心电图方面 5 项指标的观察值

编号	x_1	x_2	x_3	x_4	x_5	组别
1	8.11	251.01	13.23	5.46	7.31	1
2	9.36	185.39	9.02	5.66	5.99	1
3	9.85	249.58	15.61	6.06	6.11	1
4	2.55	137.13	9.21	6.11	4.35	1
5	6.01	231.34	14.27	5.21	8.79	1
6	9.64	231.38	13.03	4.86	8.53	1
7	4.11	260.25	14.72	5.36	10.03	1
8	8.9	259.51	14.16	4.91	9.79	1
9	7.71	273.84	16.01	5.15	8.79	1
10	7.51	303.59	19.14	5.7	8.53	1
11	8.06	231.03	14.41	5.72	6.15	1
12	6.8	308.9	15.11	5.52	8.49	2
13	8.68	258.69	14.02	4.79	7.16	2
14	5.67	255.54	15.13	4.97	9.43	2
15	8.1	476.69	7.38	5.32	11.32	2

续表

编号	x_1	x_2	x_3	x_4	x_5	组别
16	3.71	316.12	17.12	6.04	8.17	2
17	5.37	274.57	16.75	4.98	9.67	2
18	5.22	330.34	18.19	4.96	9.61	3
19	4.71	331.47	21.26	4.3	13.72	3
20	4.71	352.5	20.79	5.07	11	3
21	3.36	347.31	17.9	4.65	11.19	3
22	8.27	189.59	12.74	5.46	6.94	3
23	3.26	320.45	12.33	5.23	10	待判
24	5.78	280.6	17.36	4.47	5.69	待判
25	8.06	300.00	10.12	6.04	8.32	待判

注：组别 1：健康人；组别 2：血管硬化症患者；组别 3：冠心病患者。

对于这类问题也可以采用 Bayes 判别，其基本思想是考虑各个总体的分布及样本出现的概率即先验概率 P，在此基础上利用 Bayes 公式确定样本属于各个总体的概率（即后验概率）。判别准则是按后验概率大小进行分类的。Bayes 判别的前提是对研究对象已有一定的认识，其过程实际上就是使平均误判损失（误判概率与误判损失的结合）达到极小的过程。

1. Bayes 判别式

$$y(g \mid x) = \ln q_g - \frac{1}{2} \mu_g' V^{-1} \mu_g + x' V^{-1} \mu_g \qquad (6\text{-}7)$$

式中，q_g 和 μ_g 分别表示第 g 类的先验概率和均向量，V^{-1} 为合并协方差矩阵的逆。

本例中判别函数为

$$y(1 \mid x) = 10.358x_1 - 0.524x_2 + 0.593x_3 + 120.112x_4 + 33.503x_5 - 438.604$$
$$y(2 \mid x) = 9.728x_1 - 0.478x_2 + 0.556x_3 + 115.618x_4 + 32.081x_5 - 410.503$$
$$y(3 \mid x) = 9.586x_1 - 0.489x_2 + 0.877x_3 + 114.380x_4 + 32.324x_5 - 407.530$$

2. 判别原理　设有 m 个总体，G_1，G_2，$\cdots$，G_m，它们的先验概率分别为 q_1，q_2，$\cdots$，q_m，密度函数分别为 $f_1(x)$，$f_2(x)$，$\cdots$，$f_m(x)$，对于某样品 x，可用 Bayes 公式计算它来自第 g 个总体的后验概率：

$$P(g \mid x) = \frac{q_g f_g(x)}{\sum_{i=1}^{m} q_g f_g}, \quad g = 1, 2, \cdots, m \qquad (6\text{-}8)$$

如果第 g 类的后验概率最大，则属于第 g 类。考虑到错判，使用错判最小确定判别函数，把 x 错判为第 h 个总体的平均损失定义为

$$E(h \mid x) = \sum_{g \neq h} \frac{q_g f_g(x)}{\sum_{i=1}^{m} q_i f_i(x)} L(h \mid g) \tag{6-9}$$

式中，$L(h \mid g)$ 称为损失函数，即原本是第 g 类的样品错判为第 h 类的损失，但在实际应用中不易确定，经常假定各种错判损失相等。

由上可见 Bayes 判别依赖于总体分布，对于多元正态分布总体，第 g 类总体的密度函数为

$$f_g(x) = 2\pi^{-\frac{p}{2}} \mid V_g \mid^{-\frac{1}{2}} \exp\left\{ -\frac{1}{2}(x - \mu_g)' V_g^{-1}(x - \mu_g) \right\} \tag{6-10}$$

式中，μ_g 和 V_g 分别表示第 g 类的均向量和协方差矩阵。

对式（6-7）进行简化，等价于求 最大，得

$$Z^2(g \mid x) = \ln q_g - \frac{1}{2} \ln \mid V_g \mid - \frac{1}{2}(x - \mu_g)' V_g^{-1}(x - \mu_g) \tag{6-11}$$

或

$$Z^2(g \mid x) = \ln q_g - \frac{1}{2} \ln \mid V_g \mid - \frac{1}{2} x' V_g^{-1} x - \frac{1}{2} \mu_g' V_g^{-1} \mu_g + x' V_g^{-1} \mu_g \tag{6-12}$$

通常称 $D^2(g \mid x) = -2Z^2(g \mid x)$ 为广义平方距离。

3. 根据公式（6-8）算后验概率 $P(g \mid x)$

$$P(g \mid x) = \frac{\exp\{y(g \mid x)\}}{\sum_{i=1}^{m} \exp\{y(i \mid x)\}} \tag{6-13}$$

如果样本 x 在 h 组的 $P(h \mid x)$ 最大，则将 x 判为 h 组。

判别结果见表 6-7：

表 6-7　例 6-3 资料的原分类与 Bayes 判别的分类

原分类	判别分类			合计
	1	2	3	
1	11	0	0	11
2	0	4	2	6
3	1	0	4	5

结果表明总的回代判对率为 86.4%。

第 23、24、25 号后验概率的计算：

$$P(1 \mid x_{23}) = 0.048, \quad P(2 \mid x_{23}) = 0.714, \quad P(3 \mid x_{23}) = 0.238$$

$$P(1 \mid x_{24}) = 0.00007, \quad P(2 \mid x_{24}) = 0.380, \quad P(3 \mid x_{24}) = 0.620$$

$$P(1 \mid x_{25}) = 0.918, \quad P(2 \mid x_{25}) = 0.080, \quad P(3 \mid x_{25}) = 0.002$$

故判 23 号为第 2 类，24 号为第 3 类，25 号为第 1 类。

三、logistic 判 别

logistic 判别的原理 详见第四章多元 logistic 回归分析。

在 logistic 回归中，对于两类问题，记第一类为 $y=0$，第二类 $y=1$，则根据指标可以建立 $\mathrm{logit}\,P$ 关于自变量 x_1，x_2，$\cdots$，x_m 的 logistic 回归方程：

$$\mathrm{logit}\,P = \alpha + \beta_1 x_1 + \beta_2 x_2 + \cdots + \beta_m x_m \tag{6-14}$$

式中，$\mathrm{logit}\,P = \ln\left(\dfrac{P}{1-P}\right)$

$$P = \frac{\mathrm{e}^{\alpha + \beta_1 x_1 + \beta_2 x_2 + \cdots + \beta_m x_m}}{1 + \mathrm{e}^{\alpha + \beta_1 x_1 + \beta_2 x_2 + \cdots + \beta_m x_m}} \tag{6-15}$$

然后根据估计概率进行判别归类，如果估计概率小于 0.5，则判为第一类；如果大于 0.5，则判为第二类；等于 0.5 时，暂不归类。

例 6-4　现有 10 名健康人（组别=0）和 6 名糖尿病患者（组别=1）的三个血常规指标（x_1，x_2，x_3）。具体数据见表 6-8，试进行 logistic 判别分析。

表 6-8　10 名健康人和 6 名糖尿病患者的三个血常规指标

组别	x_1	x_2	x_3	logistic 判别结果
0	436.70	49.59	2.32	0
0	290.67	30.02	2.46	0
0	352.53	36.23	2.36	0
0	340.91	38.28	2.44	0
0	332.83	41.92	2.28	0
0	319.97	31.42	2.49	0
0	361.31	37.99	2.02	0
0	366.5	39.87	2.42	0
0	292.56	26.07	2.16	0
0	276.84	16.60	2.91	0
1	510.47	67.64	1.73	1
1	510.41	62.71	1.58	1
1	470.30	54.40	1.68	1
1	364.12	46.26	2.09	1
1	416.07	45.37	1.90	1
1	515.70	84.59	1.75	1

（1）建立 logistic 回归方程。

$$\text{logit } P = 156.673 - 0.357x_1 + 5.319x_2 - 122.260x_3$$

得概率公式如下：

$$P = \frac{e^{156.673 - 0.357x_1 + 5.319x_2 - 122.260x_3}}{1 + e^{156.673 - 0.357x_1 + 5.319x_2 - 122.260x_3}}$$

（2）判别结果。判别结果具体见表 6-8 中的最后一列内容。

对于多分类判别，则采用多分类 logistic 回归分析，估计样本属于各个类别的概率，再按概率大小进行分类。

例 6-5 对例 6-3 资料进行 logistic 回归判别。

（1）建立 logistic 回归方程如下：

$$\text{logit } P_{2/1} = 35.107 - 0.775x_1 + 0.056x_2 - 0.155x_3 - 5.490x_4 - 1.623x_5$$

$$\text{logit } P_{3/1} = 44.137 - 1.016x_1 + 0.020x_2 + 0.771x_3 - 7.624x_4 - 1.805x_5$$

得概率公式如下：

$$P[y=1 \mid x] = \frac{1}{1 + e^{35.107 - 0.775x_1 + 0.056x_2 - 0.155x_3 - 5.490x_4 - 1.623x_5} + e^{44.137 - 1.016x_1 + 0.020x_2 + 0.771x_3 - 7.624x_4 - 1.805x_5}}$$

$$P[y=2 \mid x] = \frac{e^{35.107 - 0.775x_1 + 0.056x_2 - 0.155x_3 - 5.490x_4 - 1.623x_5}}{1 + e^{35.107 - 0.775x_1 + 0.056x_2 - 0.155x_3 - 5.490x_4 - 1.623x_5} + e^{44.137 - 1.016x_1 + 0.020x_2 + 0.771x_3 - 7.624x_4 - 1.805x_5}}$$

$$P[y=3 \mid x] = \frac{e^{44.137 - 1.016x_1 + 0.020x_2 + 0.771x_3 - 7.624x_4 - 1.805x_5}}{1 + e^{35.107 - 0.775x_1 + 0.056x_2 - 0.155x_3 - 5.490x_4 - 1.623x_5} + e^{44.137 - 1.016x_1 + 0.020x_2 + 0.771x_3 - 7.624x_4 - 1.805x_5}}$$

（2）判别结果见表 6-9。

表 6-9 例 6-3 资料的原分类与 logistic 判别的分类

原分类	判别分类			合计
	1	2	3	
1	11	0	0	11
2	0	4	2	6
3	1	0	4	5

结果表明总的回代判对率为 86.4%，判 23 号为第 2 类，24 号为第 3 类，25 号为第 1 类，这与 Bayes 判别的分类一致。

四、判别效果的评价

误判率 P 一般被用来评价判别效果，$P=P（1|2）+P（2|1）$。实际应用中常采用两种方法进行估计，第一种是对原样本（训练样本）进行判别，称为组内回代，第二种是以原样本以外的其他样本（考核样本，需明确分类）进行判别，称为组外考核。实际中将原样本随机分为两部分：70%作为训练样本，30%作为考核样本，如果组内回代和组外考核效果均好，则将其合并建立判别函数。还有另一种方法：交叉验证法（cross validate），其基本思想是依次预留一个样本作为考核样本，用剩余 $n-1$ 个建立判别函数，然后进行考核，共建立 n 个判别函数，得到 n 次验证结果，进而评价判别效果。而一般情况下判别分析指标太多时会影响误判率，此外在做判别分析前，要做假设检验，在两个总体的均值有显著差异的情况下，再做判别分析。

五、SPSS 软件实现的主要路径及分析结果

例 6-6 肾内科医生小邓为诊断出急性肾衰竭的三种分期，抽样调查了该院住院的 60 例急性肾衰竭患者的六项血常规指标，其中少尿期、多尿期、恢复期分别为 30 名、12 名和 18 名患者（表 6-10）。另有两个未知患者指标分别为（82.0，1，0，1，1，46.0）和（7.5，0，2，1，0，17.0），不知疾病分期，根据已有数据该如何判断？

表 6-10　急性肾衰竭患者三种不同分期的 6 项血常规指标观测结果

x_1	x_2	x_3	x_4	x_5	x_6	分期	x_1	x_2	x_3	x_4	x_5	x_6	分期
34	0	1	1	1	4	1	30	1	2	0	1	21	2
14	1	0	1	1	5	1	24	1	2	0	0	22.5	2
3	0	0	1	2	7	1	96	0	0	0	1	30	2
4	1	0	1	2	7	1	120	1	0	0	1	41	2
3	1	0	0	1	8	1	144	0	0	0	0	43	2
0.3	1	0	0	1	10	1	84	1	0	1	1	48	2
1.5	1	0	0	1	10.5	1	96	1	0	0	1	48	2
24	1	0	1	2	12	1	48	0	0	1	1	65	2
24	1	0	0	1	12	1	96	1	2	0	0	73	2
6	0	0	0	0	14	1	84	0	0	0	1	74	2
13	1	0	0	1	15	1	132	1	0	0	1	75.5	2
42	1	0	1	2	15.5	1	60	0	0	0	2	77.5	2
7	1	2	1	1	17.5	1	108	0	0	0	0	6	3

续表

x_1	x_2	x_3	x_4	x_5	x_6	分期	x_1	x_2	x_3	x_4	x_5	x_6	分期
7.5	0	2	1	0	18	1	84	0	0	0	0	15	3
10	0	0	1	1	18	1	12	1	0	0	0	23	3
2	0	0	1	1	20	1	3	1	0	0	1	25	3
7	1	1	1	1	20	1	120	0	0	0	0	25	3
2	0	0	0	0	29	1	12	1	2	0	0	37.5	3
1.3	1	0	1	0	30	1	72	1	0	0	0	39	3
5	1	0	0	1	30	1	36	1	0	0	0	43	3
8	0	0	1	1	32	1	120	1	0	0	0	50	3
8	0	0	0	0	32	1	24	1	0	0	0	53	3
6	0	0	1	1	42	1	3	1	0	0	0	68	3
4	1	2	1	2	45	1	19	1	0	0	0	70	3
7	0	0	0	0	46	1	36	1	0	0	0	70	3
8	1	0	0	1	50	1	21	1	0	1	1	74	3
1	1	0	0	2	50.5	1	12	1	1	0	0	78	3
3	1	0	0	2	51	1	24	1	0	0	1	78	3
10	1	2	0	0	81	1	18	1	0	0	0	84	3
14	0	0	1	1	91.5	1	18	1	0	0	0	89	3

注：分期 1：少尿期组，分期 2：多尿期组，分期 3：恢复期组。

将 60 个原始数据及 2 个未知样本数据整理到 SPSS 软件中，格式如图 6-2 所示。

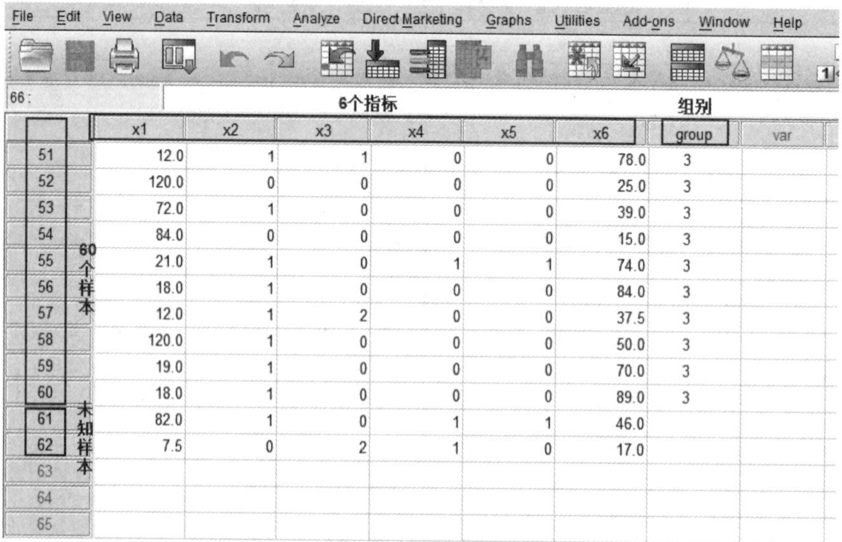

图 6-2　60 个原始数据及 2 个未知样本数据

（一）主要路径

在 SPSS 窗口单击菜单栏 Analyze→Classify→Discriminant Analysis，调出判别分析主界面，将左边变量列表中的 group 放到 Grouping Variable 中，并单击 Define Range 按钮，因为本例中判别分类为 1～3，故在弹出的对话框中 Minimum 填"1"，Maximum 填"3"，单击 Continue 按钮返回主界面；接着将变量 x_1～x_6 放到 Independents 中，并选择 Enter independents together，即将所有变量纳入判别分析；单击 Statistics 按钮，用于输出指定的描述统计量和判别系数，勾选 Fisher 和 Unstandardized，单击 Continue 按钮返回主界面；单击 Classify 按钮，用于定义判别分组参数和输出结果，勾选 Casewise results 和 Summary table，单击 Continue 按钮返回主界面。单击 Save 按钮，用于指定生成并保存在数据文件中的新变量，勾选 Predicted group membership 和 Discriminant score，单击 Continue 按钮返回主界面；单击 OK 按钮得判别分析结果。

（二）分析结果

特征值（eigenvalue）为组间平方和与组内平方和之比，由图 6-3 可知有两个特征值 1.961 和 0.673，故有两个判别函数。

Eigenvalues

Function	Eigenvalue	% of Variance	Cumulative %	Canonical Correlation
1	1.961[a]	74.5	74.5	0.814
2	0.673[a]	25.5	100.0	0.634

a. First 2 canonical discriminant functions were used in the analysis.

图 6-3　Fisher 判别函数特征值

图 6-4 给出了 Fisher 判别函数有效性检验。该检验的原假设是不同组的平均 Fisher 判别函数值不存在显著差异。P 均小于 0.05，认为不同组间的平均 Fisher 判别函数值存在差异。

Wilks' Lambda

Test of Function(s)	Wilks' Lambda	Chi-square	df	Sig.
1 through 2	0.202	87.196	12	0.000
2	0.598	28.033	5	0.000

图 6-4　Fisher 判别函数有效性检验

图 6-5 和图 6-6 分别给出了标准化的 Fisher 判别函数和未标准化的 Fisher 判别函数。标准化的函数需提前将自变量标准化处理才能获得，而未标准化的函数可以将观察值直接代入获得，较为方便。由图 6-6 得未标准的 Fisher 判别函数：

$$y_1 = 0.032x_1 + 0.233x_2 + 0.342x_3 - 0.822x_4 - 0.063x_5 + 0.023x_6 - 1.903$$
$$y_2 = 0.012x_1 - 1.100x_2 + 0.901x_3 + 0.033x_4 + 1.584x_5 - 0.004x_6 - 0.981$$

Standardized Canonical Discriminant Function Coefficients

	Function	
	1	2
x_1	0.918	0.338
x_2	0.113	−0.532
x_3	0.240	0.634
x_4	−0.341	0.014
x_5	−0.038	0.942
x_6	0.516	−0.090

图 6-5　标准化的 Fisher 判别函数系数

Canonical Discriminant Function Coefficients

	Function	
	1	2
x_1	0.032	0.012
x_2	0.233	−1.100
x_3	0.342	0.901
x_4	−0.822	0.033
x_5	−0.063	1.584
x_6	0.023	−0.004
(Constant)	−1.903	−0.981

图 6-6　未标准化的 Fisher 判别函数系数

图 6-7 为各类重心处的 Fisher 判别函数值，由未标准化的 Fisher 判别函数算得，根据计算得出函数值，比较每个个体离各类重心的距离进行判别。

Functions at Group Centroids

group	Function	
	1	2
1	−1.288	0.265
2	2.072	1.041
3	0.765	−1.136

Unstandardized canonical discriminant functions evaluated at group means

图 6-7　各类重心处的 Fisher 判别函数值

图 6-8 为各类的先验概率，因默认所有组相等，故为 0.333。

Prior Probabilities for Groups

group	Prior	Cases Used in Analysis	
		Unweighted	Weighted
1	0.333	30	30.000
2	0.333	12	12.000
3	0.333	18	18.000
Total	1.000	60	60.000

图 6-8　各类的先验概率

由图 6-9 得 Bayes 判别函数：

$$y(1|x)=0.041x_1+1.951x_2+1.164x_3+2.834x_4+2.343x_5+0.064x_6-4.969$$

$$y(2|x)=0.159x_1+1.880x_2+3.011x_3+0.098x_4+3.360x_5+0.137x_6-13.949$$

$$y(3|x)=0.091x_1+3.970x_2+0.603x_3+1.101x_4-0.006x_5+0.116x_6-7.574$$

Classification Function Coefficients

	group		
	1	2	3
x_1	0.041	0.159	0.091
x_2	1.951	1.880	3.970
x_3	1.164	3.011	0.603
x_4	2.834	0.098	1.101
x_5	2.343	3.360	−0.006
x_6	0.064	0.137	0.116
(Constant)	−4.969	−13.949	−7.574

Fisher's linear discriminant functions

图 6-9 Bayes 判别函数系数

图 6-10 显示了判别的结果，回代判对率为 85%，另外两个样本被分别判为第 2 类和第 1 类。

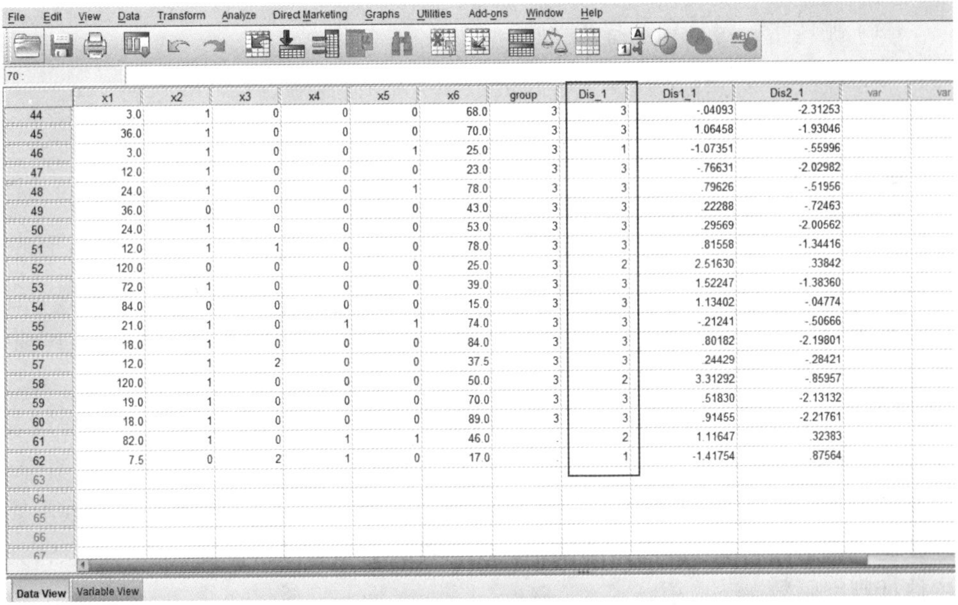

	x1	x2	x3	x4	x5	x6	group	Dis_1	Dis1_1	Dis2_1	var	var
44	3.0	1	0	0	0	68.0	3	3	-.04093	-2.31253		
45	36.0	1	0	0	0	70.0	3	3	1.06458	-1.93046		
46	3.0	1	0	0	1	25.0	3	1	-1.07351	-.55996		
47	12.0	1	0	0	0	23.0	3	3	-.76631	-2.02982		
48	24.0	1	0	0	1	78.0	3	3	.79626	-.51956		
49	36.0	0	0	0	0	43.0	3	3	.22288	-.72463		
50	24.0	1	0	0	0	53.0	3	3	.29569	-2.00562		
51	12.0	1	1	0	0	78.0	3	3	.81558	-1.34416		
52	120.0	0	0	0	0	25.0	3	2	2.51630	.33842		
53	72.0	1	0	0	0	39.0	3	3	1.52247	-1.38360		
54	84.0	0	0	0	0	15.0	3	3	1.13402	-.04774		
55	21.0	1	0	1	1	74.0	3	3	-.21241	-.50666		
56	18.0	1	0	0	0	84.0	3	3	.80182	-2.19801		
57	12.0	1	2	0	0	37.5	3	3	.24429	-.28421		
58	120.0	1	0	0	0	50.0	3	2	3.31292	-.85957		
59	19.0	1	0	0	0	70.0	3	3	.51830	-2.13132		
60	18.0	1	0	0	0	89.0	3	3	.91455	-2.21761		
61	82.0	1	0	1	1	46.0	.	2	1.11647	.32383		
62	7.5	0	2	1	0	17.0	.	1	-1.41754	.87564		
63												
64												
65												
66												
67												

图 6-10 判别的结果

六、分析结果在学术论文中的整理及表述

例 6-6 的分析结果可在学术论文中这样表述：“为明确诊断出急性肾衰竭的

三种分期，以六项血常规指标作为判别指标，建立 Bayes 判别函数（采用强迫引入法）为

$$y(1|x) = 0.041x_1 + 1.951x_2 + 1.164x_3 + 2.834x_4 + 2.343x_5 + 0.064x_6 - 4.969$$

$$y(2|x) = 0.159x_1 + 1.880x_2 + 3.011x_3 + 0.098x_4 + 3.360x_5 + 0.137x_6 - 13.949$$

$$y(3|x) = 0.091x_1 + 3.970x_2 + 0.603x_3 + 1.101x_4 - 0.006x_5 + 0.116x_6 - 7.574$$

经回代得回代判对率为 85%，判别效果较好。

另有两个未知样本指标（82.0，1，0，1，1，46.0）和（7.5，0，2，1，0，17.0）分别判为第 2 类和第 1 类。"

第三节　应用注意事项

小邓经过一系列的实战后终于解决了上述问题，颇有成就感，但在学习后面对多种判别方法又陷入了沉思。

（1）判别分析与后面的聚类分析有何不同？

（2）不同的判别方法对总体的要求如何，又有何差异？

（3）原始数据中各变量（指标）有何要求？

（4）哪些指标对判别具有意义？

（5）Fisher 判别与 Bayes 判别有何联系？

（6）Bayes 判别要考虑的先验概率如何确定？

（7）判别效果的评价要注意哪些问题？

针对小邓的以上疑惑，统计相关专业人士给出如下建议。

对于（1）的答复及建议：聚类分析中各样本分类未知，而判别分析中不同的训练样本中必须包含所有要判别的类型，分类必须清楚。而在实际分析中判别分析和聚类分析往往联合起来用，当分类不清楚时，可先用聚类分析对原来的一批样品进行分类，然后再用判别分析建立判别式以对新样品进行判别。

对于（2）的答复及建议：判别分析中要求样本量足够大，具有较好的代表性。其中 Fisher 判别对总体分布不做特定要求，而 Bayes 判别总体要求分布明确。

对于（3）的答复及建议：判别指标必须是可测量的，且不能高度相关或不能是其他判别指标的线性组合，否则估计的标准误差较大，不能提供新的信息，无法估计判别函数。

对于（4）的答复及建议：在判别分析前应当做假设检验，确定各个类的有关变量的均值是否显著。例如，忽略最主要的指标或引入指标太多，计算量既繁重又干扰分析，因此用于判别的判别指标要适当，不在于多，使用较少的变量对结果做解释。可采用以下方法：

向前引入法：从没有变量的模型开始，逐步把对判别函数贡献最大的变量加入模型，直到模型外没有一个变量符合条件为止。

向后剔除法：从包含用户指定的所有变量的模型开始。逐步把对判别函数贡献最小的变量从模型中剔除出去，直到留在模型中的变量都符合条件为止。当希望判别函数含有较少变量时，选用此方法。选择使 Wilks λ 统计量最大且不显著的变量剔除。

逐步法：前向选择和后向选择的结合。从没有变量的模型开始。逐步把对判别函数贡献最大的变量加入模型，同时，对模型中的变量进行检验，把不符合条件的变量从模型中删除。

对于（5）的答复及建议：在等协差阵条件下，Fisher 判别与 Bayes 判别是等价的。

对于（6）的答复及建议：①如果已知先验概率 q 直接代入即可；②等概率：$q=1/m$（取平均值），m 为类别数实际情况中多无法确定先验概率，故多采用此法，缺点是会丢失 Bayes 判别的优势；③频率：$q_m=n_m/N$（根据样本量计算，要求样本量较大且无选择性偏倚）。

对于（7）的答复及建议：判别能力不能只由训练样本回代得出结论，要预留足够的考核样本用于评价判别能力，注意训练样本的正确和错误分类率，研究被误分类的观测值，看是否能找出原因。

思考与练习

1. 简述 Fisher 判别与 Bayes 判别原理。
2. 简述判别效果的评价方法。
3. 简述判别分析时应注意哪些问题。
4. 联合国开发计划署于 1990 年 5 月发表的一份《人类发展报告》中公布的数据如表 6-11 所示，试通过已知的样品建立 Fisher 判别函数，误判率是多少？并判断待判的归类。

表 6-11　不同国家发展水平的 Fisher 判别分析结果

类别	序号	国家	预期寿命/岁	成人识字率/%	人均 GDP（调整后）
第一类 高发展水平国家	1	美国	76	99	5374
	2	日本	79.5	99	5359
	3	瑞士	78	99	5372
	4	阿根廷	72.1	95.9	5242
	5	阿联酋	73.8	77.7	5370

续表

类别	序号	国家	预期寿命/岁	成人识字率/%	人均 GDP（调整后）
第二类 中等发展水平国家	6	保加利亚	71.2	93	4250
	7	古巴	75.3	94.9	3412
	8	巴拉圭	70	91.2	3390
	9	格鲁吉亚	72.8	99	2300
	10	南非	62.9	80.6	3799
待判样品	1	中国	68.5	79.3	1950
	2	罗马尼亚	69.9	96.9	2840
	3	希腊	77.6	93.8	5233
	4	哥伦比亚	69.3	90.3	5158

5. 为研究某地区人口死亡状况，数据如表 6-12 所示（x_1：0 岁组死亡概率，x_2：1 岁组死亡概率，x_3：10 岁组死亡概率，x_4：55 岁组死亡概率，x_5：80 岁组死亡概率，x_6：平均预期寿命），试建立 Bayes 判别函数，并判定另外四个样品的类别。

表 6-12 某地区人口死亡状况的 Bayes 判别分析

组别	序号	x_1	x_2	x_3	x_4	x_5	x_6
第一组	1	34.16	7.44	1.12	7.87	95.19	69.3
	2	33.06	6.34	1.08	6.77	94.08	69.7
	3	36.26	9.24	1.04	8.97	97.3	68.8
	4	40.17	13.45	1.43	13.88	101.2	66.2
	5	50.06	23.03	2.83	23.74	112.52	63.3
第二组	1	33.24	6.24	1.18	22.9	160.01	65.4
	2	32.22	4.22	1.06	20.7	124.7	68.7
	3	41.15	10.08	2.32	32.84	172.06	65.85
	4	53.04	25.74	4.06	34.87	152.03	63.5
	5	38.03	11.2	6.07	27.84	146.32	66.8
第三组	1	34.03	5.41	0.07	5.2	90.1	69.5
	2	32.11	3.02	0.09	3.14	85.15	70.8
	3	44.12	15.12	1.08	15.15	103.12	64.8
	4	54.17	25.03	2.11	25.15	110.14	63.7
	5	28.07	2.01	0.07	3.02	81.22	68.3
待判样品	1	50.22	6.66	1.08	22.54	170.6	65.2
	2	34.64	7.33	1.11	7.78	95.16	69.3
	3	33.42	6.22	1.12	22.95	160.31	68.3
	4	44.02	15.36	1.07	16.45	105.3	64.2

（潘发明）

第七章　聚类分析

将事物分成若干类的方法有很多种，最简单的就是根据经验来划分，但存在以下缺点：一是不同类别之间无明显区分；二是无法利用事物本身的信息；三是数量较大时，就很难再用经验对其进行分类。因此，出现了基于事物本身结构特征进行分类的方法——聚类分析（cluster analysis）。聚类分析可以合理地把事物分成若干类别，使得类别内的差异尽可能小，类别间的差异尽可能大。

聚类分析又称集群分析，是研究事物分类的一种统计分析方法。它是在不知道事物应分为多少类合适的情况下，解决事物分类问题的方法，也就是说，聚类分析没有作为分类依据的"历史资料"，只能根据事物本身的结构特征进行分类，借助数理统计的方法，比较样本中各指标（或样品）之间的"性质"，然后将"性质"相近的归为一类。聚类分析最早出现在生物分类学中，现已广泛应用于自然科学和社会科学领域，其中也包括医学研究，例如，根据耳朵的特征，把正常耳朵划分为几个类别，为临床修复耳缺损时提供参考；基于生化检验的项目繁多，可以将一些检测项目进行适当组合和归类，使之合理配置，避免医疗资源的浪费。

第一节　医学研究资料及其分析目的

一、医学研究背景及资料的格式

例 7-1　老年人各脏器生理功能减退，代谢功能紊乱，免疫力低下，易患肿瘤、糖尿病、高血压等慢性疾病。开展老年人的健康管理服务有助于早发现、早诊断、早治疗疾病，降低老年人的致残率及病死率。某疾病预防控制中心慢病科为了解某地区 65 岁及以上老年人的健康状况，以便更好地进行健康管理服务，为老年人相关政策的出台提供科学依据，自制了"65 岁及以上老年人的健康调查问卷"，于 2017 年 07 月 01 日至 2017 年 07 月 31 日走访调查了该地区范围内的 511 名老年人。问卷调查及测量的内容包括 511 名老年人的吸烟情况、饮酒情况、睡眠情况、体重（kg）、舒张压（DBP，mmHg）、收缩压（SBP，mmHg）、体重指数（BMI，kg/m^2）、腰围（WC，cm）、空腹血糖（GLU，mmol/L）、总胆固醇（TC，mmol/L）和甘油三酯（TG，mmol/L）水平、家中厨房排风措施、使用燃料类型及饮水来源等信息。调查人员均经过统一培训，问卷填写均由调查人员完成，且相关变量信息的测量遵循统一、公认的标准（具体测量手段及定义省略），最终获得了完整准确的问卷内容。

将数据整理到 Excel 表格中，以便从 SPSS 软件数据编辑窗口中直接读出 Excel 数据文件，规范格式见表 7-1。

表 7-1　某社区 65 岁以上老年人健康问卷调查数据

编号	是否吸烟	是否饮酒	睡眠情况	排风措施	燃料类型	饮用水源	体重	SBP	DBP	BMI	WC	GLU	TC	TG
1	3	3	5	1	1	1	64	102	70	22.9	82	5	4.23	1.56
2	1	3	1	2	1	1	46	102	70	20.0	67	5	7.56	1.81
3	3	3	1	2	1	1	60	114	86	23.4	84	5	3.77	1.17
4	3	3	3	4	1	1	58	130	64	24.1	84	7	4.66	1.01
5	3	3	1	2	1	1	44	90	60	18.8	66	4	4.66	1.12
…	…	…	…	…	…	…	…	…	…	…	…	…	…	…
100	3	3	1	4	1	1	55	106	70	22.0	82	5	0.69	0.93
101	3	1	1	1	1	1	65	136	84	26.0	93	7	5.69	3.48
…	…	…	…	…	…	…	…	…	…	…	…	…	…	…
499	1	3	1	2	1	1	64	126	82	23.5	82	5	4.00	1.61
500	1	2	5	4	1	1	46	126	80	18.4	72	5	5.34	1.20
…	…	…	…	…	…	…	…	…	…	…	…	…	…	…
511	3	3	1	2	1	1	54	136	88	25.7	86	9	5.99	1.86

注：是否吸烟（1=经常吸，2=偶尔吸，3=不吸，4=已戒）；是否饮酒（1=经常饮，2=偶尔饮，3=不饮，4=已戒）；睡眠情况（1=睡眠质量好，2=每晚只睡 1～2h，3=半夜或凌晨便清醒，4=入睡困难，5=睡眠质量差，经常做噩梦）；排风措施（1=无，2=抽油烟机，3=换气扇，4=烟囱）；燃料类型（1=液化气，2=煤，3=天然气，4=沼气）；饮用水源（1=自来水，2=净化过滤的水，3=井水，4=湖水，5=池塘水）。

例 7-2　医院等级是医院功能、规模、管理水平、质量水平、技术水平和服务水平的综合标志，是医院综合竞争力的体现。实施医院等级评审对促进医院科学管理、规范医疗行为、完善医院管理体制和功能定位、促进重点科室建设、医疗质量改进等方面具有重要意义。为了促进某地区医院的系统管理，有针对性地改善该地区卫生服务水平，某卫生部门对该地区的 17 所医院进行调查评价，指定专业的调查员，调查收集了各医院有关人力利用和医院任务的数据，其中包括日均住院人数、月均 X 片摄片人数、月均占用病床天数、服务范围内人口数、患者人均住院天数和每月使用人力等。

将数据整理到 Excel 表格中，以便从 SPSS 软件数据编辑窗口中直接读出 Excel 数据文件，规范格式见表 7-2。

表 7-2　17 所医院调查结果

医院	日均住院人数	月均X线片摄片人数	月均占用病床天数	服务范围内人口数	患者人均住院天数	每月使用人力
1	15.57	2463.00	472.92	18.00	4.45	566.52
2	44.02	2048.00	1339.75	9.50	6.92	596.82
3	20.42	3940.00	620.25	12.80	4.28	1033.15
4	18.74	6505.00	568.33	36.70	3.90	1603.62
5	49.20	5723.00	1497.60	35.70	5.50	1611.37
6	44.92	11 520.00	1365.83	24.00	4.60	1613.27
7	55.48	5779.00	1687.00	43.30	5.63	1845.17
8	59.28	5969.00	1639.92	46.70	5.15	2160.55
9	94.39	8461.00	2872.33	78.70	6.18	230.58
10	128.02	20 106.00	3655.08	180.50	6.15	3505.93
11	96.00	13 313.00	2912.00	60.90	5.88	3571.89
12	131.42	10 771.00	3921.00	103.70	4.88	3741.40
13	127.21	15 543.00	3865.67	126.80	5.50	4026.52
14	252.90	36 194.00	7684.10	157.70	7.00	10 343.81
15	409.20	34 703.00	12 446.33	169.40	10.78	11 732.17
16	463.70	39 204.00	14 098.40	331.40	10.78	15 414.94
17	510.21	86 533.00	15 524.00	371.60	6.35	18 854.45

二、分 析 目 的

例 7-1 的主要分析目的：

由于问卷调查的变量较多，该科室希望将这些变量进行归类，分析影响该地区 65 岁及以上老年人健康状况的主要因素。

例 7-2 的主要分析目的：

某部门希望根据调查的数据，试划分 17 所被调查医院的等级。

第二节　聚类分析的应用

一、模型简介及应用条件

按照分类的目的，聚类分析可以分为两种类型：样品聚类（Q 型聚类）分析和指标聚类（R 型聚类）分析，前者解决研究对象的分类问题，后者解决指标的分类问题。描述指标（或样品）性质的相近程度是分类所必需的，常用的方法有三种。

（1）相关系数（correlation coefficient）：常用于计量资料的 R 型聚类。Pearson 相关系数是常用的一个指标，其计算公式如下：

$$r_{ij} = \frac{\sum_{k=1}^{n}(x_{ik} - \overline{x}_i)(x_{jk} - \overline{x}_j)}{\sqrt{\sum_{k=1}^{n}(x_{ik} - \overline{x}_i)^2 \sum_{k=1}^{n}(x_{jk} - \overline{x}_j)^2}} \tag{7-1}$$

式中，x_{ik} 表示第 i 个样品的第 k 个指标的观察值；x_{jk} 表示第 j 个样品的第 k 个指标的观察值；n 是观察指标的总数。相关系数的绝对值越大，变量间相似度越高。

（2）列联系数（coefficient of contingency）：常用于分类资料的 R 型聚类，其计算公式如下：

$$P_{ij} = \sqrt{\frac{x^2}{n + x^2}} \tag{7-2}$$

其中，x^2 是 X_i（R 个水平）、X_j（C 个水平）构成的 $R \times C$ 列联表的 x^2 值。列联系数的数值界于 0 与 1 之间，列联系数越大，变量间相似度越高。

（3）距离（distance）：常用于 Q 型聚类，距离的定义有多种，包括欧氏距离（Euclidean distance）、绝对距离（Manhattan distance）、闵氏距离（Minkowski distance）和马氏距离（Mahalanobis distance）等。最常用的是欧氏距离，其计算公式如下：

$$d_{ij} = \sqrt{\sum_{k=1}^{m}(X_{ik} - X_{jk})^2} \tag{7-3}$$

式中，X_{ik} 表示第 i 个样品的第 k 个指标的观察值；X_{jk} 表示第 j 个样品的第 k 个指标的观察值；m 是观察指标的总数；d_{ij} 表示第 i 个样品与第 j 个样品间的距离，d_{ij} 越小，样品间相似度越高。

经典的聚类方法分为两类：

（1）层次聚类（hierarchical clustering）法或系统聚类法：先把 n 个对象（样品或指标）看成 n 类，计算 n 个对象两两之间的距离，按照距离的远近，把距离较近的对象合并为一类，然后计算新类与当前各类的距离，直至 n 个对象并成一类为止。该方法可以对指标或样品进行聚类，变量可以是连续或分类变量。

（2）非层次聚类（non-hierarchical clustering）法：先把 n 个对象进行初始分类，然后通过不断迭代把对象在不同类别之间进行移动，得到最终分类，其中以 K-均值聚类（K-means clustering）法最为常用。该方法要求分析者事先知道样品需要分为多少类，只能对样品进行聚类而不能对指标进行聚类，且变量必须是连续型变量。

二、层次聚类法

层次聚类法根据运算的方向可以被分为合并法和分解法。合并法是从单个对象开始，开始时有多少个对象就有多少个类。将那些最相似的对象首先分组，然后根据它们之间的相似性将组与组进行合并，最后随着相似性不断下降，所有的组逐渐合并为一个类。分解法与合并法的运算原理实际完全相同，只是方向相反，最初由所有对象组成的一个组开始，将它分解成两个子组，使一个子组的对象"远离"另一个子组的对象，然后将这两个组进一步分解成不相似的组，一直进行到每个对象单独成为一组时为止。

以合并法为例，其基本步骤如下。

（1）首先将各数据各自作为一类（有 n 类），按照所定义的距离计算各数据之间的距离，形成一个距离阵；

（2）将距离最近的两个数据并为一个类别，并计算新产生的类别与当前其他各个类别之间的距离或者相似度，形成新的距离阵；

（3）重复步骤（2），再将距离最接近的两个类别合并，这时如果类的个数仍然大于 1，则继续重复这一步骤，共重复 $n-1$ 次，直到所有的数据都被合并成为一个类别为止。

在层次聚类法中，两个类别之间距离定义不同，会得到不同的结果，也就进一步构成了不同的层次聚类方法。用 G_i 和 G_j 表示两个类别，将两者聚为新类 G_m，计算任意一类 G_k 到新类 G_m 的距离，常用的方法有如下几种。

（1）最短距离（nearest neighbor）法：用两个类别中各个数据之间最短的那个距离来表示两个类别之间的距离。其递推公式为

$$D_{km} = \min\{D_{ki}, D_{kj}\} \tag{7-4}$$

（2）最长距离（furthest neighbor）法：与最短距离法相反，用两个类别中各个数据之间最长的那个距离来表示两个类别之间的距离。其递推公式为

$$D_{km} = \max\{D_{ki}, D_{kj}\} \tag{7-5}$$

（3）重心（centroid clustering）法：用两个类别的重心之间的距离来表示两个类别之间的距离。其递推公式为

$$D_{km}^2 = \frac{n_i}{n_m} D_{ki}^2 + \frac{n_j}{n_m} D_{kj}^2 + \left(-\frac{n_i n_j}{n_m^2}\right) D_{ij}^2 \tag{7-6}$$

（4）组间连接（between-groups linkage）法：又被称为类平均法，是用两个类别间各个数据两两之间的距离的平均来表示两个类别之间的距离，是 SPSS 默认的方法。其递推公式为

$$D_{km}^2 = \frac{n_i}{n_m}D_{ki}^2 + \frac{n_j}{n_m}D_{kj}^2 \qquad (7\text{-}7)$$

（5）Ward 法（Ward's method）：离差平方和法，其思想直接来自方差分析，使得各类别中的离差平方和较小，而不同类别之间的离差平方和较大。

$$D_{km}^2 = \frac{n_k + n_i}{n_k + n_m}D_{ki}^2 + \frac{n_k + n_j}{n_k + n_m}D_{kj}^2 + \left(-\frac{n_k}{n_k + n_m}\right)D_{ij}^2 \qquad (7\text{-}8)$$

例 7-1 中，分别以 $X_1 \sim X_{14}$ 分别定义是否吸烟、是否饮酒、睡眠情况、排风措施、燃料类型、饮用水源、体重、SBP、DBP、BMI、WC、GLU、TC 和 TG 这 14 个变量，分别计算各变量间的距离，本例选择的是欧氏距离平方。根据计算的结果，按组间平均连接法进行聚类。相关过程如表 7-3 所示。第一步先将 X_7 所在类别和 X_{10} 所在类别合并，两类别之间距离为 276.659；第二步将 X_7 所在类别和 X_{11} 所在类别合并，两类别之间距离为 359.419；第三步将 X_8 和 X_9 合并；以此类推，直到所有变量全部合并为一类。

表 7-3　聚类过程

步数	类组合		距离
	类 1	类 2	
1	X_7	X_{10}	276.659
2	X_7	X_{11}	359.419
3	X_8	X_9	447.477
4	X_{13}	X_{14}	511.823
5	X_4	X_5	600.918
6	X_1	X_2	648.248
7	X_7	X_8	814.241
8	X_{12}	X_{13}	877.453
9	X_1	X_3	925.390
10	X_7	X_{12}	938.624
11	X_4	X_6	993.437
12	X_4	X_7	1020.908
13	X_1	X_4	1040.791

三、非层次聚类法

设计非层次聚类法的目的是将样品（非指标）分成由 K 个聚类组成的集合。聚类的个数 K 可以事先指定，也可以在聚类过程中确定。与层次聚类法相比，非层次聚类法可用于大量数据进行聚类分析的情况。

非层次聚类法的起点是一个初始的分割，或者是构成未来聚类核心的一组初始种子点。其基本原理：首先按某种原则选出一些聚集点（cluster seeds），把每个聚集点作为今后聚类的核心。接着把其余的样品按就近原则向聚集点聚集（即归在同一类），这样就得到一个初始分类方案。然后对此方案进行修改，直到分类比较合理，不必再修改为止。

以最常用的 K-均值聚类法（又称快速聚类法）为例，其基本步骤如下。

（1）首先确定需要聚类的类别数量（由分析者自己确定）；

（2）根据分析者自己指定的聚类中心，或者由数据本身结构的中心初步确定每个类别的原始中心点；

（3）逐一计算各数据到各个类别中心点的距离，把各数据按照距离最近的原则归入各个类别，并计算新形成类别的中心点；

（4）按照新的中心位置，重新计算每一记录距离新的类别中心点的距离，并重新进行归类，更新类别中心点；

（5）重复步骤（4），直到达到一定的收敛标准，或者达到分析者事先指定的迭代次数为止。

例 7-2 中，分别以 X_1，X_2，X_3，X_4，X_5 和 X_6 定义日均住院人数、月均 X 片摄片人数、月均占用病床天数、服务范围内人口数、患者人均住院天数和每月使用人力这六项指标，由于数据量纲不同以及数据取值差异较大，首先对数据进行相应的标准化处理。因为医院等级一般划分为三级，所以按照目标聚类类别数 3 进行聚类。先计算出初始的聚类中心，经历 2 次迭代过程，得到最终的聚类中心，最终聚类结果如表 7-4 所示。

表 7-4　最终聚类结果

医院	类别	到类别中心距离
1	3	0.834 88
2	3	1.043 20
3	3	0.843 83
4	3	0.870 20
5	3	0.329 15
6	3	0.549 98
7	3	0.282 37
8	3	0.216 67

续表

医院	类别	到类别中心距离
9	3	0.617 99
10	3	1.429 16
11	3	0.521 30
12	3	0.787 64
13	3	0.950 03
14	2	1.808 29
15	2	0.861 50
16	2	1.538 67
17	1	0.000 00

四、SPSS 软件实现的主要路径及分析结果

(一)主要路径

层次聚类法：在 SPSS 中的具体路径为 Analyze → Classify → Hierarchical Clustering，打开对话框后，将变量选入 Variable（s）框，将 Case 单选按钮切换为 Variable 单选按钮；单击 Plots 按钮，在所打开的对话框中选择 Dendrogram 选项，将 Icicle 选项设为 None，单击 Continue 按钮返回主对话框；单击 Method 按钮，在所打开的对话框中的 Cluster Method 下拉列表框中选择合适的方法，本例中选择 Between-groups linkage，在 Measure 框中的 Interval 下拉列表框中选择合适的距离测量技术，本例中选择 Squared Euclidean distance，单击 Continue 按钮返回主对话框；单击 OK 按钮，即可运行。

非层次聚类法（K-均值聚类法）：在 SPSS 中的具体路径为 Analyze → Classify → K-Means Clustering，打开对话框后，将标化后变量选入 Variable（s）框，样品记录选入 Label Cases by 框，自行指定 Number of Clusters 框中的数字，本例中为 3；单击 Iterate 按钮，在所打开的对话框中将 Maximum Iterations 改为适当的数值，单击 Continue 按钮返回主对话框；单击 Save 按钮，在所打开的对话框中选择 Cluster membership 复选框，单击 Continue 按钮返回主对话框；单击 Options 按钮，在所打开的对话框中选择 ANOVA table 复选框，单击 Continue 按钮返回主对话框；单击 OK 按钮，即可运行。

(二)分析结果

以下是 SPSS 软件分析结果的原始格式（图 7-1～图 7-8）。

Agglomeration Schedule

Stage	Cluster Combined		Coefficients	Stage Cluster First Appears		Next Stage
	Cluster 1	Cluster 2		Cluster 1	Cluster 2	
1	7	10	276.659	0	0	2
2	7	11	359.419	1	0	7
3	8	9	447.477	0	0	7
4	13	14	511.823	0	0	8
5	4	5	600.918	0	0	11
6	1	2	648.248	0	0	9
7	7	8	814.241	2	3	10
8	12	13	877.453	0	4	10
9	1	3	925.390	6	0	13
10	7	12	938.624	7	8	12
11	4	6	993.437	5	0	12
12	4	7	1020.908	11	10	13
13	1	4	1040.791	9	12	0

图 7-1 例 7-1 聚集附表

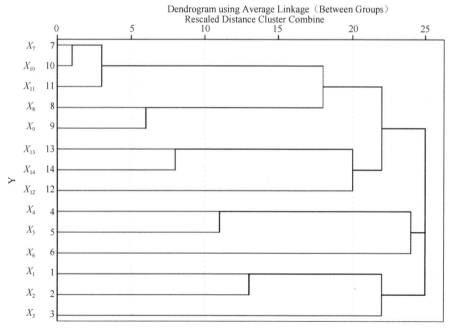

图 7-2 例 7-1 资料的聚类树状图

Descriptive Statistics

	N	Minimum	Maximum	Mean	Std.Deviation
X_1	17	15.57	510.21	148.275 3	161.037 18
X_2	17	2048.00	86 533.00	18 163.235 3	2178.110 55
X_3	17	427.92	15 524.00	4480.618 2	4906.642 06
X_4	17	9.50	371.60	106.317 6	107.954 15
X_5	17	3.90	10.78	6.113 5	1.966 29
X_6	17	230.58	18 854.45	4850.127 1	5649.930 26
Valid N(listwise)	17				

图 7-3　　例 7-2 资料的统计描述

Initial Cluster Centers

	Cluster		
	1	2	3
Zscore(X_1)	2.24752	1.95871	−0.80438
Zscore(X_2)	3.21315	0.98885	−0.54790
Zscore(X_3)	2.25070	1.96016	−0.79735
Zscore(X_4)	2.45736	2.08498	−0.64488
Zscore(X_5)	0.12026	2.37324	−1.12574
Zscore(X_6)	2.47867	1.86990	−0.57461

图 7-4　　例 7-2 资料的聚类分析结果

Iteration History[a]

Iteration	Change in Cluster Centers		
	1	2	3
1	0.000	1.539	0.870
2	0.000	0.000	0.000

a.Convergence achieved due to no or small change in cluster centers. The maximum absolute coordinate change for any center is 0.000.The current iteration is 2. The minimum distance between initial centers is 3.271.

图 7-5　　例 7-2 资料的交互影响

Final Cluster Centers

	Cluster		
	1	2	3
Zscore(X_1)	2.247 52	1.409 56	−0.498 17
Zscore(X_2)	3.213 15	0.871 18	−0.448 21
Zscore(X_3)	2.250 70	1.412 17	−0.499 02
Zscore(X_4)	2.457 36	1.048 43	−0.430 97
Zscore(X_5)	0.120 26	1.732 44	−0.409 04
Zscore(X_6)	2.478 67	1.353 44	−0.503 00

图 7-6　　例 7-2 中聚类分析最终结果

ANOVA

	Cluster		Error		F	Sig.
	Mean Square	df	Mean Square	df		
Zscore(X_1)	7.199	2	0.126	14	56.570	0.000
Zscore(X_2)	7.606	2	0.056	14	135.272	0.000
Zscore(X_3)	7.143	2	0.122	14	58.325	0.000
Zscore(X_4)	5.875	2	0.304	14	19.358	0.000
Zscore(X_5)	5.597	2	0.343	14	16.302	0.000
Zscore(X_6)	7.464	2	0.077	14	97.510	0.000

The F tests should be used only for descriptive purposes because the clusters have been chosen to maximze the differences among cases in different clusters The observed sianificance levels are not corrected for this and thus cannot be interpreted as tests of the hypothesis that the cluster means are equal.

图 7-7　例 7-2 中每步聚类后的方差分析结果

Number of Cases in each Cluster

Cluster	1	1.000
	2	3.000
	3	13.000
Valid		17.000
Missing		0.000

图 7-8　例 7-2 中每个集群中的病例数

五、分析结果在学术论文中的整理及表述

SPSS 软件的原始分析结果表格不能直接复制粘贴到学术论文中，而是需要在学术论文中进行整理，并简要呈现。

例 7-1 的分析结果可以整理并表述为"由树状图 7-9 可以看出，该地区 511 名 65 岁及以上老年人的健康状况主要受身体机能状况、生活环境和生活习惯这三个因素的影响。其中，身体机能包括体重、舒张压、收缩压、体重指数、腰围、空腹血糖、总胆固醇和甘油三酯水平；生活环境包括是厨房排风措施、燃料类型、饮用水源；生活习惯包括是否吸烟、是否饮酒和睡眠情况。"

例 7-2 的分析结果可以整理并表述为"表 7-4 中结果显示，被调查评价的 17 所医院中，第 14、15、16 号医院被划分为一个类别，第 17 号医院被划分为一个类别，其余 13 所医院被划分为一个类别。其中贡献较大的评价指标为月均 X 片摄片人数。"

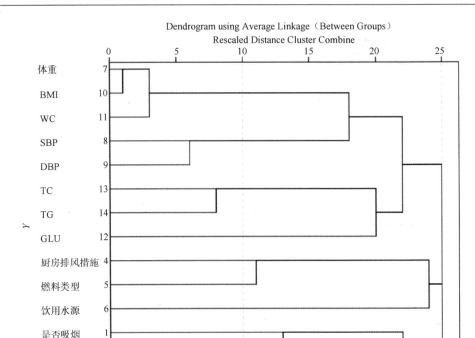

图 7-9　变量聚类树状图

第三节　应用注意事项

1. 实际运用中，最终的聚类结果需要仔细检查，判断结果是否合理。对某个特定的问题，可同时尝试多种聚类方法，而对确定的聚类方法，可尝试几种不同的距离（相似性）计算方法。

2. 若是对样品进行聚类，可选择层次聚类法和非层次聚类法；若是对变量进行聚类，则只能选择层次聚类法。

3. 若聚类的数据量较少，则两种聚类方法都可以考虑，但层次聚类法产生的树状图更直观形象，易于解释。若聚类的数据量较大，则应该考虑选择非层次聚类法。

4. 聚类之前，应该考虑原始数据的标准化处理，以消除量纲不同和数据差异较大带来的影响。另外，还要剔除无效变量和缺失过多的变量。

5. 聚类分析的目标是使得类别内的差异尽可能小，类别间的差异尽可能大，因此聚类之后还需要检验类间差异有无统计学意义。

6. 组学研究中常见的热图（heatmap）可以对数据和样品进行聚类，观测样品质量。通过聚类分析，将表达趋势相似的基因等聚集在一起，便于进一步的观察、讨论。图 7-10 就是一种热图的常用绘制模式，每个小方格表示每个 miRNA，其颜色表示 miRNA 的表达量情况，表达量越大颜色越深。每行表示每个 miRNA 在不同样品中的表达量，每列表示每个样品中所有 miRNA 的表达量情况。上方树状图表示不同样品的聚类分析结果，左侧树状图表示不同 miRNA 的聚类分析结果。

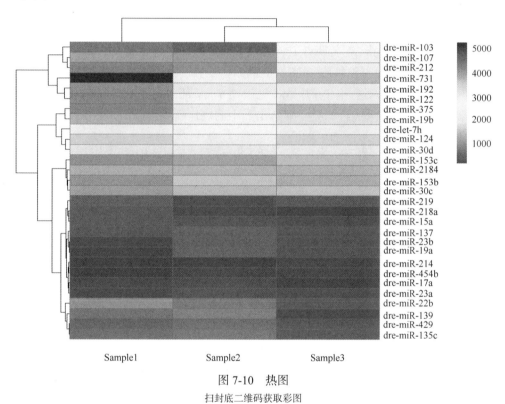

图 7-10　热图

扫封底二维码获取彩图

思考与练习

1. 聚类分析分为哪两种类型？描述指标（或样品）性质相近程度的方法有哪些？

2. 简述层次聚类和 K-均值聚类的过程。

3. 类别之间的距离测量方法有哪些？

4. 今测得 6 名运动员 4 个运动项目的能耗、糖耗的均数，见表 7-5，欲对运动项目归类，以便提供相应的膳食标准，提高运动成绩，试用聚类分析将运动项目归类（孙振球，2010）。

表 7-5　4 个运动项目的测定值

运动项目		能耗 X_1/	糖耗 X_2/%	Y_1	Y_2
名称	编号	[J/（min、m^2）]			
负重下蹲	G_1	27.892	61.42	1.315	0.688
引体向上	G_2	23.475	56.83	0.174	0.088
俯卧撑	G_3	18.924	45.13	−1.001	−1.441
仰卧起坐	G_4	20.913	61.25	−0.488	0.665

5. 某部门调查了 27 名沥青工、焦炉工的年龄、工龄、吸烟情况，检测了血清 P_{21}、P_{53}、外周血淋巴细胞 SCE、染色体畸变数、染色体畸变细胞数等，其中 P_{21} 倍数=P_{21} 检测值/对照组 P_{21} 均数，见表 7-6。某部门希望根据调查的数据，试将被调查的 27 名工人进行归类，筛选出其中的癌症高危人群（孙振球，2010）。

表 7-6　沥青工、焦炉工生物标志物检测结果

工人编号	年龄/岁	工龄/年	吸烟情况/（支/d）	血清 P_{21}	P_{21} 倍数	P_{53}	SCE	染色体畸变数	染色体畸变细胞数
1	46	25	5	2138	1.68	0.35	8.11	4	4
2	35	12	20	3510	2.76	1.43	6.84	3	3
3	52	25	20	2784	2.19	0.54	4.11	3	3
4	32	7	20	2451	1.93	0.47	11.45	9	6
5	38	22	0	3247	2.56	0.80	11.68	5	5
6	51	31	30	3710	2.92	0.37	11.60	2	2
7	40	9	10	3194	2.51	0.40	11.40	5	5
8	34	17	20	4658	3.67	0.46	11.35	3	3
9	50	29	0	5019	3.95	0.47	13.45	10	8
10	42	20	20	7482	5.89	0.12	13.11	0	0
11	57	30	15	3800	2.99	0.19	10.76	2	2
12	36	15	20	2478	1.95	0.25	10.00	0	0
13	37	12	0	3827	3.01	0.82	10.50	4	4
14	52	32	0	2984	2.35	0.16	11.15	3	3
15	52	32	10	3749	2.95	0.72	11.45	11	10
16	42	27	30	4941	3.89	0.73	13.80	7	6
17	44	27	20	3948	3.11	0.33	13.65	16	14
18	40	21	5	3360	2.64	0.37	11.40	0	0
19	38	21	5	2936	2.31	0.69	11.40	1	1
20	44	27	20	6851	5.39	0.99	12.28	7	6

续表

工人编号	年龄/岁	工龄/年	吸烟情况/（支/d）	血清P_{21}	P_{21}倍数	P_{53}	SCE	染色体畸变数	染色体畸变细胞数
21	43	27	0	3926	3.09	0.47	11.95	0	0
22	26	10	3	4381	3.45	0.52	11.80	7	5
23	37	18	20	7142	5.62	0.85	11.81	5	5
24	28	9	20	2612	2.06	0.37	11.65	1	1
25	25	9	30	2638	2.08	0.78	12.25	1	1
26	34	14	20	4322	3.40	0.41	15.00	5	5
27	50	32	20	2862	2.25	0.69	8.80	2	2

（王 斌）

第八章　主成分分析

在实际医学问题研究中，为了全面、系统地分析问题，常需要把各种影响因素（统计分析中常称为变量）尽可能全面地纳入分析。多变量大数据集无疑会为研究和应用提供丰富的信息，但会在一定程度上增加数据采集的工作量；更重要的是，由于每个变量都在不同程度上反映了所研究问题的某些信息，故在很多情形下，许多变量之间可能彼此相关，即变量反映的信息在一定程度上有重叠。这种情况下，如果直接将各变量纳入分析，往往会因为共线性问题而导致错误结论；而较好的做法是，先通过主成分分析（principal component analysis，PCA）进行变量约减，再以约减产生的新变量——主成分进行后续分析。主成分分析是一种使用广泛的数据降维算法，它可在损失很少信息的前提下，将一组存在相关性的众多原始变量，转换为少数几个互不相关的综合性变量，这些综合性变量即主成分；每个主成分都是原始变量的线性组合。

第一节　医学研究资料及其分析目的

一、医学研究背景及资料的格式

例 8-1　1999 年，WHO 将骨关节炎（osteoarthritis，OA）与心血管疾病及癌症并列为威胁人类健康的三大杀手，我国有超过 1.2 亿人遭受 OA 折磨。长期以来，在"轮胎磨损"学说的影响下，"以控制疼痛、试图减缓软骨退变为主"的 OA 治疗效果并不理想。为提高 OA 的临床疗效，某医院骨科丁医生通过临床观察发现，OA 在早期已存在不同程度的滑膜炎，且滑膜炎症伴随 OA 整个病程；结合文献研究，丁医生提出在 OA 的发生和进展过程中，炎症可能起到了重要作用的假说。为了解 OA 患者体内的炎症水平，并初步探索炎性因子与 OA 软骨损失等疾病严重程度间的关联，丁医生于 2017 年 5 月 1 日至 7 月 31 日，在当地招募了 101 名合格的 OA 患者作为研究对象（具体纳入标准和排除标准省略），知情同意后，采用统一、规范的方法（具体测量手段及定义省略）获取了每位研究对象的人口学资料（性别、年龄、职业等），疾病资料（病程、疼痛、软骨损失等），以及静脉血中的粒细胞-巨噬细胞集落刺激因子（GM-CSF）、白介素 1β（IL-1β）、白介素 2（IL-2）、白介素 4（IL-4）、白介素 6（IL-6）、白介素 8（IL-8）、白介素 10（IL-10）、白介素 12（IL-12）、白介素 17A（IL-17A）、白介素 17F

（IL-17F）、白介素 21（IL-21）、白介素 22（IL-22）、白介素 23（IL-23）等 13 个炎性相关因子的水平。

可将数据先整理到 Excel 表格中，见表 8-1，以便从 SPSS 软件数据编辑窗口中直接读出 Excel 数据文件。

表 8-1 101 位 OA 患者血清炎性相关因子数据演示（pg/mL）

编号	GM-CSF	IL-1β	IL-2	IL-4	IL-6	IL-8	IL-10	IL-12	IL-17A	IL-17F	IL-21	IL-22	IL-23
1	5.83	0.50	0.17	1.05	2.39	8.29	2.58	2.27	0.92	51.76	222.80	8.79	44.48
2	5.82	0.51	0.17	0.90	1.84	10.87	1.81	2.27	0.92	48.35	260.00	2.05	17.20
…	…	…	…	…	…	…	…	…	…	…	…	…	…
51	5.83	0.01	0.17	0.15	1.07	8.22	0.13	0.32	0.92	7.30	52.55	0.51	17.20
52	101.24	0.41	105.06	0.15	34.71	7.24	2.36	2.86	0.92	7.30	52.55	0.53	17.20
…	…	…	…	…	…	…	…	…	…	…	…	…	…
100	143.88	6.77	74.76	6.06	47.17	27.03	46.69	88.06	37.00	204.94	3324.40	93.82	793.71
101	26.21	2.15	7.17	2.44	8.12	12.05	35.54	14.99	10.85	110.97	1235.34	35.48	307.40

二、分 析 目 的

丁医生想分析 OA 患者体内的炎症水平，以及炎性因子与 OA 软骨损失等疾病严重程度间是否存在关联。但在运用多因素回归模型进行分析时发现，这些炎性因子之间存在较强的共线性；而且，现有的样本量（101）也不适宜同时分析如此多的变量（除 13 个炎性因子外，还有 4 个其他变量）。当前，丁医生首先需要解决的统计分析问题是，在保留较多信息的前提下，进行变量化简，消除共线性，为后续的多因素分析做准备。

第二节 主成分分析的应用

一、模型简介及应用条件

1. 主成分分析的基本思想 主成分分析是利用降维的思想，先通过正交变换将 p 个原始变量构建的 p 维特征（一个变量可看作一个维度）映射到新的 $k（k \leqslant p）$ 维上，形成全新的 k 维正交特征，这个 k 维就对应着 k 个主成分；然后根据实际需要，从中取出少数（如 m 个）主成分（能够反映原来变量的绝大多数信息）作为原始变量的代表，再进行后续分析。

2. 主成分与原变量关系的表达式 换一种角度去理解，可认为主成分分析是将原来众多的、具有一定相关性的 p 个变量（X_1，X_2，$\cdots$，X_p），重新组合成 k 个互不相关的综合变量（C_1，C_2，$\cdots$，C_k），每一个综合变量都是 p 个原始变量的线性组合；这里的综合变量就是主成分，理论上有多少个原始变量就可以转换形成多少个主成分，通常少数几个主成分就携带了原始变量的绝大多数信息。

假设有 n 个样本，每个样本都有 p 个变量，则可以构成一个 $n \times p$ 的数据矩阵：

$$X = \begin{bmatrix} X_{11} & X_{12} & \cdots & X_{1p} \\ X_{21} & X_{22} & \cdots & X_{2p} \\ \vdots & \vdots & & \vdots \\ X_{n1} & X_{n2} & \cdots & X_{np} \end{bmatrix} \tag{8-1}$$

对于表 8-1 所示的资料，可表示为 101×13 的数据矩阵：

$$X = \begin{bmatrix} 5.83 & 0.50 & \cdots & 44.48 \\ 5.82 & 0.52 & \cdots & 17.20 \\ \vdots & \vdots & & \vdots \\ 26.21 & 2.15 & \cdots & 307.40 \end{bmatrix}$$

设 C_1 表示原变量的第一个线性组合所形成的主成分，C_2 表示原变量的第二个线性组合所形成的主成分，依次类推，C_k 表示原变量的第 k 个线性组合所形成的主成分，则有

$$\begin{cases} C_1 = a_{11}X_1 + a_{12}X_2 + \cdots + a_{1p}X_p \\ C_2 = a_{21}X_1 + a_{22}X_2 + \cdots + a_{2p}X_p \\ \quad\quad\quad \cdots\cdots \\ C_k = a_{k1}X_1 + a_{k2}X_2 + \cdots + a_{kp}X_p \end{cases} \tag{8-2}$$

式中，a_{11}、a_{1p}、a_{k1} 等为主成分 C_i（$i=1, 2, \cdots, k$）关于原变量 X_j（$j=1, 2, \cdots, p$）的特征向量，即系数 a_{ij}（$i=1, 2, \cdots, k$；$j=1, 2, \cdots, p$）。

根据表 8-1 的资料，得出前两个主成分与 13 个原变量的关系为

$$C_1 = 0.755X_1 + 0.821X_2 + \cdots + 0.973X_{13}$$
$$C_2 = 0.615X_1 - 0.039X_2 + \cdots + -0.156X_{13}$$

每一个主成分所提取的信息量可用其方差进行度量，某个主成分的方差越大表示其包含的信息越多。每个主成分所携带的信息不一样，即在不同主成分间不重叠。值得注意的是，这 k 个主成分携带的信息量大小也不一样，第一主成分（C_1）携带的信息量最多，第二主成分（C_2）携带的信息量少于 C_1，依次类推，所以，通常靠前的少数几个主成分就能携带绝大多数的原始信息。

3. 分析步骤

（1）数据标准化处理：为了消除待分析各变量之间在量纲和数量级上的差别，

通常要对数据进行标准化处理，得到标准化矩阵（SPSS 软件自动执行）。

$$Z = \begin{bmatrix} z_{11} & z_{12} & \cdots & z_{1p} \\ z_{21} & z_{22} & \cdots & z_{2p} \\ \vdots & \vdots & & \vdots \\ z_{n1} & z_{n2} & \cdots & z_{np} \end{bmatrix} \tag{8-3}$$

（2）判断变量间的相关性：根据标准化矩阵建立的协方差矩阵就是其相关系数矩阵，即

$$R = \begin{bmatrix} r_{11} & r_{12} & \cdots & r_{1p} \\ r_{21} & r_{22} & \cdots & r_{2p} \\ \vdots & \vdots & & \vdots \\ r_{p1} & r_{p2} & \cdots & r_{pp} \end{bmatrix} \tag{8-4}$$

相关系数矩阵可以全面反映标准化后数据之间的相关程度。软件分析时常采用 KMO（Kaiser-Meyer-Olkin）检验分析比较变量间的相关性，KMO 值介于 0 和 1 之间，其值越接近于 1，提示变量间的相关性越强，原变量越适宜做主成分分析；相反，KMO 值越接近于 0，提示变量间的相关性越弱，原变量越不适宜做主成分分析。常用的 KMO 值度量标准：0.9 以上表示非常适合，0.8 以上表示适合，0.7 以上表示一般，0.6 以上表示不太适合，0.5 以下表示极不适合。医学研究中，由于影响因素的多样性和复杂性，一般 KMO 值不低于 0.6 都认为适宜做主成分分析。

巴特利特球形检验（Bartlett's test of sphericity）也常用于数据间相关程度的检验，该检验以变量的相关系数矩阵为出发点，其无效假设为"相关系数矩阵是一个单位阵"，即相关系数矩阵对角线上的所有元素都是 1，所有非对角线上的元素都为零。当检验结果拒绝无效假设时，提示数据间存在相关性，适宜做主成分分析。

对表 8-1 的资料进行 KMO 检验，得到的 KMO 值为 0.811；做巴特利特球形检验，结果 $P < 0.001$；提示该资料适宜做主成分分析。

（3）求特征根及特征向量：根据相关系数矩阵，就可以进一步求出相关系数矩阵相应的特征根（λ_i）和相应的正交化单位特征向量（α_i）。特征根就是主成分对应的方差，它在某种程度上可看作是反映主成分影响力度大小的指标，特征根越大说明相应的主成分反映综合信息的能力越强。每一个主成分的组合系数就是相应特征根所对应的单位特征向量。软件分析时都会给出各主成分的特征根，而不会直接给出特征向量，因为软件中是借因子分析的模块进行主成分分析的，给出的是因子载荷大小，但可以通过因子载荷大小间接计算特征向量。

对于表 8-1 的资料，共计算得到 13 个特征根，其中大于 1 的两个，分别为 9.996 和 2.029；其他的 11 个均不足 0.6，最后的 6 个不足 0.01。特征根大于 1 的两个主

成分对应的因子载荷分别为 0.755、0.821、0.854、0.972、0.975、0.970、0.600、0.347、0.971、0.957、0.979、0.970、0.973 和 0.615、−0.039、−0.139、−0.105、−0.142、−0.131、0.783、0.924、−0.152、−0.150、−0.151、−0.150、−0.156。

（4）选取主成分：主成分个数选取原则为主成分特征根值大于 1 的前 k 个主成分。如果特征根小于 1，说明该主成分的解释力度还不如直接引入一个原变量的平均解释力度，所以，一般以特征根大于 1 作为主成分的选取标准。同时，也要考虑累计贡献率的大小，前 m 个主成分的累计贡献率 $G(m)$ 的计算公式为

$$G(m) = \sum_{i=1}^{m} \lambda_i / \sum_{k=1}^{p} \lambda_k \qquad (8\text{-}5)$$

累计贡献率就是拟选取的前几个主成分对应的特征根之和在所有特征根之和中所占的百分比；一般的累计贡献率达 85% 以上为佳。

对于表 8-1 的资料，分析结果显示，有两个主成分的特征根大于 1，这两个主成分的累计贡献率达到 92.5%。可见对于该资料，选取两个主成分非常合适。

（5）计算主成分得分：根据公式（8-2）可算得每个主成分的得分。实际上只需计算选取的少数几个主成分的得分。采用软件分析时，可利用参数设置令软件自动算出因子得分，再间接换算成主成分的得分并作为新变量存入数据集中。

对于表 8-1 的资料，可以在软件分析时计算并在数据集中保持前两个主成分的得分。

二、SPSS 软件实现的主要路径和分析结果

对表 8-1 中的 13 个炎性因子进行主成分分析。

（一）主要路径

主成分分析方法在 SPSS 软件中的路径为 Analyze→Dimension Reduction→Factor，打开对话框后，将拟分析的 13 个自变量放入 Variables 变量栏中，单击 Descriptives 按钮，在所打开的对话框中选择 Initial solution 选项和 KMO and Bartlett's test of sphericity 选项，单击 Continue 按钮返回主对话框；单击 Extraction 按钮，在所打开的对话框中的 Method 下选择 Principle component，Analyze 下选择 Correlation matrix 选项，Display 下选择 Unrotated factor solution 和 Scree plot 选项，Extract 下设置 Eigenvalues greater than 1，单击 Continue 按钮返回主对话框；单击 Scores 按钮，在所打开的对话框中选择 Save as variables 选项，Method 下选择 Regression，单击 Continue 按钮返回主对话框；单击 OK 按钮，即可运行。

（二）分析结果

以下是 SPSS 软件分析结果的原始形式（图 8-1～图 8-5）：

Kaiser-Meyer-Olkin Measure of Sampling Adequacy.		0.811
Bartlett's Test of Sphericity	Approx. Chi-Square	4237.261
	df	78
	Sig.	0.000

图 8-1　KMO 和 Bartlett 检验

	Initial	Extraction
BL_GM-CSF	1.000	0.947
BL_IL-1beta	1.000	0.676
BL_IL-2	1.000	0.748
BL_IL-4	1.000	0.956
BL_IL-6	1.000	0.971
BL_IL-8	1.000	0.958
BL_IL-10	1.000	0.974
BL_IL-12	1.000	0.974
BL_IL-17A	1.000	0.966
BL_IL-17	1.000	0.938
BL_IL-21	1.000	0.982
BL_IL-22	1.000	0.964
BL_IL-23	1.000	0.971

Extraction Method: Principal Component Analysis.

图 8-2　相关系数矩阵

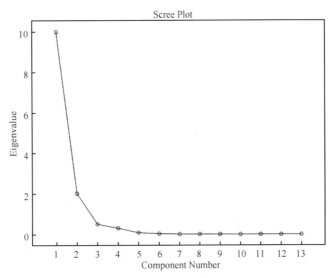

图 8-3　例 8-1 资料相关矩阵特征根图

Component	Initial Eigenvalues			Extraction Sums of Squared Loadings		
	Total	% of Variance	Cumulative %	Total	% of Variance	Cumulative %
1	9.996	76.892	76.892	9.996	76.892	76.892
2	2.029	15.610	92.502	2.029	15.610	92.502
3	0.508	3.911	96.413			
4	0.309	2.378	98.791			
5	0.085	0.651	99.442			
6	0.036	0.276	99.718			
7	0.014	0.108	99.825			
8	0.009	0.070	99.896			
9	0.006	0.044	99.940			
10	0.004	0.029	99.969			
11	0.002	0.018	99.987			
12	0.001	0.009	99.996			
13	0.001	0.004	100.000			

Extraction Method: Principal Component Analysis.

图 8-4　例 8-1 主成分分析结果

	Component[a]	
	1	2
BL_GM-CSF	0.755	0.615
BL_IL-1beta	0.821	−0.039
BL_IL-2	0.854	−0.139
BL_IL-4	0.972	−0.105
BL_IL-6	0.975	−0.142
BL_IL-8	0.970	−0.131
BL_IL-10	0.600	0.783
BL_IL-12	0.347	0.924
BL_IL-17A	0.971	−0.152
BL_IL-17	0.957	−0.150
BL_IL-21	0.979	−0.151
BL_IL-22	0.970	−0.150
BL_IL-23	0.973	−0.156

Extraction Method: Principal Component Analysis.

a. 2 components extracted.

图 8-5　因子载荷矩阵

三、分析结果在学术论文中的整理及表述

SPSS 软件的原始分析结果表格不宜直接复制粘贴到学术论文中，放在学术论

文中呈现时需要进行整理、提炼。

主成分分析主要用于数据降维和约减，就表 8-1 的分析结果，在学术论文中可撰写如下：

"101 例 OA 患者血清炎性因子的主成分分析结果显示，KMO 值为 0.811，Bartlett 球形度检验，近似卡方值为 4237.261，$P<0.001$，提示这 13 个炎性因子数据适宜采用主成分分析进行降维；以特征根大于 1 为标准，选取的前两个主成分的累计方差贡献率达 92.502%；第一主成分主要表征促炎性因子，第二主成分主要表征抗炎性因子。主要分析结果见表 8-2。"

表 8-2　101 例 OA 患者血清炎性因子的主成分分析结果

因子	第一主成分	第二主成分
BL_GM-CSF	0.755	0.615
BL_IL-1beta	0.821	−0.039
BL_IL-2	0.854	−0.139
BL_IL-4	0.972	−0.105
BL_IL-6	0.975	−0.142
BL_IL-8	0.97	−0.131
BL_IL-10	0.6	0.783
BL_IL-12	0.347	0.924
BL_IL-17A	0.971	−0.152
BL_IL-17F	0.957	−0.15
BL_IL-21	0.979	−0.151
BL_IL-22	0.97	−0.15
BL_IL-23	0.973	−0.156
特征根	9.996	2.029
方差贡献率/%	76.892	15.61
累计方差贡献率/%	76.892	92.502

对于统计分析结果，撰写在医学科研学术论文中时既要简明扼要，也要表述清晰、完整、规范，并结合专业知识进行合理解释，以便于读者阅读。

例 8-2　某学者一直对成人肺活量的影响因素感兴趣，特别是不同疾病状态下肺活量与性别、体型、运动等的关联。表 8-3 是该学者收集到的部分某病女性患者的肺活量和四个形体指标测量结果，试分析该病女患者的肺活量与形体指标间的关联。

表 8-3　66 位女性某病患者的肺活量及四个形体数据演示

编号	肺活量/L	身高/cm	体重/kg	胸围/cm	肩宽/cm
1	1.90	155.00	43.30	78.10	31.00
2	2.60	155.00	48.90	78.00	31.20
...	...	...	...	...	...
31	2.70	155.00	48.90	78.10	31.00
32	2.80	156.00	48.80	79.80	30.50
...	...	...	...	...	...
65	2.90	160.00	45.30	82.00	30.00
66	2.10	155.00	43.30	78.10	31.00

本例常规思路是采用多因素线性回归进行分析，分析身高、体重、胸围和肩宽对肺活量的影响或贡献。通过相关分析发现，身高、体重、胸围和肩宽四个变量彼此间的相关性较强，故考虑先采用主成分分析产生新的变量（主成分），再以主成分为自变量进行线性回归分析。

66 例某病女性患者的四个形体指标做主成分分析，结果显示 KMO 值为 0.707，Bartlett 球形度检验，近似卡方值为 81.235，$P < 0.001$，提示这 4 个形体数据适宜采用主成分分析进行降维；结合特征根和累计方差贡献率选取前两个主成分，其累计方差贡献率为 78.944%。以此两个主成分为自变量，以肺活量为因变量进行的线性回归分析结果显示，第一主成分与肺活量存在统计学关联，其每增加一个标准差，肺活量平均增加 0.216L。

第三节　应用注意事项

就表 8-1 的资料，丁医生完成了主成分分析，并整理到学术论文中。之后经过思考，他又提出一些疑问。

（1）如果不把这些炎性因子同时纳入分析，而是逐个纳入分析，是不是可以有效避免共线性的影响？

（2）如果先进行单因素分析，然后将有统计学意义的变量同时纳入多因素回归模型，是否妥当？

（3）如果不进行变量约减，而是直接去掉一些从专业角度看比较不重要的变量，是否妥当？

针对丁医生的疑惑，统计专业人士给出如下建议：

对于问题（1）：在寻求某种结局变量的影响因素时，如果把众多的可能影响因子逐个纳入分析，即采用多次单因素分析，这样确实不存在共线性的问题，但由此得到的因素与结局变量（因变量）的效应关系可能不准确甚至是错误的，特别是当解释变量（自变量）间存在较强的相关性时。由于自变量之间存在相互关联，所以进行单因素分析时，自变量对因变量的影响反映的不再单纯是它本身的作用，而是包含了该变量自身作用以及其他变量的混杂作用之后，呈现出来的一个综合的结果。而采用多因素分析，得出的某自变量与因变量的效应是调整了其他混杂因素影响后的，效应的真实性更加可靠。当然，采用多因素分析某因变量与某些因素的关联性也是有前提条件的，即要求各自变量间相互独立。就表 8-1 的数据而言，因各自变量（13 个炎性因子）间存在较大的相关性，是不宜直接作为自变量纳入多因素模型来分析其与因变量（OA 软骨损失）的关联性的；可以采取本章介绍的主成分分析法进行降维，然后以降维后产生的两个主成分作为新的自变量，再与因变量进行适当的多因素分析。

对于问题（2）：先进行单因素分析，然后将有统计学意义的变量同时纳入多因素回归模型；这是常规的分析套路，一般来说多因素的分析结果会更为可靠，同时比较单因素和多因素分析结果的一致性对于发现和解释影响因素可能更有益。但这样分析，有时也会漏掉一些单因素分析时未显示有统计学意义但多因素分析时却显示有统计学意义的变量。诚然，就表 8-1 的资料而言，采用先单因素分析再多因素分析是不妥当的，原因主要还是自变量间存在较强相关性的问题。

对于问题（3）：直接去掉一些从专业角度看比较次要的变量，仅对比较重要的变量进行分析，从专业角度看似乎是合理的，但前提是保留的重要变量间是相互独立的或相关性较弱。就表 8-1 的资料而言，这种方法并不合适，因为各变量间的相关性都比较强。同时，还应考虑到，这种舍弃部分变量的分析可能会因为数据信息利用不全而产生错误结论。

可见，当要分析的多个自变量间存在较强的相关性时，如果直接纳入多因素模型分析它们与因变量的关联性，常会出现比较明显的共线性，导致效应估计（如回归系数）失真；若仅进行单因素分析，或仅把单因素分析有统计学意义的变量纳入多因素分析，或舍弃一些变量后再进行分析，都不是合适的统计处理方法。此时，主成分分析是一种比较理想的处理手段，它只是因变量与多个有较强相关性自变量间关联性分析的中间处理过程，并不能回答某因素或某些因素与因变量的关联强度问题。

例 8-2 中，以主成分为自变量进行回归分析的结果不便于解释。如果要解释原变量对肺活量的影响，可以在上述分析后，借助特征向量将原变量回代至基于主成分为自变量的回归方程。感兴趣的读者请参阅相关专著。

思考与练习

1. 简述主成分分析的基本思想。

2. 主成分分析的应用条件是什么？

3. 简述主成分分析中累计贡献率的含义。

4. 简述主成分选取的主要依据。

5. 案例解释：下面是某地方斑东风螺养殖环境因子的主成分分析相关结果，试对此结果进行简要分析。

KMO 值为 0.543，Bartlett 球形度检验，近似卡方值为 143.975，$P < 0.01$；特征根大于 1 的主成分有 5 个，其因子载荷矩阵和方差贡献率等见表 8-4。

表 8-4　方斑东风螺养殖系统环境要素的主成分分析结果

因子	主成分				
	1	2	3	4	5
水体总细菌/（cells/mL）	0.929	0.156	−0.147	−0.016	0.061
水体异养菌/（CFU/mL）	0.858	−0.109	−0.049	0.364	−0.040
水体弧菌/（CFU/mL）	0.691	0.342	0.062	0.188	0.230
溶解氧/（mg/L）	−0.658	0.599	0.073	−0.008	−0.189
温度/℃	−0.218	−0.866	0.090	−0.076	0.050
底沙弧菌/（CFU/g）	−0.023	0.731	−0.327	0.151	0.479
氨氮/（μg/L）	0.542	0.084	0.727	−0.153	−0.074
pH	0.117	0.115	−0.726	−0.169	0.185
亚硝酸盐氮/(μg/L)	−0.313	−0.200	0.630	−0.230	0.150
总磷/（μg/g）	0.105	−0.045	0.054	0.864	0.030
盐度/ppt	0.159	0.043	−0.156	0.745	0.174
底沙异养菌/（CFU/g）	0.002	0.218	−0.271	−0.028	0.847
总氮/（μg/g）	0.244	−0.237	0.213	0.257	0.700
特征值	3.681	2.561	1.408	1.327	1.199
方差贡献率/%	28.318	19.700	10.831	10.205	9.224
累计方差贡献率/%	28.318	48.018	58.848	69.053	78.277

（朱继民）

第九章 因子分析

因子分析（factor analysis）是 20 世纪初由 Charles Spearman 在进行关于智力测验的统计分析时首次提出的。随着近些年计算机技术应用的不断进步，因子分析的方法已经广泛应用于科学研究的各个领域。

因子分析也是研究如何用多个指标（因素）来描述研究单位（个体）的统计分析方法，同时这些指标（因素）之间存在错综复杂的关系（相关性）。在实际工作中，研究人员需要从众多的可直接测量的指标中归纳出少数几个不能直接测量的公因子，探讨这些可观测且有相关性的指标是如何受那几个少数不可直接测量的独立公因子支配的。这个寻找独立公因子的过程就是因子分析。由此可见，此方法也可以看作是第八章主成分分析的推广和扩展，但是出发点和主成分分析有所不同：主成分分析是寻找出反映多个指标的独立综合指标，主成分个数小于或等于原指标个数，只是一般仅取前面少数几个主成分作为综合指标；因子分析是要寻找出能够解释多个可观测指标的隐性独立公因子，公因子个数一定少于原指标个数。

因子分析可以分为探索性因子分析（exploratory factor analysis）和验证性因子分析（confirmatory factor analysis）两种。探索性因子分析一般假定研究者对指标的内在结构以及隐含的潜在因子一无所知，分析结果完全依赖于已知数据；验证性因子分析则需要研究者根据已有的经验或其他信息来判定潜在因子数目。

第一节 医学研究资料及其分析目的

一、医学研究背景及资料的格式

例 9-1 在医院信息科工作的小刘每天可以接触到医院各部门报上来的大量数据，其中就包括了每位患者在住院期间的各项费用，作为医学统计学专业出身的她对数据有着不一般的敏感。在经过领导同意后，她通过信息系统调出了本医院各手术科室在一年内的手术患者的各项费用，经过筛选，她选定了 9 个费用指标，分别是：MRI 与 CT 费用、放射费、护理费、检验费、手术麻醉费、特殊材料费、西药费、诊疗费和中成药费。她将这 9 个指标首先整理到 Excel 表格中，规范格式见表 9-1，通过 SPSS 软件直接读取 Excel 文件的数据。

表 9-1 某医院手术患者各项费用数据演示(元)

编号	MRI/CT	放射费	护理费	检验费	手术麻醉费	特殊材料费	西药费	诊疗费	中成药费
1	1416	310	878	4811	4665	22 297	52 251	343	184
2	1137	190	495	3561	2750	7131	23 627	182	4438
…	…	…	…	…	…	…	…	…	…
3649	0	0	36	2066	0	145	2061	0	0
3650	0	0	51	694	0	182	3045	0	0
3651	0	0	1479	4342	5560	12 164	17 443	0	598

例 9-2 某医师测得某地区 16 岁男孩的身高、坐高、体重、胸围、肩宽和骨盆宽六个指标的数据见表 9-2，试作因子分析。

表 9-2 某地区 16 岁男孩身体形态学指标

编号	身高/cm	坐高/cm	体重/kg	胸围/cm	肩宽/cm	骨盆宽/cm
1	165.13	88.76	51.60	78.31	35.39	25.96
2	164.83	89.87	53.32	83.04	37.24	26.52
3	164.58	88.15	51.38	80.49	36.05	26.27
…	…	…	…	…	…	…
25	157.23	83.90	46.90	78.59	34.73	25.57
26	157.05	84.55	46.54	78.61	35.20	25.96
27	153.13	81.63	43.40	77.42	33.82	24.62

资料来源：孙振球.2004. 医学统计学. 北京：人民卫生出版社。

二、分 析 目 的

小刘对手术患者各项费用的主要分析目的是：

（1）这些费用指标之间是否存在相关性？同时，是否存在对这种相关性起支配作用的潜在因素？

（2）如果存在潜在因素，那么如何寻找它们？

（3）这些潜在因素是如何对原始指标起支配作用的？

第二节　因子分析的应用

一、模型简介及应用条件

（一）模型简介

因子分析通过研究多个指标之间的相关系数矩阵（或协方差矩阵）的内部依

赖关系，将原始指标进行分解，从中归纳出潜在的"类别"，相关性较强的指标归为一类，不同类间的相关性较低或相互独立，每一类别即代表一个独立的"公因子"。这些公因子都是不能直接测量的，所有的原始指标都可以表示为公因子的线性组合。由于公因子数目一定小于原始指标个数，所以因子分析也是属于降维方法的一种。假设有 n 个样本，p 个指标，$X = (x_1, x_2, \cdots, x_p)^{\mathrm{T}}$ 为随机变量指标，要寻找的公因子为 $F = (F_1, F_2, \cdots, F_m)^{\mathrm{T}}$，$m < p$，则因子模型为

$$X_1 = a_{11}F_1 + a_{12}F_2 + \cdots + a_{1m}F_m + \varepsilon_1$$
$$X_2 = a_{21}F_1 + a_{22}F_2 + \cdots + a_{2m}F_m + \varepsilon_2$$
$$\vdots$$
$$X_p = a_{p1}F_1 + a_{p2}F_2 + \cdots + a_{pm}F_m + \varepsilon_p \tag{9-1}$$

矩阵 $A = (a_{ij})$ 称为因子载荷矩阵，a_{ij} 为因子载荷（loading），ε_i 为特殊因子，实际分析时可以忽略。

（二）应用条件

（1）样本量不能太小。因子分析的任务是研究指标间的内在关系，因此要求样本量要充足，一般而言样本量应该至少是指标数的 5 倍，最好是在 10 倍以上。除了这个比例关系以外，样本总量也不能太少，一般要求在 100 例以上。从本质上来说，因子分析是基于相关系数矩阵进行的，因此只要相关系数是稳定和可靠的，则不必苛求太多的样本量。因子分析是否成功，关键在于原始的协方差结构的可解释性。当指标之间的相关性均较小时，即使扩大样本也没有作用。

（2）各指标间应该具有相关性。如果指标间相互独立，则无法提取公因子，也就无须进行因子分析，此要求可以通过 Bartlett 球形检验来判断。如果指标之间的相关系数矩阵是单位矩阵，则指标间相互独立，不能进行因子分析。

（3）KMO 检验。此检验用于考察指标之间的偏相关性，取值在 0～1。它越接近 1，变量之间的偏相关性越强，因子分析效果越好。一般来说，KMO 统计量在 0.7 以上时因子分析效果比较好，而它在 0.5 以下时则不适合应用因子分析法。

（4）公因子应具有专业实际意义，即可以解释。

二、公共度与因子载荷的意义

1. 公共度（communality） 也称为公因子方差，记作 h_i^2，它表示全体公因子对原始指标的影响，也称为"共性方差"。当 $h_i^2 = 1$ 时，说明指标 X_i 只由公因子的线性组合来表示，而与特殊因子无关。而当 h_i^2 接近 0 时，说明指标 X_i 不受公因子影响。因此，公共度指标 h_i^2 反映了原始指标 X_i 对所有公因子的依赖程度。

2. 因子载荷　a_{ij} 实际就是指标 X_i 与公因子 F_j 的相关系数，反映了二者之间的关联性密切程度，同时也体现了原始指标 X_i 的信息在公因子 F_j 上的反映，因此也称为因子载荷。矩阵 $A = (a_{ij})$ 称为因子载荷矩阵。

三、因子提取的方法

在因子分析中，公因子提取的常见方法有：主成分法、主因子法、极大似然法和迭代主因子法。其中最常用的是主成分法，这是因为在利用主因子法或者极大似然法提取公因子时，特征根可能为负值，因此累计贡献率可能高于 100%，或公因子方差大于或等于 1，这种现象称为 Heywood 现象，会给结果解释带来困难。因此，利用主成分法进行因子分析提取的原则与主成分分析基本相同，但是重点在对所提取出的公因子的解释，而不是简单的信息汇总提取。

四、因子个数的确定策略

因子分析中主因子个数的确定可以考虑下面几个原则：

（1）同主成分分析一样，一般认为提取因子的个数应该使累计贡献率达到 80% 以上。

（2）另外也要考虑特征根的大小，由于特征根可以看成表示因子影响力大小的指标，一般选用特征根大于 1 作为标准。

（3）综合判断：大量研究表明，根据累计贡献率来确定主因子个数往往较多，而用特征根大于 1 来确定往往累计贡献率又偏低，尤其是在面对等级数据较多的量表研究中。此时应该将二者结合起来，综合判定，以能够达到对公因子的最优解释为准，如果有实际意义，即使贡献度较小也要考虑保留；而如果找不到合理的解释，即使特征根大于 1，也要将它删除，当然还有后续的因子旋转可以采用。因此可以说因子数目的选择更多依赖于具体问题而不仅仅是统计学。

五、因子旋转的方法与意义

因子分析的目的不仅仅是得到少数几个公因子，更重要的是弄清楚各公因子的专业意义和合理的解释。在很多情况下，因子分析所得到的各公因子的典型代表指标并不明显，也就是说公因子的意义并不明确，此时因子分析的结果不好。

要解决这个问题，就需要进行因子旋转（rotation）。通过因子旋转，研究者希望每个指标只在一个因子上有较大的负荷，而在其他因子上的负荷比较小。

常用的因子旋转方法有方差最大旋转（varimax rotation），该方法通过旋转使得每一个公因子上因子载荷的平方向 0 和 1 两极分化，造成尽可能大的差异，使得各公因子尽可能支配不同的原始指标，从而使各公因子具有较为清晰的专业意义。方差最大旋转法属于正交旋转的一种，其余的正交旋转还有四次方最大旋转（quartimax rotation）、均方最大旋转（equamax rotation）等。正交旋转的优良性质：①保持各指标的共性方差不变；②旋转后所得的公因子保持互不相关。

　　除了正交旋转，还有一类方法是斜交旋转。斜交旋转不保证各公因子间的互不相关性，且对因子载荷的解释要更加复杂，但是在加大因子载荷平方的差别上，效果要比一般的正交旋转好，其缺点主要在于斜交旋转太容易受到研究者主观意愿的左右，所以一般建议采用默认的正交旋转。

六、因　子　得　分

　　通过前面的因子模型结构表达式，可以将各指标表示为公因子的线性形式，但是有时候也需要将公因子表示为各原始指标的线性形式，这就是因子得分。在因子分析中，具体的主因子计算不一定是主成分法，因此也不能像主成分分析那样直接从因子载荷矩阵得到公因子的表达式，只能采用估计的方法。最常用的是回归法，其余的还有 Bartlett 法和 Anderson-Rubin 估计法。因子得分可以用于模型诊断，也可以用于下一步分析。

七、SPSS 软件实现的路径及分析结果

（一）主要路径

　　以例 9-1 为例，因子分析在 SPSS 软件中的路径为 Analyze→Dimension Reduction→Factor，打开对话框后，将左侧框中的 9 个指标全部移入右侧的 Variables 框中；单击 Descriptives 按钮，在打开的对话框中勾选 Coefficients（可以观察各指标间的相关系数）和 KMO and Bartlett's test of sphericity（判断是否适合做因子分析），单击 Continue 按钮返回；然后单击 Extraction 按钮，在打开的对话框中，Method 默认 Principal components（因子提取默认主成分法），Analyze 默认 Correlation matrix（采用相关系数矩阵来进行分析），Extract 默认 Based on Eigenvalue，Eigenvalue greater than 1（提取特征根大于 1 的主成分），单击 Continue 按钮返回；继续单击 Rotation 按钮，Method 改为 Varimax（采用方差最大旋转），单击 Continue 按钮返回；继续单击 Scores 按钮，勾选 Save as variables（将因子得分保存在原始数据中），单击 Continue 按钮返回；继续单击 Options 按钮，勾选 Sorted by size（对因子载荷系数进行从大到小的排列）和 Suppress small coefficients

（默认绝对值小于 0.1 的系数不显示），单击 Continue 按钮返回；最后单击 OK 按钮即可运行得到结果。

（二）分析结果

以下是 SPSS 软件分析结果的原始格式（图 9-1～图 9-8）：

		MRI、CT	放射费	护理费	检验费	手术麻醉费	特殊材料费
Correlation	MRI、CT	1.000	0.794	−0.192	−0.059	−0.130	−0.010
	放射费	0.794	1.000	−0.184	−0.076	−0.119	0.008
	护理费	−0.192	−0.184	1.000	0.402	0.611	0.314
	检验费	−0.059	−0.076	0.402	1.000	0.429	0.373
	手术麻醉费	−0.130	−0.119	0.611	0.429	1.000	0.705
	特殊材料费	−0.010	0.008	0.314	0.373	0.705	1.000
	西药费	0.235	0.272	0.049	0.386	0.303	0.448
	诊疗费	0.807	0.830	−0.152	−0.075	−0.125	0.011
	中成药	0.085	0.112	−0.094	0.024	0.018	0.133

图 9-1　相关系数（第一部分）

		西药费	诊疗费	中成药
Correlation	MRI、CT	0.235	0.807	0.085
	放射费	0.272	0.830	0.112
	护理费	0.049	−0.152	−0.094
	检验费	0.386	−0.075	0.024
	手术麻醉费	0.303	−0.125	0.018
	特殊材料费	0.448	0.011	0.133
	西药费	1.000	0.294	0.337
	诊疗费	0.294	1.000	0.140
	中成药	0.337	0.140	1.000

图 9-2　相关系数（第二部分）

图 9-1、图 9-2 为各指标之间的相关系数表，可见有些指标之间的相关性还是比较高的，至于是否适合做因子分析，看下面 KMO 的结果（图 9-3）。

Kaiser-Meyer-Olkin Measure of Sampling Adequacy.		0.717
Bartlett's Test of Sphericity	Approx. Chi-Square	16 501.344
	df	36
	Sig.	0.000

图 9-3　KMO 和 Bartlett 检验

可见，KMO 统计量为 0.717＞0.7，同时 Bartlett 球形检验的 $P<0.001$，说明本例数据指标间有较强的相关性，适合做因子分析。

图9-4中的公因子方差表示各指标的原始信息被所提取的公因子反映的程度，整体来看数值都较大，唯独"检验费"提取的信息量不足一半。

	Initial	Extraction
MRI、CT	1.000	0.856
放射费	1.000	0.871
护理费	1.000	0.658
检验费	1.000	0.488
手术麻醉费	1.000	0.793
特殊材料费	1.000	0.667
西药费	1.000	0.699
诊疗费	1.000	0.880
中成药	1.000	0.758

Extraction Method: Principal Component Analysis.

图 9-4 公因子方差

图 9-5 和图 9-6 给出了各公因子的初始特征值、各自提取的方差比例以及累计方差比例，按照从大到小的顺序排列，同时给了方差旋转前、后三个特征值大于 1 的公因子提取的平方和、百分比以及累计百分比。可以看出，方差旋转仅改变了三个百分比的分布，总和是不变的，仍为 74.115%，略低于 80%。

Component	Initial Eigenvalues			Extraction Sums of Squared Loadings	
	Total	% of Variance	Cumulative %	Total	% of Variance
1	2.898	32.202	32.202	2.898	32.202
2	2.637	29.294	61.497	2.637	29.294
3	1.136	12.618	74.115	1.136	12.618
4	0.718	7.976	82.091		
5	0.651	7.235	89.326		
6	0.384	4.262	93.588		
7	0.214	2.382	95.971		
8	0.202	2.242	98.213		
9	0.161	1.787	100.000		

图 9-5 各公因子的初始特征值、方差比例、累计方差比例（第一部分）

Component	Extraction Sums of Squared Loadings	Rotation Sums of Squared Loadings		
	Cumulative %	Total	% of Variance	Cumulative %
1	32.202	2.701	30.006	30.006
2	61.497	2.600	28.888	58.894
3	74.115	1.370	15.221	74.115
4				
5				
6				
7				
8				
9				

Extraction Method: Principal Component Analysis.

图 9-6　各公因子初始特征值、方差比例、累计方差比例（第二部分）

图 9-7 为旋转前的因子载荷矩阵，为了便于阅读，对系数进行了从大到小的重排，可以看出"护理费"对应的公因子并不明确，且中成药和西药费应该都是药品费用但是并不对应同一个公因子，因此要看因子旋转后的结果。

	Component[a]		
	1	2	3
诊疗费	0.857	0.337	−0.177
放射费	0.855	0.321	−0.193
MRI、CT	0.847	0.298	−0.225
护理费	−0.505	0.478	−0.418
特殊材料费	−0.264	0.770	
手术麻醉费	−0.471	0.736	−0.173
西药费	0.176	0.719	0.389
检验费	−0.321	0.618	
中成药	0.181	0.266	0.809

Extraction Method: Principal Component Analysis.

a. 3 components extracted.

图 9-7　旋转前的因子载荷矩阵

图 9-8 为旋转后的因子载荷矩阵，采用了方差最大旋转法，按照系数大小进行排序，较小的系数也没有输出，结果更加清晰易懂。从中可以看出，第一个主因子在诊疗费，放射费和 MRI、CT 上有较大的载荷，可以命名为仪器设备费用因子；第二个主因子在手术麻醉费、特殊材料费、护理费和检验费上有较大的载荷，可以命名为辅助费用因子；第三个主因子在中成药和西药费上有较大载荷，

可以命名为药品费用因子。与未旋转前相比，旋转后各因子的意义更加明确合理，也有利于对数据的理解。

	Component[a]		
	1	2	3
诊疗费	0.931		0.101
放射费	0.928		
MRI、CT	0.922		
手术麻醉费		0.886	
特殊材料费		0.764	0.285
护理费	−0.140	0.739	−0.304
检验费		0.688	0.115
中成药			0.869
西药费	0.303	0.445	0.640

Extraction Method: Principal Component Analysis.

Rotation Method: Varimax with Kaiser Normalization.

a. Rotation converged in 4 iterations.

图 9-8　旋转后的因子载荷矩阵

因子分析结束后，在 SPSS 原始数据的 9 个指标后面增加了 3 个因子得分的指标，这 3 个公因子得分分别反映不同方面的费用，基于此结果可以进行下一步的分析，例如，对患者进行聚类分析等。

八、分析结果在学术论文中的整理及表述

统计软件作为数据分析的工具，其结果不能直接放在学术论文中，而是要求论文撰写人员根据自己的需求从软件结果中选取有必要呈现的结果，归纳整理后重新表述。

例 9-1 中，小刘根据 SPSS 软件分析的结果撰写了如下的统计结果报告：

"3651 例手术患者的 9 项费用指标之间存在相关性，KMO 统计量为 0.717，适合通过因子分析来探究各项费用背后的隐藏因素。采用主成分法提取公因子，根据特征根大于 1 的标准选取了三个公因子，所提取的信息占到原始指标信息总量的 74.115%，经过方差最大旋转后，三个公因子分别命名为仪器设备费用因子、辅助费用因子和药品费用因子。同时根据三者顺序可以看出，患者的费用主要是花在仪器设备方面，其次是检验、护理、手术麻醉和特殊材料方面，花在药品方面的费用最少。"

针对例 9-2 的因子分析结果如下：

"按照前述的 SPSS 软件分析流程，只提取了一个特征根大于 1 的主因子，总的信息提取比例为 69%，偏低。第二个特征根虽然小于 1，但是数值与 1 相差不大，可以考虑进一步纳入，将信息提取比例增加到 84.209%；同时由于只提取了一个公因子所以没有进行因子旋转。"

第三节   应用注意事项

小刘完成了对前述数据的因子分析，准备着手撰写相关论文，但是她自己感觉对结果还有一些不太满意的地方。

（1）在 SPSS 软件中，公因子的提取可以选择利用相关系数矩阵，也可以选择利用协方差矩阵，二者有什么差别？实际应用中如何选择？

（2）数据分析过程中因子旋转是否会导致结果相差较大，这是说明因子分析结果并不唯一吗？

（3）从理论上来说主成分分析与因子分析截然不同，但是为何能在分析中共用一个模块？二者到底是什么关系？

（4）本例数据分析中，不论是否对公因子进行旋转，"检验费"的信息提取比例都是最低的，不足 50%，如果想进一步提高该指标的信息提取比例，可否选择四个公因子？结果会如何？

小刘针对上述的一些问题，进一步查阅了相关文献并请教了统计学专家，对数据进一步分析后，得到了如下的解释和结果。

（1）针对问题 1，实际上在因子分析中，计算特征根时选择指标间的相关系数矩阵或者协方差矩阵都是可以的，软件默认相关系数矩阵的好处在于相关系数矩阵不会受到指标量纲的影响，而协方差矩阵受指标量纲影响较大。当指标量纲不同时，应该进行标准化，不过此过程在软件中会自动进行。排除了量纲影响以外，采用协方差矩阵或相关系数矩阵来计算的因子载荷差别不大，最终对因子的解释与方差贡献一般是相同的。

（2）针对问题 2，从数据分析过程可以看出，因子分析的结果并不唯一，它有以下三方面含义。

（A）对同一问题可以有不同的因子提取方法，如主成分法、主因子法、极大似然法等，只是一般常用主成分法。

（B）可以通过不同方法进行因子旋转以获得更加满意的结果解释，多种旋转方法各有优缺点，需要根据实际情形来选择。如果一次旋转的结果不够理想，还可以进行多次迭代旋转，直到满意为止。

（C）即使单用主成分法，不论旋转与否，在公因子个数的问题上也可以选择特征根大于 1 的结果或者选择自由设置因子个数的结果，将多个结果相互比较后最终要根据因子个数、因子解释的合理性等多方面进行综合判断，实际上这已经不再是统计的问题，而与具体专业领域内容有关。

（3）主成分分析与因子分析的关系。

（A）共同点：二者都属于在尽量保留原始指标信息的基础上降低指标维数，所以都属于降维的方法；同时因子分析的主成分法就是主成分分析的结果，二者在数学上可以相互换算和推导。

（B）区别：主成分分析中每个主成分都是原始指标的线性组合，它重在综合原始指标的信息，不存在特殊主成分的概念（相对因子分析中的特殊因子），并且得到的各个主成分都会进行进一步分析，如主成分回归等，所以主成分分析一般都是数据分析的中间过程。降维后继续分析，不一定要求主成分具有实际意义，同时主成分得分也是可以准确计算的。

因子分析中每个指标都是公因子与特殊因子的线性组合。一般情况下特殊因子都是存在的，公因子重在解释自身与各原始指标的关系，侧重于指标之间内在关系结构的研究，可以进行量表的结构效度评价。公因子与各指标的对应关系也是比较明确的，但是因子得分并不能准确计算，只能进行估计。另外，因子分析中可以对因子进行旋转，而主成分分析中一般不对主成分进行旋转。

（4）针对"检验费"信息提取比例偏低的问题，小刘试着采用了四个公因子的方案，结果如图9-9所示。

	Initial	Extraction
MRI、CT	1.000	0.856
放射费	1.000	0.873
护理费	1.000	0.672
检验费	1.000	0.904
手术麻醉费	1.000	0.881
特殊材料费	1.000	0.753
西药费	1.000	0.767
诊疗费	1.000	0.882
中成药	1.000	0.800

Extraction Method: Principal Component Analysis.

图9-9 主成分法公因子方差

由图9-9可见，此时"检验费"的信息提取比例很高，同时其他的指标整体信息提取比例也较高，说明信息提取比较充分了。

由图9-10可见，提取四个公因子后总体信息提取比例达到82%以上，第四个公因子对应的特征值为0.718，小于1，所以是否采用四因子方案还要继续看后面的结果。

Component	Initial Eigenvalues		
1	2.898	32.202	32.202
2	2.637	29.294	61.497
3	1.136	12.618	74.115
4	0.718	7.976	82.091
5	0.651	7.235	89.326
6	0.384	4.262	93.588
7	0.214	2.382	95.971
8	0.202	2.242	98.213
9	0.161	1.787	100.000

Extraction Method: Principal Component Analysis.

图 9-10　主成分法初始特征值

由图 9-11 可见，虽然旋转前第四个公因子的特征值小于 1，但是旋转后它所对应提取的平方和却为 1.233。

Component	Extraction Sums of Squared Loadings			Rotation Sums of Squared Loadings		
1	2.898	32.202	32.202	2.709	30.101	30.101
2	2.637	29.294	61.497	2.150	23.891	53.992
3	1.136	12.618	74.115	1.296	14.396	68.388
4	0.718	7.976	82.091	1.233	13.703	82.091

Extraction Method: Principal Component Analysis.

图 9-11　旋转前后载荷平方和对比

图 9-12 为采用最大方差旋转后的四因子载荷表，整体上因子与原指标对应关系比较清晰，第四因子可以命名为检验费用因子，但是缺点在于因子 3 和 4 在西药费上的载荷比较接近，且检验费用因子的载荷略大，所以"西药费"并没有与"中成药"分在一起。进一步经过不同因子旋转方式的尝试，均未奏效。

	Component[a]			
	1	2	3	4
诊疗费	0.934			
放射费	0.930			
MRI、CT	0.922			
手术麻醉费		0.919		0.163
特殊材料费		0.791	0.311	0.171
护理费	−0.145	0.729	−0.297	0.177
中成药			0.894	
检验费		0.297		0.898
西药费	0.291	0.221	0.542	0.582

Extraction Method: Principal Component Analysis.

Rotation Method: Varimax with Kaiser Normalization.

a. Rotation converged in 5 iterations.

图 9-12　旋转后的四因子载荷表

经此分析可知，四个公因子的模型自然是信息提取更加充分，超过了 80%，并且在各指标上提取比例都较大，构建一个"检验费用因子"也合乎常理，但是缺陷在于"西药费"与"中成药"始终不能归入一个因子中。所以最终的模型是选择前述的三因子还是此处的四因子，只能根据自身的专业判断了，已经不是统计学的问题。

针对例 9-2 的数据，在本章第二节的基础上进一步分析，重新进行软件操作，选择提取两个主因子，同样加上方差最大旋转，重要结果摘录如下：

此时由图 9-13 可见每个指标原始信息提取的比例大大增加，并且均超过 80%，比较理想了。

	Initial	Extraction
身高	1.000	0.869
坐高	1.000	0.868
体重	1.000	0.827
胸围	1.000	0.838
肩宽	1.000	0.816
骨盆宽	1.000	0.834

Extraction Method: Principal Component Analysis.

图 9-13　旋转后的因子提取

图 9-14 显示，两个主因子提取的信息比例达到了 84.209%，超过 80%，也是比较理想的。

Component	Extraction Sums of Squared Loadings			Rotation Sums of Squared Loadings		
1	4.145	69.076	69.076	3.004	50.070	50.070
2	0.908	15.133	84.209	2.048	34.139	84.209

Extraction Method: Principal Component Analysis.

图 9-14　两个主因子提取的信息

图 9-15 为未旋转的两个公因子载荷矩阵，大部分载荷还是都在第一个公因子上，同时"骨盆宽"对应的两个因子载荷数值比较接近，说明未进行因子旋转的结果并不理想。

	Component[a]	
	1	2
身高	0.825	−0.434
坐高	0.880	−0.306
体重	0.894	−0.163
胸围	0.772	0.492
肩宽	0.903	−0.021
骨盆宽	0.690	0.598

Extraction Method: Principal Component Analysis.

a. 2 components extracted.

图 9-15　未旋转的两个公因子载荷矩阵

图 9-16 为采用了方差最大旋转，此时第一个公因子主要对应"身高"、"坐高"、"体重"和"肩宽"，第二个公因子主要对应"胸围"和"骨盆宽"，总体结果不错，但是"肩宽"的两个因子载荷差距还不是很大，因此需要继续更换旋转方法来尝试。

	Component[a]	
	1	2
身高	0.922	0.140
坐高	0.890	0.277
体重	0.817	0.400
胸围	0.329	0.854
肩宽	0.740	0.519
骨盆宽	0.201	0.891

Extraction Method: Principal Component Analysis.

Rotation Method: Varimax with Kaiser Normalization.

a. Rotation converged in 3 iterations.

图 9-16　旋转后的两个公因子载荷矩阵

图 9-17 为两个公因子情况下，采用四次方最大旋转后的结果，此时"肩宽"指标上两个因子载荷的差距就要比方差最大旋转的更大些，同时第一公因子对应的其他几个指标在两个因子载荷的差距也同样变大；不足之处是第二公因子对应的两个指标的因子载荷差距有所缩小。可见，不同的旋转方法所针对的旋转重点不同，具体最终的选择是二者均可，或者还是选其一，要看专业上更加看重哪个公因子了。

	Component[a]	
	1	2
身高	0.928	−0.088
坐高	0.930	0.052
体重	0.889	0.189
胸围	0.527	0.748
肩宽	0.844	0.324
骨盆宽	0.412	0.815

Extraction Method: Principal Component Analysis.

Rotation Method: Quartimax with Kaiser Normalization.

a. Rotation converged in 3 iterations.

图 9-17　四次方最大旋转后的两个公因子载荷矩阵

思考与练习

1. 简述因子分析的基本思想。

2. 名词解释：公共度、因子载荷、因子贡献率。

3. 因子分析与主成分分析的区别与联系。

4. 在进行初步因子分析后，再做因子旋转的作用是什么？

5. 公因子个数确定的一般原则是什么？

6. 计算因子得分的用途是什么？与主成分得分有何区别？

7. 如何判断数据是否适合做因子分析？

（萨　建）

拓 展 篇

第十章 时空模型

近几年，由于同时具有时间维度和空间维度的数据越来越丰富，时空模型（spatio-temporal model）在理论和应用方面越来越受关注。例如，在空气污染方面，监测站点连续数年测定空气中二氧化硫、一氧化氮、可吸入颗粒等污染物浓度，研究者不仅想知道污染物的空间属性，还想知道污染物随时间是如何变化的；又如在疾病监测方面，我国每年都会对一些重要疾病（如血吸虫病、疟疾、结核病等）进行监测，采用时空模型对这些数据进行分析，不仅能发现疾病的空间分布差异，还能了解这些疾病随时间的动态变化规律。

时空模型即在考虑空间相关性的基础上增加了时间随机效应（考虑时间相关性）以及时空效应，是空间模型的扩展。疾病时空数据是指通过各种方法在一定区域特点时间段内收集或记录的反映疾病时空特征和过程信息的数据。疾病发病和死亡数据是典型的时空数据。对疾病时空数据进行分析，可以研究疾病空间、时间分布特征及变化规律，为公共卫生决策提供理论依据。

第一节 医学研究资料及其分析目的

一、医学研究背景及资料的格式

大多数时空模型是从贝叶斯空间模型扩展而来的，本章给出两个例子（例 10-1 和例 10-2），分别介绍泊松贝叶斯空间模型及泊松贝叶斯时空模型。

例 10-1 以苏格兰 1975～1980 年 56 个县的唇癌数据建立泊松贝叶斯空间模型，其中苏格兰唇癌数据下载网址 http：//web1.sph.emory.edu/users/lwaller/WGindex.htm 上简要介绍了 ArcMap10.5、SaTScan 9.4.4、WinBUGS 14 软件的使用，原始数据如表 10-1 所示。

表 10-1 苏格兰 56 个县唇癌数据示意

县	实际患病人数（Y_i）	预期患病人数（E_i）	农林渔业人口数占总人口数比例（AFF）	相邻的县
1	9	1.4	16	5, 9, 11, 19
2	39	8.7	16	7, 10
…	…	…	…	…
56	0	1.8	10	18, 20, 24, 27, 55

例 10-2 以 2012~2016 年中国部分地区不含港澳台）手足口病发病数据进行空间聚集性及时空扫描分析，并建立泊松贝叶斯时空模型，该数据来自国家公共卫生数据科学中心。为了叙述简洁，特此备注如下：本章内容里中国部分地区不含港澳台地区，涉及对应地图称为中国部分地区地图。原始数据如表 10-2 所示。

表 10-2 中国部分地区 2012~2016 年手足口病发病数据示意

编码	名称	发病例数	区域人口数	年份/°	纬度/°	经度/°	发病率/(1/10 万)
110000000	北京	38 528	20 186 012	2012	40.222	116.444	190.865
120000000	天津	20 705	13 545 806	2012	39.221	117.350	152.852
…	…	…	…	…	…	…	…
650000000	新疆	11 268	23 600 000	2016	42.002	85.658	47.746

二、分析目的

通过例 10-1（苏格兰 56 个县唇癌数据）主要分析以下内容。

（1）运用 ArcMap 10.5 进行唇癌疾病制图，直观发现疾病空间分布格局和趋势，掌握疾病的流行态势。

（2）运用时空扫描统计软件 SaTScan 9.4.4 进行空间统计分析，进行空间扫描，探测该疾病是否存在空间聚集性。

（3）运用 WinBUGS 14 软件建立泊松贝叶斯空间模型。

通过例 10-2（2012~2016 年中国部分地区手足口病数据）进行时空流行特征分析，主要分析以下内容。

（1）运用 ArcMap 10.5 进行疾病制图，揭示手足口病时空分布格局。

（2）运用 GeoDa 1.6.7 分析空间聚集性，寻找空间或时空上手足口病发生风险明显高的地区。

（3）使用软件 SaTScan 9.4.4 对 2012~2016 年中国部分地区手足口病发病数据进行回顾性时空扫描分析，探测手足口病发病时空聚集性。

第二节 泊松贝叶斯空间模型的应用

一、模型简介及应用条件

在传统统计分析方法中，常采用线性回归或 logistic 回归等方法来研究解释变量与结果变量的关系，这些方法均要求个体间彼此独立，由于受共同环境的影响，在空间分布的个体间可能彼此相关，为了解决这个问题，在传统的回归分析中引入随机效应项，以解释可能存在的空间相关性，进而建立了下面的空间模型。

（一）泊松贝叶斯空间模型的基本形式

设地区 i 的某疾病发病（或死亡、患病等）人数为 Y_i，$i = 1, 2, \cdots, n$，当发病（或死亡率、患病率）很低时，假设 Y_i 服从泊松分布，即 $Y_i \sim \text{Poisson}(E_i \lambda_i)$，其中 E_i 为 i 地区的期望发病（或死亡、患病等）人数；λ_i 为 i 地区的发病（或死亡、患病等）相对危险度（relative risk），即地区 i 实际发病（或死亡、患病等）数与期望发病（或死亡、患病等）数之比，也是研究者感兴趣的未知参数。对于 λ_i，可用 λ_i 的对数函数形式来建模，即

$$\lg \lambda_i = \beta_0 + \sum_k \beta_k x_{ik} + u_i + v_i, \quad i = 1, 2, \cdots, m \tag{10-1}$$

式中，β_0 为截距，x_{ik} 为与疾病相关的可测协变量（如果有的话），β_k 为相应系数，u_i 和 v_i 为未知或未观测到的空间随机效应，u_i 为空间结构效应，反映空间依赖性或相关性，v_i 为空间非结构效应，反映白噪声。

对例 10-1 套用公式（10-1）得到

$$Y_i \sim \text{Poisson}(E_i \lambda_i)$$

$$\lg \lambda_i = \beta_0 + \beta_1 x_1 + u_i + v_i, \quad i = 1, 2, \cdots, 56 \tag{10-2}$$

式中，Y_i 为唇癌实际患病人数，E_i 为期望患病人数（已根据年龄、性别进行标准化处理），β_0 为各个县之间患唇癌的相对基线，x_1 为可能与疾病相关的可测协变量，这里指当地从事农业、林业和渔业的人口占当地总人口的比例，u_i 为空间结构效应，v_i 为空间非结构效应，两者独立且具有各自先验分布。

（二）泊松贝叶斯空间模型应用条件

在没有其他信息的情况下，公式（10-1）假定 u_i 和 v_i 独立，具有各自先验分布，对于空间结构效应 u_i，假设其服从条件自回归过程，即每一个 u_i 的条件分布是正态分布，其均值是相邻区域的加权平均；非空间结构效应 v_i 服从均数为 0 的正态分布。

二、空间模型软件实现及分析结果

以例 10-1 为例简要介绍 ArcMap 10.5 软件、SaTScan 9.4.4 软件、GeoDa 1.6.7 软件的操作。

（一）ArcMap 10.5 软件的主要操作过程及分析结果

1. 主要操作过程　首先下载苏格兰唇癌的公共数据，将下载包解压，得到 scot.shp、scot.dbf、scot.shx 及 lipcancerbng.csv 文件，这些文件在疾病制图过程中必不可少。ArcMap10.5 在疾病制图中的主要操作过程：添加 shp 和 csv 文件；选择"连接和关联"；建立连接；找到"符号系统"→"数量"→"使用颜色表示数量"，字段值选择原始数据中的 SMR；插入图例；插入指北针；导出地图。这样关于描述 SMR 指标在苏格兰 56 个州县的地图就出来了，如图 10-1 所示。

2. 分析结果　通过以上步骤得到关于 SMR（标化死亡比）的结果，从图 10-1 中的颜色深浅及图例中的数量级大小，可以看出苏格兰 56 个州县的唇癌的 SMR 分布，唇癌标化死亡比较高的区域主要集中于苏格兰的北部地区，其中以 Skye-Lochalsh 这个州县最高。

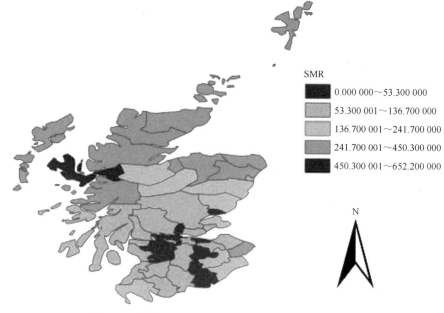

图 10-1　苏格兰 56 个州县唇癌的 SMR 分布

扫封底二维码获取彩图

（二）SaTScan 9.4.4 软件的分析结果

由于苏格兰唇癌的公共数据里没有时间数据，故只能做纯空间扫描。可以得到纯空间聚类的类别、所对应州县的 ID、RR 值、对数似然比（LRR）值及各类别对应的 P 值，如表 10-3 所示。将有统计学意义的 P 值所对应的各州县 RR 值输入到 lipcancerbng.csv 文件中。按照 RR 值运用 ArcMap 10.5 软件进行空间聚类的作图，不同之处是，之前作图是按照 SMR 作图，这次是按照 RR 值作图，得到的

RR 聚类图如图 10-2 所示。由表 10-3 苏格兰 56 个州县 1975～1980 年唇癌发病空间扫描统计结果可知，1975～1980 年苏格兰共有四个聚集区，一类聚集区为 Caithness，Sutherland，Orkney，Nairn 等州县，二类聚集区为 Orkney，Caithness，Moray，Sutherland 等州县，三类聚集区为 Skye-Lochalsh，Lochaber，四类聚集区为 Berwickshire，East Lothian，Ettrick 等州县，P 值均有统计学意义（$P<0.05$，具体见表 10-3）。

表 10-3 苏格兰 56 个州县 1975～1980 年唇癌发病空间扫描统计量结果

扫描类型	聚集类别	显著聚集区域	对数似然比（LRR）	RR	P
纯空间扫描	一类聚类	Caithness，Sutherland，Orkney，Nairn，Moray，Bedenoch，Ross-Cromarty，Inverness，Kincardine，Gorden，Banff-Buchan，Perth-Kinross，Angus，Skye-Lochalsh	87.10	3.69	<0.001
	二类聚类	Orkney，Caithness，Moray，Sutherland，Banff-Buchan，Nairn，Gorden，Shetland，Kincardine，Bedenoch，Aberdeen，Ross-Cromarty	82.61	3.67	<0.001
	三类聚类	Skye-Lochalsh，Lochaber	11.76	4.90	<0.001
	四类聚类	Berwickshire，East Lothian，Ettrick，Roxburgh，Midlothian，NE Fife	7.94	1.83	0.011

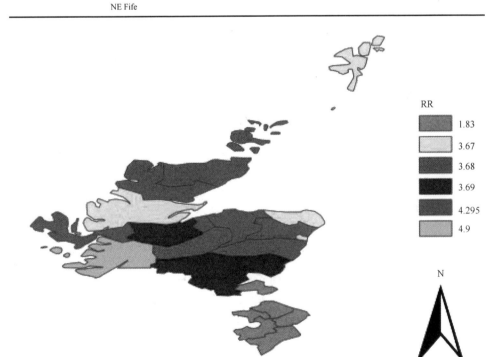

图 10-2 RR 聚类图

扫封底二维码获取彩图

（三）GeoDa 1.6.7 软件的分析结果

莫兰指数（Moran I）经过方差归一化之后，它的值会被归一化到–1.0 与 1.0 之间。当 Moran I 大于 0 时，表示数据呈现空间正相关，其值越大空间相关性越明显；当 Moran I 小于 0 时，表示数据呈现空间负相关，其值越小空间差异越大；当 Moran I 为 0 时，空间呈随机性。图 10-3 显示的局部空间自相关系数 Moran I 为 0.078 786 8，说明数据呈现空间正相关，结合图 10-4 LISA 聚集分布图可知，在 $P<0.05$ 的水平下，苏格兰 1975～1980 年间唇癌发病存在着局部空间聚集。1975～1980 年间共探测到唇癌高-高聚集区 4 个，主要集中于 Nairn、Kincardine、Inverness 和 Dunfermline 这四个州县；唇癌低-低聚集区 11 个，这些区域主要集中于苏格兰西南部及少数几个北部地区。

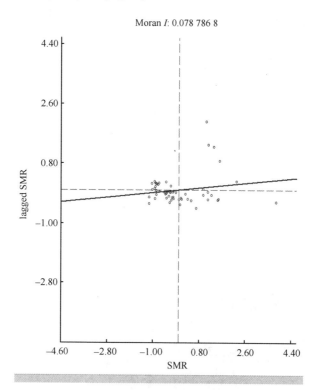

图 10-3　局部空间自相关系数 Moran I 显示图

扫封底二维码获取彩图

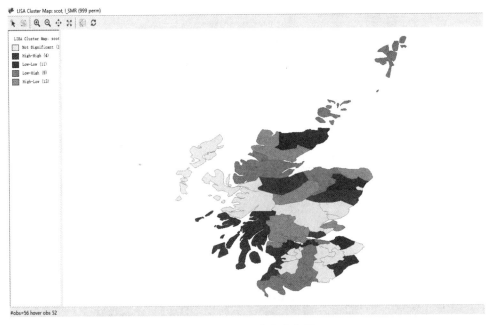

图 10-4 LISA 聚集分布图

扫封底二维码获取彩图

（四）WinBUGS 14 软件的分析结果

模型中 alpha、beta、RR、v 及 u 的值分别见表 10-4、表 10-5，图 10-5～图 10-7。模型拟合中，可检查其收敛性，如果一个平行区域内的值没有很强的季节性，即迭代轨迹趋于稳定时，则表明链是收敛的，如图 10-8 所示。此外还可以检查 MC 误差，MC 误差度量了由模拟引起的感兴趣参数均值的方差，通常当 MC 误差小于相应的后验标准差的 1% 时，就认为已经收敛。经计算，MC 误差与后验标准差的比值均在 1% 附近轻微波动，因此可以认为迭代过程是收敛的。

表 10-4 模型中关于 alpha 的结果

结节	均数	标准差	MC 误差	下四分位数	中位数	上四分位数	起始值	样本数
alpha	7.862	3.753	0.097 47	1.124	7.673	15.81	1	180 000

表 10-5 模型中关于 beta 的结果

结节	均数	标准差	MC 误差	下四分位数	中位数	上四分位数	起始值	样本数
Beta[1]	0.712 5	0.418 6	0.005 817	−0.175 2	0.73	1.49	1	180 000
Beta[2]	−0.823 6	0.288 7	0.007 463	−1.414	−0.812 8	−0.310 4	1	180 000

编辑(E)　格式(O)　查看(V)　帮助(H)

node	mean	sd	MC error	2.5%	median	97.5%	start	sample
RR[1]	1.058	0.3648	0.004036	0.5222	1.005	1.905	1	180000
RR[2]	1.378	0.4934	0.007569	0.6115	1.316	2.517	1	180000
RR[3]	1.615	0.5226	0.008346	0.6784	1.582	2.738	1	180000
RR[4]	1.755	0.5455	0.008132	0.7666	1.724	2.924	1	180000
RR[5]	1.005	0.3249	0.003789	0.4802	0.9674	1.745	1	180000
RR[6]	1.077	0.3488	0.003191	0.5062	1.038	1.866	1	180000
RR[7]	1.108	0.3602	0.003624	0.5462	1.063	1.938	1	180000
RR[8]	1.345	0.4223	0.003412	0.735	1.282	2.381	1	180000
RR[9]	1.334	0.3859	0.005582	0.6636	1.304	2.183	1	180000
RR[10]	1.378	0.385	0.004374	0.7434	1.339	2.257	1	180000
RR[11]	3.656	1.289	0.0184	2.068	3.368	7.102	1	180000
RR[12]	2.529	0.7044	0.006197	1.583	2.392	4.392	1	180000
RR[13]	3.738	1.641	0.02054	2.15	3.239	8.372	1	180000
RR[14]	2.884	0.7204	0.003601	1.84	2.767	4.719	1	180000
RR[15]	3.93	0.977	0.007602	2.235	3.853	6.052	1	180000
RR[16]	3.954	1.196	0.01037	1.963	3.838	6.594	1	180000
RR[17]	3.502	1.216	0.01511	2.103	3.18	6.841	1	180000
RR[18]	2.41	0.6295	0.006431	1.252	2.384	3.731	1	180000

图 10-5　模型中关于 RR 的结果

编辑(E)　格式(O)　查看(V)　帮助(H)

node	mean	sd	MC error	2.5%	median	97.5%	start	sample
v[1]	0.0236	0.1946	0.00145	-0.3483	0.004889	0.5155	1	180000
v[2]	0.01526	0.1923	0.001426	-0.3726	0.002864	0.4867	1	180000
v[3]	-0.0298	0.1945	0.001352	-0.5355	-0.005538	0.3246	1	180000
v[4]	-0.03528	0.1958	0.00117	-0.5532	-0.006986	0.3091	1	180000
v[5]	-0.0132	0.1877	0.001824	-0.4615	-0.002068	0.3691	1	180000
v[6]	-0.02519	0.1895	0.001661	-0.5088	-0.004264	0.326	1	180000
v[7]	-5.734E-4	0.1862	0.001347	-0.4205	3.133E-4	0.4134	1	180000
v[8]	0.02548	0.1842	0.001112	-0.3286	0.005348	0.4964	1	180000
v[9]	-0.01994	0.1841	0.001449	-0.4758	-0.00403	0.3463	1	180000
v[10]	0.00336	0.1765	0.001208	-0.387	9.527E-4	0.4099	1	180000
v[11]	0.03545	0.1878	0.002084	-0.2979	0.008271	0.5105	1	180000
v[12]	0.02095	0.1723	0.001009	-0.3274	0.00522	0.4502	1	180000
v[13]	0.112	0.2481	0.003037	-0.1408	0.02371	0.8255	1	180000
v[14]	0.02415	0.1691	0.001216	-0.3051	0.005858	0.4523	1	180000
v[15]	-0.02598	0.1752	0.001995	-0.4629	-0.006176	0.296	1	180000
v[16]	-0.01906	0.1819	0.001679	-0.4603	-0.004632	0.3394	1	180000
v[17]	0.07984	0.2036	0.002329	-0.1768	0.01897	0.6453	1	180000
v[18]	-0.1666	0.2833	0.004053	-0.9729	-0.04155	0.07676	1	180000

图 10-6　模型中关于 v 的结果

编辑(E)　格式(O)　查看(V)　帮助(H)

node	mean	sd	MC error	2.5%	median	97.5%	start	sample
u[2]	0.00287	0.1356	4.483E-4	-0.2705	3.664E-4	0.2971	1	180000
u[3]	-0.02445	0.1336	5.053E-4	-0.3937	-0.002899	0.1383	1	180000
u[4]	-0.0139	0.1271	4.274E-4	-0.327	-0.001364	0.1859	1	180000
u[5]	-0.01193	0.09955	3.211E-4	-0.2603	-0.001481	0.1367	1	180000
u[6]	-0.02552	0.1407	6.226E-4	-0.4149	-0.003393	0.1535	1	180000
u[7]	-0.008587	0.1077	4.012E-4	-0.2594	-0.00124	0.1713	1	180000
u[8]	0.01297	0.1063	3.463E-4	-0.1476	0.001502	0.2877	1	180000
u[9]	0.001461	0.09867	2.678E-4	-0.1902	3.585E-4	0.2079	1	180000
u[10]	0.004703	0.09617	2.211E-4	-0.1733	7.236E-4	0.2228	1	180000
u[11]	0.01919	0.1188	4.186E-4	-0.142	0.002217	0.346	1	180000
u[12]	0.01166	0.1024	3.446E-4	-0.1499	0.001301	0.2774	1	180000
u[13]	0.04086	0.1436	6.905E-4	-0.07067	0.004408	0.4975	1	180000
u[14]	0.01365	0.09827	3.585E-4	-0.133	0.001809	0.2722	1	180000
u[15]	-0.00888	0.08662	3.402E-4	-0.2236	-0.001114	0.1276	1	180000
u[16]	-0.002433	0.09798	4.167E-4	-0.2112	-3.128E-4	0.1843	1	180000
u[17]	0.0276	0.1266	5.49E-4	-0.1248	0.003555	0.4138	1	180000
u[18]	-0.03926	0.1268	8.408E-4	-0.4463	-0.004397	0.05113	1	180000

图 10-7　模型中关于 u 的结果

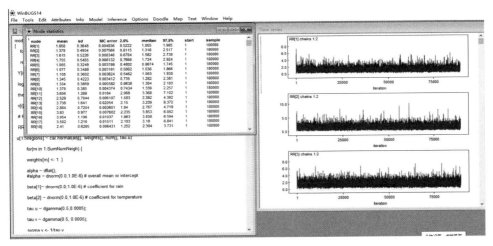

图 10-8 迭代轨迹图

扫封底二维码获取彩图

第三节 泊松贝叶斯时空模型的应用

一、模型简介及应用条件

此处只考虑时间和空间主效应,而且假设二者是相互独立的,在这种结构下,空间效应不随时间的推移而变化。

(一)泊松贝叶斯时空模型的基本形式

设地区 i 在 t 时刻某疾病发病(或死亡、患病等)人数为 Y_{it}, $i = 1, 2, \cdots, m$, $t = 1, 2, \cdots, T$, 当发病率(或死亡率、患病率)很低时,假设 Y_{it} 服从泊松分布,即

$$Y_{it} \sim \text{Poisson}(E_{it} \lambda_{it}) \tag{10-3}$$

式中,E_{it} 为 i 地区 t 时刻的期望(或死亡、患病等)人数,λ_{it} 为 i 地区 t 时刻的发病(或死亡、患病等)相对危险度,也是研究者感兴趣的未知参数,则可以用 λ_{it} 的对数函数来建模,即

$$\lg \lambda_{it} = \beta_0 + \sum_k \beta_k x_{itk} + u_i + v_i + e_t + \tau_t \tag{10-4}$$

式中,β_0 为截距;x_{itk} 为可能与疾病相关的可测协变量或自变量;β_k 为相应的系数;$\beta_k x_{itk}$ 为非空间固定效应;u_i 和 v_i 为空间随机效应,其中 u_i 为空间结构效应,反映空间依赖性(比如空间相关性),v_i 为空间非结构效应,反映空间异质性(白噪声),与贝叶斯空间模型中参数意义一样;e_t 为时间非结构效应;τ_t 为时间结构效应。

对于例 10-2，套用上面式（10-4），有

$$\lg \lambda_{it} = \beta_0 + u_i + v_i + \tau_t + e_t \tag{10-5}$$

式（10-5）与式（10-4）相比，没有考虑可能与疾病相关的可测协变量或自变量

（二）泊松贝叶斯时空模型应用条件

u_i 和 v_i 先验假设同前面泊松贝叶斯空间模型所述；时间非结构效应 e_t 服从均值为 0 的正态分布；对于时间结构效应 τ_t，其先验分布常见的有一阶自回归 AR(1)，是指 t 时刻的时间效应 τ_t 只与前一刻的时间效应 τ_{t-1} 有关，即

$$\tau_t = \rho \tau_{t-1} + \varepsilon_t \tag{10-6}$$

式中，ρ 为时间相关系数，其取值范围在 $-1 \sim 1$，$\rho = 0$ 表示无时间相关性，$\rho > 0$ 表示时间正相关，即邻近的时间点上具有相似的属性，$\rho < 0$ 则相反；ε_t 为残差，服从均数为 0 的正态分布。

二、时空模型软件实现及分析结果

以例 10-2 为例简要介绍 ArcMap 10.5 软件、SaTScan 9.4.4 软件及 GeoDa 1.6.7 软件操作。

首先在网上下载中国部分地区地图的 shp 文件，解压后得到 shp、shx、dbf 及 prj 格式的文件。然后在公共卫生科学数据中心资源目录里导出中国部分地区 2012～2016 五年间的手足口病数据，按照要求整理成 Excel 格式。

（一）ArcMap 10.5 软件实现的主要路径及分析结果

1. 主要路径　以 2012～2016 年各省、直辖市、自治区的中国部分地区的手足口病数据为例，整理好的 Excel 文件如图 10-9 所示。按照例 10-1 的步骤，运用 ArcMap10.5 可以得到 2012～2016 五年间中国部分地区的发病率分布图。

2. 分析结果　按照例 10-1 步骤，得到 2012～2016 五年间关于手足口病发病率在各省、直辖市、自治区的中国部分地区的分布图，可知手足口病发病程度严重的区域主要集中于广东、广西地区；中国北部地区，特别是吉林、黑龙江、新疆、内蒙古、西藏、青海、甘肃等地区手足口病发病程度较低；部分区域手足口病发病率存在由较高到较低再到较高到较低的过程。

（二）SaTScan 9.4.4 软件的分析结果

可以得到时空聚类的类别、所对应的省、直辖市、自治区的 CODE、RR 值、对数似然比（LRR）值及各类别对应的 P 值，进而做出的表格，如表 10-6 所示。

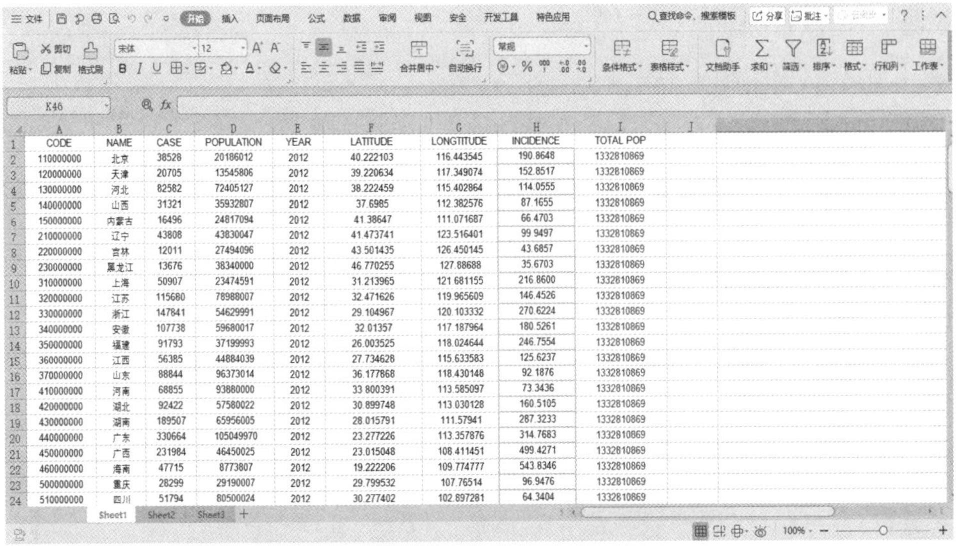

图 10-9 2012～2016 年各省、直辖市、自治区的中国部分地区的手足口病数据

将有统计学意义的 P 值所对应的各省、直辖市、自治区的 RR 值输入到 "RR 聚类.xls" 文件中，如图 10-10 所示。按照 RR 值运用 ArcMap 10.5 软件进行时空聚类就得到 RR 聚类图。由表 10-6 中国部分地区 2012～2016 年手足口病发病时空扫描结果可知，2012～2016 年各省、直辖市、自治区的中国部分地区共有四类聚集区，一类聚集区为海南、广西、广东，二类聚集区为浙江、上海、江苏、福建、安徽，三类聚集区为北京，四类聚集区为陕西，RR 高的区域集中在海南、广西、广东，这与 ArcMap10.5 做出的 2012～2016 年中国部分地区五年间手足口病标化发病率分布图大致吻合。

表 10-6 中国部分地区 2012～2016 年手足口病发病时空扫描结果

扫描类型	聚集类别	显著聚集区域	对数似然比（LRR）	RR	P
时空扫描	一类聚类	海南、广西、广东	555 540.73	2.92	<0.000 1
	二类聚类	浙江、上海、江苏、福建、安徽	81 397.94	1.71	<0.000 1
	三类聚类	北京	2009.04	1.36	<0.000 1
	四类聚类	陕西	800.19	1.12	<0.000 1

（三）GeoDa 1.6.7 软件的分析结果

图 10-11 显示的局部空间自相关系数 Moran I 为 0.199 136，说明数据呈现空间正相关，结合 LISA 聚集分布图（该图省略）可知，在 $P<0.05$ 的水平下，各省、直辖市、自治区中国部分地区在 2012～2016 年手足口病发病存在着的局部空间

聚集。

CODE	NAME	CASE	POPULATION	YEAR	LATITUDE	LONGTITUDE	INCIDENCE	TOTAL POP	RR
110000000	北京	47425	21148000	2014	40.222103	116.443545	224.2529	1332810869	1.36
120000000	天津	20000	14722100	2014	39.220634	117.349074	135.8602	1332810869	
130000000	河北	85223	73326100	2014	38.222459	115.402864	116.2246	1332810869	
140000000	山西	34594	36298000	2014	37.6985	112.382576	95.3055	1332810869	
150000000	内蒙古	17579	24976100	2014	41.38647	111.071687	70.3833	1332810869	
210000000	辽宁	33684	43900000	2014	41.473741	123.516401	76.7289	1332810869	
220000000	吉林	20515	27512800	2014	43.501435	126.450145	74.5653	1332810869	
230000000	黑龙江	13832	38350200	2014	46.770255	127.88688	36.0676	1332810869	
310000000	上海	64688	24151500	2014	31.213965	121.681155	267.8426	1332810869	1.71
320000000	江苏	167143	79394900	2014	32.471626	119.965609	210.5211	1332810869	1.71
330000000	浙江	212536	54980000	2014	29.104967	120.103332	386.5697	1332810869	1.71
340000000	安徽	149785	60298000	2014	32.01357	117.187964	248.4079	1332810869	1.71
350000000	福建	111446	37740000	2014	26.003525	118.024644	295.2994	1332810869	1.71
360000000	江西	60460	45221500	2014	27.734628	115.633583	133.6975	1332810869	
370000000	山东	118987	97333900	2014	36.177868	118.430148	122.2462	1332810869	
410000000	河南	129087	94133500	2014	33.800391	113.585097	137.1318	1332810869	
420000000	湖北	97270	57990000	2014	30.899748	113.030128	167.7358	1332810869	
430000000	湖南	212792	66906000	2014	28.015791	111.57941	318.0462	1332810869	
440000000	广东	429483	106440000	2014	23.277226	113.357876	403.4977	1332810869	2.92
450000000	广西	334989	47190000	2014	23.015048	108.411451	709.8729	1332810869	2.92
460000000	海南	33561	8952800	2014	19.222206	109.774777	374.8660	1332810869	
500000000	重庆	54347	29700000	2014	29.799532	107.76514	182.9865	1332810869	
510000000	四川	95557	81070000	2014	30.277402	102.897281	117.8697	1332810869	
520000000	贵州	50882	35022200	2014	26.668061	106.611163	145.2850	1332810869	

图 10-10　Excel 文件中的 RR 值

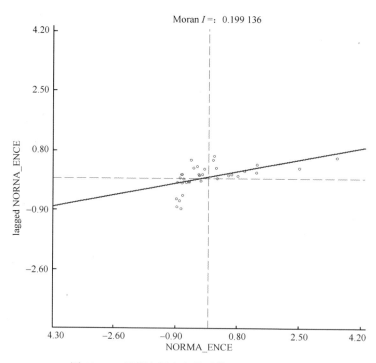

图 10-11　局部空间自相关系数 Moran I 显示图

第四节　应用注意事项

本章只考虑当发病率（或死亡率、患病率）很低时，疾病的发病（或死亡、患病等）人数服从泊松分布，所以介绍了泊松贝叶斯空间模型和泊松贝叶斯时空模型。当发病率（或死亡率、患病率）不低时，疾病的发病（或死亡、患病等）人数服从二项分布，可以考虑相应的时空模型。本章关于时空模型只考虑了时间和空间主效应，假设二者是相互独立的，即空间效应不随时间推移而变化。实际上，各时间点上的空间效应不尽相同，即空间效应随时间而变化，这时需要考虑时空的交互效应，详细内容请查阅周晓农（2009）的《空间流行病学》。

思考与练习

泊松贝叶斯空间模型分析软件和时空模型分析软件有哪些？它们的分析目的有何不同？

（潘贵霞）

第十一章　非参数回归和半参数回归简介

现实世界中，变量之间往往存在复杂的非线性数量依存关系，虽然多项式回归或者变量转换，能够部分地解决变量间的非线性关系，但是，更多情况下传统的参数回归不可能合理分析这种非线性关系。显然，需要寻找更灵活有效的技术处理非线性关系。非参数回归可以灵活光滑地逼近任意一种非线性关系。

将 X 与 Y 之间的潜在趋势描述为 $y = f(x) + \varepsilon$，$E(y|x) = f(x)$，$E(\varepsilon) = 0$，其中，$f(x)$ 是需要通过数据估计的事先未指定的"光滑"函数，该分析方法被称为非参数回归。常见的非参数回归方法包含了局部平均、核光滑、局部多项式回归和样条光滑等。当自变量过多时，非参数回归存在"维度灾难"，为了解决"维度灾难"，假设每个自变量对结局变量的效应是可加的，每个变量单独以非参数回归形式进入回归方程，又称为可加模型。本章主要介绍基于样条光滑的样条回归与兼有参数回归和非参数回归特点的半参数回归。为了方便介绍本章内容，假设结局变量为高斯分布，但是非参数回归不局限于高斯分布，可以像参数回归一样扩展到指数分布族。

第一节　医学研究资料及其分析目的

一、医学研究背景及资料的格式

例 11-1　1999～2000 年，美国开展了一项"蛋白质与能量营养研究"。本章为了方便介绍非参数回归相关内容，从该研究中截取了部分数据，数据结构见表 11-1（Harezlak et al., 2018）。该数据包含 294 位调查对象，5 个变量。其中，变量 id 是调查对象的编号，protein Biom 是蛋白质标志物的含量，age 是调查对象的年龄，BMI 是调查对象的体重指数，female 是调查对象的性别（0 表示性别为男性，1 表示性别为女性）。

表 11-1　蛋白质与能量营养研究数据

id	protein Biom	age	BMI	female	id	protein Biom	age	BMI	female
1	5.790 94	62	20.963 9	1	4	5.982 51	51	20.080 7	0
2	5.786 15	46	19.087 5	1	5	6.056 07	62	28.912 5	0
3	6.099 02	51	22.684 6	1	6	6.084 95	59	28.029 9	0

续表

id	protein Biom	age	BMI	female	id	protein Biom	age	BMI	female
7	5.644 32	46	27.136 2	0	287	5.918 53	53	27.458 8	0
8	6.451 61	40	23.919 1	0	288	5.865 6	67	22.987 8	0
9	5.136 14	69	19.022 6	1	289	6.321 45	43	21.424 3	0
10	5.433 91	67	18.410 3	1	290	6.293 93	58	25.338 1	1
…	…	…	…	…	291	5.548 73	40	15.995 2	1
…	…	…	…	…	292	5.829 65	67	24.858 8	1
285	6.602 08	51	28.100 3	0	293	6.233 76	43	21.685	0
286	5.792 96	45	23.748	0	294	6.307 51	66	26.243 8	0

二、分析目的

　　上述研究数据的主要分析目的有二。其一，阐述年龄、体重指数、性别是否对蛋白质标志物含量有影响？其二，如果年龄、体重指数、性别对蛋白质标志物含量有影响，影响形式是什么？

　　有读者会回答，可以利用多重线性回归分析完成上述分析目的。

　　先用简单线性回归探索分析蛋白质标志物的含量与体重指数之间的变化趋势，并绘制散点图（图 11-1）。整体上可见，随着体重指数的增加，蛋白质标志物的含量也在增加。但是，仔细观察之后发现，蛋白质标志物的含量与体重指数的趋势约在体重指数 27 处发生改变，前段蛋白质标志物的含量增长得"多"，后段蛋白质标志物的含量增长得"少"。表明，蛋白质标志物的含量与体重指数之间存在非线性趋势，两者之间的变化趋势用传统的线性回归刻画明显不合适。如何有效地描述两者之间的变化趋势？这是本章要解决的问题。

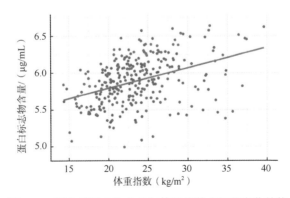

图 11-1　蛋白质标志物含量与体重指数之间的变化趋势

第二节　非参数回归和半参数回归的应用

一、模型简介及应用条件

主要介绍非参数回归的模型及应用条件。样条回归是一种基于散点图的非参数回归方法，相较于其他光滑方法，具有如下优点。其一，样条回归具有最优均方误差拟合；其二，可以利用光滑样条控制过拟合现象；样条一词起源于工程绘图，是一种富有弹性的细长条，可以绘制出曲线的一种绘图工具。本节中，样条是指在"节点"处连接的分段回归函数。样条的种类多，统计应用中最常使用的样条是光滑样条，尽管光滑样条比其他样条更复杂，但它们原理基本相同。下面依次讨论线性样条、B-样条和惩罚样条在非参数回归中的应用。

（一）线性样条回归

假设有变量 X、Y，散点图见图 11-2。通过观察发现，X 与 Y 之间的非线性趋势是非常明显的，X 与 Y 的趋势在 $X=50$ 处发生改变。按照简单线性回归的最小二乘法估计 X 与 Y 之间的趋势，估计结果见图 11-3。显然，简单线性回归分析结果与 X、Y 之间的趋势不一致，没有客观反映 X、Y 之间的趋势。

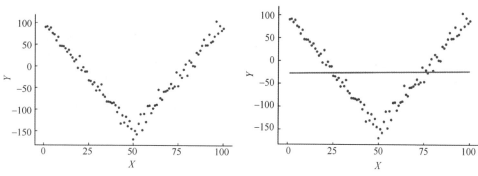

图 11-2　变量 X、Y 的散点图　　　　图 11-3　变量 X、Y 之间简单线性回归分析结果

仔细分析背后原因，X、Y 之间的趋势由两个斜率不等的直线在 $X=50$ 处交汇构成，X、Y 趋势拆分成两个分段线性回归，可通过一种线性样条"基函数"变换来处理这种问题。基函数如下：

$$(x-c)_+ = \begin{cases} x-c, & x-c>0 \\ 0, & x-c \leq 0 \end{cases} \quad (11-1)$$

式中，c 被称为"节点"，上述 X、Y 之间趋势中的节点为 50，则 X、Y 之间的趋势可以描述为

$$y_i = \beta_0 + \beta_1 x_i + \beta_{11}(x_i - 50)_+ + e_i \qquad （11-2）$$

节点的数量可以扩充到 K 个，则 X、Y 之间的趋势可以描述为

$$y_i = \beta_0 + \beta_1 x_i + \sum_{k=1}^{K} \beta_{1k}(x_i - c_k)_+ + e_i \qquad （11-3）$$

式（11-3）被称为线性样条回归。线性基函数变换可用 splines 包中 bs（）函数间接完成，bs（）函数的使用方法在后面的"B 样条回归"中介绍。通过基函数变换后，再进行最小二乘法估计上述 X、Y 之间的趋势，估计结果见图 11-4。$R^2=0.981$，线性样条回归解释了 Y 变异比例的 98.1%，较准确地估计出了 X、Y之间的趋势。

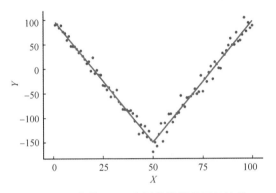

图 11-4　变量 X、Y 之间线性样条回归结果

由上述分析可见，线性样条回归背后的逻辑是估计两个单独的回归直线并在数据的节点处连接，第一个回归直线反映负相关趋势，第二个回归直线反映正相关趋势。本例中可以很明显地识别出 X 与 Y 变化趋势之中的节点，仅存在一个节点，因此可以很容易地将两条分段回归直线在节点处进行连接。在实际应用中，进行线性样条回归分析，可能需要指定多个回归直线的连接点，进行更多的分段直线拟合。

（二）B 样条回归

通过线性样条基函数变换，了解了"基函数"变换，线性样条的应用有限，只能用于估计存在节点的分段线性函数。如果希望估计带有曲度的函数，需要高阶的样条变换，如二次和三次样条变换，但是变换后的新变量存在共线性，导致参数估计不稳定。为了解决共线性问题，设计了 B 样条，也是常用的样条之一。B 样条的基函数如下：

$$B_i^p(x) = \frac{x - c_i}{c_{p+i} - c_i} B_i^{p-1}(x) + \frac{c_{p+i+1} - x}{c_{p+i+1} - c_{i+1}} B_{i+1}^{p-1}(x) \qquad （11-4）$$

$$且\quad B_i^0(x)=\begin{cases}1, & x\in[c_i,c_{i+1})\\0, & x\notin[c,c_{i+1})\end{cases}$$

式中，c_i是节点，p是样条阶数（通常为 3）。

基变换后可用 lm（）函数进行 B 样条回归分析，以蛋白标志物含量与体重指数为基础，绘制拟合后的曲线，见图 11-5。

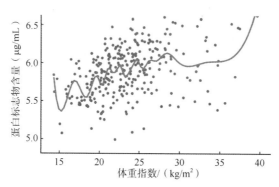

图 11-5　蛋白质标志物含量与体重指数的 B 样条回归结果

B 样条基函数的实质是对每一个分段函数进行重新调整，B 样条的重新调整减小了基函数变换后变量之间的共线性，得到的样条比其他样条在数值上具有更大的稳定性，特别是对于节点数较多和使用最小二乘估计来拟合的样条回归模型。

（三）惩罚样条回归

图 11-5 中，光滑函数抖动幅度大，比较粗糙，受每个数据点的影响大，出现过拟合现象。过拟合将数据的随机变异误以为是系统效应，掩盖真实的变化趋势。为了控制样条回归的过拟合现象，需要对样条回归进行"惩罚"，称为惩罚样条回归，又称为光滑样条回归。在进行样条回归时，利用最小二乘法确定光滑函数的系数，即残差平方和（SS）最小：

$$SS(f)=\sum_{i=1}^{n}[y_i-f(x_i)]^2 \tag{11-5}$$

当样条回归的节点数过多时，上述估计原则会引起对数据的过度拟合，解决过拟合的方法是在残差平方和中加入"惩罚项"，如下：

$$SS(f,\lambda)=\sum_{i=1}^{n}[y_i-f(x_i)]^2+\lambda\int_{x_1}^{x_n}[f''(x)]^2\,dx \tag{11-6}$$

式中，λ（大于等于 0）为光滑参数，通常经交叉验证（cross-validation，CV）确定，从数据中去掉（x_i，y_i）数据点，估计该点预测值 $\hat{f}_{-i}(x_i,\lambda)$，计算 CV 指数，当 CV 指数为最小时对应的 λ 为最终光滑参数。

$$CV(\lambda) = \frac{1}{n}\sum_{i=1}^{n}\left[y_i - \hat{f}_{-i}(x, \lambda)\right]^2 \qquad (11\text{-}7)$$

交叉验证计算强度高，当样本较大时计算慢，耗时长，可用近似方法广义交叉验证（generalized cross-validation，GCV）替代，广义交叉验证不需要删除（x_i，y_i）数据点，估计该点预测值 $\hat{f}(x_i, \lambda)$。GCV 指数如下：

$$GCV(\lambda) = \frac{\sum_{i=1}^{n}\left[y_i - \hat{f}(x_i, \lambda)\right]^2}{(n - df)^2} \qquad (11\text{-}8)$$

式中，df 是非参数回归的自由度，与参数回归的自由度相同，意义相当于回归模型中需要变量的数量。

以蛋白含量与体重指数为例，利用交叉验证法，获得光滑参数 spar 为 0.786618、lambda 为 0.08892106，模型自由度为 3.319327，CV 指数为 0.11391。绘制拟合后曲线见图 11-6，光滑函数较图 11-5 平坦，蛋白标志物含量与体重指数的趋势存在变化。

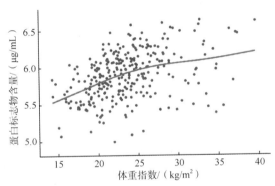

图 11-6　蛋白质标志物含量与体重指数的惩罚样条回归结果

与其他非参数回归模型相同，样条回归也有可能产生过拟合现象。过拟合常常是由于选择了过多的节点，可以通过一定的方法对过拟合进行修正，补救过拟合的一个方法就是减少节点数来使估计偏向于欠拟合估计。尽管这种欠拟合估计提供了过拟合问题的一个简单解决方法，但它没有统计理论基础，而且也会导致估计的误差增加。因此，希望得到一个更严格的统计理论方法。惩罚样条回归就是这样一种既可以控制过拟合现象又有着完善的统计理论基础的非参数回归方法。

（四）过拟合与自由度

自由度是非参数回归模型复杂度的评价指标，等同于参数回归中自变量的数量（包含截距），自由度越大，表明模型越复杂。例如，自由度为 11 的含义为：达到相同的拟合效果，需要 11 个自变量的参数回归或者 10 次方的多项式回归。增加样条回归中的节点，相当于增加回归模型的自变量，有时过多的节点会导致过拟合现象。加"惩罚"项，是保留这些节点，但是限制影响力，可以理解为减少自变量的数量，即减少了模型的自由度，光滑参数越大，节点的效果越小，极限情况是最终拟合出一条直线。

简单说，先设置节点，然后通过光滑参数或者自由度控制过拟合现象，节点与光滑参数、自由度是相对独立的，光滑参数与自由度是可以相互转换的。在分析时，节点的数量和节点的位置都是需要解决的问题。相对来说，节点的位置对分析结果影响较小，为数据的等分点即可，节点的数量对分析结果影响较大。如果没有惩罚项，节点过多导致过拟合，节点过少导致欠拟合。多数情况下，4 个或 5 个节点就能满足应用了。大样本时，节点的数量为 20～40。相对于节点的数量和节点的位置，光滑参数与自由度对分析结果有着决定性的影响，建议用交叉验证或者广义交叉验证确定。

节点数量记为 K，光滑参数记为 λ，自由度记为 df，样条阶数记为 p。当光滑参数为 $\lambda = 0$ 时，$df = p + 1 + K$；当光滑参数为 $\lambda \to \infty$ 时，$df \to p+1$；对于任意 $\lambda > 0$，有 $p+1 < df < p+1+K$。可见，λ 变化范围大，df 变化范围小，通过 df 控制模型过拟合的效率会更高。

二、半参数回归及其他

参数回归与非参数回归有各自的优缺点。参数回归函数形式已知、回归参数意义明确、操作简单、便于预测，但形式呆板、难以精确拟合复杂的非线性关系；非参数回归函数形式灵活多变、可以精确拟合复杂非线性关系，但回归参数意义模糊、操作复杂、难以预测。在可加模型假设下，将参数回归与非参数回归结合，取长补短，一部分变量以参数回归形式进入回归模型，而另一部分以非参数回归形式进入回归模型，形成半参数回归。因为结局变量的分布可以扩展到指数分布族，所以半参数回归又被称为广义可加模型。

（一）模型基础

以服从高斯分布的结局变量 Y 和自变量 X_1，…，X_m，X_{m+1}，…，X_p 为例，半参数回归方程如下：

$$y_i = \beta_0 + \beta_1 x_{i1} + \cdots + \beta_p x_{im} + f_1(x_{im+1}) + \cdots + f_{p-m}(x_{ip}) + \varepsilon_i \qquad (11-9)$$

式中，X_1，…，X_m 作为参数形式进入回归模型，与 Y 之间具有线性趋势，X_{m+1}，…，

X_p 作为非参数形式进入回归模型，与 Y 之间具有非线性趋势，半参数回归中的参数部分可以是无序分类变量或有序分类变量。

（二）参数估计与统计推断

半参数回归模型通过最大似然估计或加权最小二乘估计法估计参数，估计过程需要利用迭代算法。半参数回归模型的推断包含了参数部分的推断和非参数部分的推断。参数部分的推断，主要针对偏回归系数，需要估计标准误用于构建置信区间和假设检验。非参数部分的推断，主要是构建预测置信带。模型间的比较可用 F 检验或似然比检验。半参数回归模型中，该部分理论内容复杂（此处理论部分不赘述），运算量大，需用软件实现，在 R 软件中进行半参数回归的函数主要是 mgcv 包中的 gam（）函数。

（三）非线性趋势判断与模型检验

进行非参数回归或者半参数回归的目的是逼近非线性趋势，如何判断变量间存在非线性趋势？可以通过两个回归模型的比较，判断变量间是否存在非线性趋势。首先拟合线性回归模型，再拟合非参数回归或者半参数回归模型，对两个模型进行方差分析或似然比检验。该过程计算量大，可以借助 R 软件中的 anova（）函数完成。以蛋白标志物含量与体重指数为基础，分析结果发现，两个模型检验 $F=3.1529$，$P=0.01349$，提示两个回归模型的差异有统计学意义，即蛋白标志物含量与体重指数之间不是简单的线性关系，而是更为复杂的线性关系。

（四）基变换节点数量的选择

前面讨论了节点的数量、节点位置、光滑参数和自由度对非参数回归的影响。节点数量的判断需要高强度的计算，通常视样本量而定。R 语言中 mgcv 包提供了 gam.check（）函数评估节点数量是否合适。以蛋白标志物含量与体重指数为基础，结果提示，当内部节点数为 1 时，节点数不合适，需要增加。当内部节点数为 20 时，节点数合适。

（五）自变量筛选

在多重线性回归中提到，每个自变量对结局变量是否有影响需要进行统计学上的筛选，目的是筛选出贡献作用较大的自变量，剔除贡献作用较小或无贡献的自变量，达到精简回归模型。常用的筛选策略是强迫引入法、向前引入法、向后剔除法和逐步回归法。在半参数回归中，一个定量的自变量存在不进入回归模型、线性进入回归模型和非线性进入回归模型三种情形，如果有 p 个定量变量，则存在 3^p 种情形。遗憾的是，R 语言 mgcv 包中没有提供自变量筛选的函数，只能通过模型比较和误差指标来判断自变量是否需要进入以及进入回归模型的形式。

上述内容介绍了半参数回归的主要理论知识。现以"蛋白质与能量营养研究"数据为例，分析结果可知，参数部分中年龄和性别对蛋白质标志物含量有影响，年龄增加 1 岁，蛋白质标志物含量下降 0.005，女性蛋白质标志物含量比男性低0.247。非参数部分中体重指数对蛋白质标志物含量有影响，但是 edf 为 1，提示控制了年龄和性别之后，体重指数与蛋白标志物含量的关系趋于线性关系。绘制偏残差图见图 11-7，从图可见，在控制了年龄和性别之后，体重指数对蛋白标志物含量的影响是线性的。在论文撰写中，可以将分析结果整理成表 11-2 和图 11-7。

表 11-2　蛋白质与能量营养研究数据分析结果

变量特征		偏回归系数	标准误	T	P
性别	F	−0.247	0.033	−7.433	<0.001
	M	Reference			
年龄		−0.005	0.002	−2.486	0.014
BMI 非参数项		—	—	—	<0.001

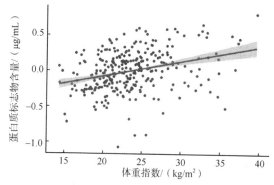

图 11-7　蛋白质标志物含量与体重指数的偏残差图

（六）生存分析中的非参数回归

当前，在回归分析中引入样条回归是解决非线性趋势的流行方法。生存分析是临床上研究影响疾病预后因素的重要分析方法。现以"单克隆免疫球蛋白血症患者生存研究"数据（Kyle et al.，2002）为例，介绍在 Cox 回归中引入样条回归。"单克隆免疫球蛋白血症患者生存研究"数据结构见表 11-3，该数据包含 1371 位调查对象，6 个变量。其中，变量 id 是调查对象的编号，age 是调查对象的年龄，sex 是调查对象的性别，hgb 是调查对象的血红蛋白含量，futime 是调查对象的生存时间，death 是调查对象的生存状态（1 为死亡，0 为删失）。该研究的目的是分析患者的年龄、性别和血红蛋白含量是否对预后生存期存在影响?

表 11-3 单克隆免疫球蛋白血症患者生存研究数据

id	age	sex	hgb	futime	death	id	age	sex	hgb	futime	death
1	88	F	13.1	30	1	...	...	...	...	...	...
2	78	F	11.5	25	1	1362	78	M	13.3	22	1
3	94	M	10.5	46	1	1363	67	F	13.7	41	1
4	68	M	15.2	92	1	1364	81	F	11.3	67	1
5	90	F	10.7	8	1	1365	56	M	16.1	59	0
6	90	M	12.9	4	1	1366	73	M	15.6	48	0
7	89	F	10.5	151	1	1367	69	M	15	22	1
8	87	F	12.3	2	1	1368	78	M	14.1	35	0
9	86	F	14.5	57	0	1369	66	M	12.1	31	1
10	79	F	9.4	136	1	1370	82	F	11.5	61	0
...	...	...	...	...	...	1371	79	M	9.6	6	1

通过前面生存分析章节内容可知该类型数据选择 Cox 回归,并且年龄、性别和血红蛋白含量均以参数形式进入回归模型。但是,此处将讨论血红蛋白含量以非线性形式进入回归模型。分析结果可知,男性患者的死亡风险比女性患者的死亡风险高,其 HR 为 1.600;患者年龄越大,死亡风险越高,其 HR 为 1.057;在分析时,指定了血红蛋白的自由度为 4(线性趋势为 1,非线性趋势为 3),非线性趋势的假设检验 $P=0.0096$,表明患者血红蛋白含量与对数风险函数呈现出非线性趋势,线性趋势部分的 HR 为 0.864,提示患者血红蛋白含量高,死亡风险低。以患者平均血红蛋白含量为参照绘制血红蛋白含量的死亡风险比图,见图 11-8,可见,随着血红蛋白含量升高,死亡风险比逐渐下降,最后趋于平稳。在论文撰写中,可以将分析结果整理成表 11-4 和图 11-8。

表 11-4 单克隆免疫球蛋白血症患者生存研究分析结果

变量特征		偏回归系数	HR	95% CI for HR		P
				lower	higher	
性别	M	0.470	1.600	1.398	1.831	<0.001
	F	Reference				
年龄		0.055	1.057	1.050	1.064	<0.001
血红蛋白	线性	−0.146	0.864	0.836	0.893	<0.001
	非线性	—	—	—	—	0.010

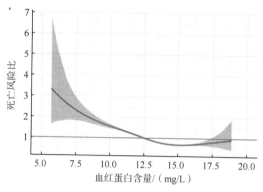

图 11-8 血红蛋白含量的死亡风险比图

三、R 语言软件实现及分析结果

（一）软件实现

主要讲述线性样条回归、B 样条回归、惩罚样条回归的 R 软件程序。具体如下。

1. 线性样条回归 以变量 X 为例，线性基函数变换。

```
library ( splines )
lin_data<-read.csv ( "data10_1.csv" )
bx<-bs ( x_y$x, knots=50, degree=1 )
print ( bx )
```

```
lm_fit < -lm ( y ~ bs ( x , knots=50 , degree=1 ) ,
data=lin_data )
summary ( lm_fit )
```

2. B 样条回归 在 R 中进行 B 样条基函数变换的函数是 splines 包中的 bs（ ）函数。格式如下：

```
bs(x,df = NULL,knots = NULL,degree = 3,intercept = FALSE,Boundary.knots
= range ( x ) )
```

其中，x 指需要变换的变量，df 指自由度，knots 指节点，degree 指样条阶数，intercept 指是否包含截距，Boundary.knots 指边界节点。详细的用法查看 help（bs）。以体重指数为例，演示函数具体操作和分析结果。

```
library（splines）
pro<-read.csv（"data10_2.csv"）
numIntKnots=20
kx<-pro$BMI
qx<-seq（0，1，length=numIntKnots+2）
kn<-quantile（unique（kx），qx）[-c（1，numIntKnots+2）]
bx<-bs（kx，knots=kn，degree=3）
print（bx）
```

基变换后可用 lm（）函数，进行 B 样条回归分析，以蛋白标志物含量与体重指数为基础，演示函数具体操作和分析结果，绘制拟合后曲线。

```
lm_fit<-lm（proteinBiom~bs（BMI，knots=kn，degree=3），
data = pro）
summary（lm_fit）
```

3. 惩罚样条回归 在 R 中进行惩罚样条回归的函数主要是 stats 包中的 smooth.spline（）函数和 mgcv 包中的 gam（）。smooth.spline（）格式如下。

```
smooth.spline（x, y = NULL, w = NULL, df, spar = NULL, lambda = NULL,
cv = FALSE,
        all.knots = FALSE, nknots = .nknots.smspl, keep.data = TRUE,
df.offset = 0, penalty = 1, control.spar = list（）, tol = 1e-6 * IQR
（x）, keep.stuff = FALSE）
```

其中，x 指自变量，y 指结局变量，df 指拟合自由度，spar 与 lambda 指光滑参数，可以相互转换，cv 指 CV 和 GCV 验证，all.knots 设置每个独立值作为节点，nknots 设置节点的数量。详细的用法查看 help（smooth.spline）。以蛋白质与能量营养研究为基础，演示半参数回归具体操作。

```
sm_fit<-smooth.spline（pro$BMI，pro$proteinBiom，nknots
=20，cv=T）
print（sm_fit）
```

（二）分析结果

主要分析结果见前面的图 11-4～图 11-6。

另外，半参数回归的主要结果见前面的表 11-2 和图 11-7；生存分析中的非参数回归主要结果见前面的表 11-4 和图 11-8。

四、分析结果在学术论文中的整理

同"三、"中的"（二）分析结果"内容。省略。

第三节　应用注意事项

虽然非参数回归可以灵活地描述数据间的数量规律，但是非参数回归并不是一类完美的分析方法，有时也不能够达到期望的分析目的。在数据分析时需要注意如下事项。

1. 非参数回归不能解决模型误差问题　非参数回归在传统回归模型的框架下可以灵活地对非线性关系进行建模，但非参数回归不能解决统计建模过程中出现的模型误差问题。如果非参数回归使用得当，则会是拟合非线性关系的有力工具；如果在使用非参数回归时，出现错误使用连接函数等模型误差问题，那么也只能得到一些无意义的结果。

2. 非参数回归不是分析非线性数量关系的首选回归方法　传统参数回归的分析结果是全局的，可以直接与流行病学指标衔接，如均数差值、OR 和 RR 等。参数回归也可以处理非线性关系，如数据转换、非线性回归等。与参数回归的分析结果相比，非参数回归分析结果是局部的，难以理解和解读，同时分析过程中计算强度大，导致非参数回归不是分析非线性关系的首选回归方法。非参数回归可作为一个诊断工具，其提供了最好的检验非线性的方法，促使更全面地考虑非线性的可能性。如果数据转换或非线性回归效果不佳，可以使用非参数回归。

3. 非参数回归易导致过拟合现象　过拟合现象是非参数回归必须要考虑的问题。非参数回归为了拟合数据的非线性关系，通常会产生高度的非线性估计，导致随机变异过度解释，掩盖真实的变化趋势。通过选择光滑参数或者自由度，可以有效地控制出现过拟合现象。在解释非参数回归的分析结果时要关注非线性是否来自过拟合，在解释时应该集中在非线性的一般形式上而不是局部变异上。

4. 非参数回归的维度灾难与共曲线性　非参数回归推广到多个自变量时，会出现"维度灾难"，需要假设各自变量的效应具有"可加性"，来避免"维度灾难"。非参数回归与参数回归一样，也存在多重共线性问题。在非参数回归中，这被称为共曲线性，会导致无法获得唯一的曲线。

5. 非参数回归需要更大的样本量　非参数回归要比传统参数回归需要更多的观察数据。有时候会遇到，在回归模型中增加非参数项可能会导致收敛失败，模型无法收敛。而这在一般线性模型和大部分广义线性模型等简单模型中都不会发生，回归模型越复杂出现无法收敛的可能性越大，需要更大的样本量避免模型无法收敛。

思考与练习

1. 简述非参数回归的自由度及其含义。

2. 利用 bs（）函数对数据 1、2、3、4、5、6、7、8、9、10，进行节点为 3、7 的三次方 B 样条变换。

3. 有一项关于女性骨密度的研究，部分数据见表 11-5。试分析年龄、种族与骨密度间的数量关系。

表 11-5 女性骨密度的部分数据

编号	骨密度/ （g/cm³）	年龄/岁	种族	编号	骨密度/ （g/cm³）	年龄/岁	种族
1	0.719	11.2	White	…	…	…	…
2	0.620	12.7	White	414	0.885	14.2	Hispanic
3	0.641	10.9	White	415	0.671	14.5	Hispanic
4	0.833	10.1	White	416	0.627	9.9	Hispanic
5	0.945	12.3	White	417	0.778	10.1	Hispanic
6	1.028	16.5	White	418	0.678	10.1	Hispanic
7	0.729	12.7	White	419	1.012	15.5	Hispanic
8	0.762	12.4	White	420	0.785	16.9	Hispanic
9	0.797	9.2	White	421	1.239	17.6	Black
10	1.066	15.7	White	422	1.253	14.9	Black
…	…	…	…	423	0.635	9.1	Asian

注：White 为白色人种，Hispanic 为拉丁裔，Black 为黑色人种，Asian 为亚裔。

（朱　玉）

第十二章　时间序列分析

时间序列分析是统计学学科的一个重要分支，并被广泛地应用到金融分析、信号处理、气象预测等多个研究领域。在医疗卫生领域上，为了更好地配置卫生资源和卫生服务需求，需要经常对医院的门诊与住院就诊量、住院费用、医用耗材需求量等进行预测，分析和预测疾病的流行趋势可为各级卫生行政部门制定正确的预防和控制政策提供科学的依据。时间序列分析的目的一般包括两个方面：一是描述序列的变化过程，探索序列的发展变化规律性，二是基于已有的历史数据，预测序列未来的可能取值。本章主要介绍常用时间序列分析方法在医疗卫生领域中的应用。

第一节　医学研究资料及其分析目的

一、医学研究背景及资料的格式

例 12-1　前列腺癌是男性发病率最高的泌尿系统肿瘤，相关资料显示前列腺癌的发病率逐年攀升。为了解某市前列腺癌的发病趋势，一直致力于医院病案统计工作的小张从该市历年的肿瘤统计报告中连续收集了该市 1990～2009 年共 20 年的前列腺癌年发病率资料。小张将年发病率数据整理为表 12-1 的形式。

表 12-1　1990～2009 年某市前列腺癌发病情况

年份	发病率（1/10 万）	年份	发病率（1/10 万）
1990	1.36	2000	2.47
1991	1.78	2001	3.83
1992	1.45	2002	3.82
1993	1.69	2003	3.54
1994	1.74	2004	3.95
1995	1.08	2005	4.27
1996	0.86	2006	5.46
1997	1.60	2007	7.91
1998	1.55	2008	10.01
1999	1.72	2009	13.03

例 12-2 传染病的监测和预测工作是疾病预防控制机构的重要职责，某市疾病预防控制中心急传科科员小李一直致力于全市重点传染病防控及突发公共卫生事件处置工作，细菌性痢疾是由志贺菌属感染引起的肠道传染病，是《中华人民共和国传染病防治法》中规定报告的乙类传染病之一，该病常见散发，夏秋多见，具有明显的季节性。细菌性痢疾的防治工作一直是小李所在科室关于传染病控制工作的重点。为了解细菌性痢疾历年的发病趋势，小李从传染病监测信息系统中整理出了 2004 年 1 月至 2009 年 12 月细菌性痢疾月发病率资料，见表 12-2。

表 12-2 2004～2009 年细菌性痢疾月发病率（1/10 万）

年份	月份											
	1 月	2 月	3 月	4 月	5 月	6 月	7 月	8 月	9 月	10 月	11 月	12 月
2004	2.04	1.30	0.93	2.22	6.11	13.15	17.19	17.04	19.63	10.56	2.41	1.30
2005	1.48	0.19	2.04	2.59	7.41	13.70	16.48	9.07	10.56	7.59	1.85	0.74
2006	0.74	1.30	0.74	0.74	5.93	11.11	10.00	9.82	10.93	13.15	0.93	0.93
2007	1.67	0.74	1.11	1.85	7.41	10.19	8.89	5.19	8.52	6.48	1.67	0.37
2008	0.56	0.56	1.11	1.48	5.00	5.74	6.85	7.04	8.33	7.04	1.85	0.56
2009	0.56	0.56	0.93	0.93	5.19	10.00	8.70	8.89	11.85	4.82	0.56	0.93

二、分 析 目 的

例 12-1 中，小张主要的分析目的是：

（1）该市前列腺癌发病率的变化趋势是怎样的？

（2）能否利用现有资料建立前列腺癌发病率的时间序列预测模型？

（3）建立的时间预测模型的精确度如何？

（4）时间预测模型的数学表达式是怎样的？如何对未来的时期进行预测？

例 12-2 中，细菌性痢疾月发病率序列有明显的季节规律，小李除了关心上述的分析目的外，还特别关心能否建立带有季节成分的时间序列预测模型，从而较准确地预报细菌性痢疾的发病规律？

第二节 时间序列分析的应用

一、模型简介及应用条件

（一）基本概念

在医学研究中，按均匀的时间间隔对客观事物进行动态观察，由于受到各种偶然因素的影响，各次的观察指标都是随机变量，这种按时间顺序排列的随机变量的一组实测值称为时间序列。时间序列数据一般具有趋势性、周期性、季节性、随机性。时间序列分析是指对时间序列资料进行统计处理，找出系统内在统计特性和发展的规律性的一系列方法的总称，它是定量预测方法之一。

在一些时间序列分析方法中，最重要的假设就是时间序列具有平稳性。其基本思想是：决定过程特性的统计规律不随着时间的变化而变化。

白噪声序列是一种平稳序列，在不同时间点上随机变量的协方差为 0。该特性通常被称为"无记忆性"。在时间序列分析中，通常检验模型的残差序列是否为白噪声序列，如果是，可认为模型达到了较好的效果，时间序列中有用的信息已经被提取完毕，剩下的全是随机扰动。

（二）时间序列分析的一般步骤

时间序列分析一般有数据的准备、数据的观察与检验、数据分析与建模、模型的评价与应用等四个步骤。

（1）数据的准备。根据分析目的收集数据，定义时间变量，指明每个数据对应的时间点或时间段，在进行时间序列分析前，还需要对缺失数据进行合理的填补。

（2）数据的观察与检验。总体把握时间序列发展变化的特征，对数据的观察与检验可通过描述统计、图形方法或统计检验等方法实现。

（3）数据分析与建模。根据时间序列的分析要求和数据特征，选择恰当的时间序列分析模型进行统计建模。时间序列分析方法很多，每种方法通常有着各自的适用情况和预测时间范围。本章仅介绍指数平滑法和差分自回归移动平均模型预测方法，其他方法请参考有关工具书。

（4）模型的评价与应用。衡量预测精度的指标包括 R 方（R square，R^2）、均方根误差（root mean square error，RMSE）、平均绝对误差（mean absolute error，MAE）等。此外，还可以利用准则函数来考察模型对原始数据的拟合程度，如赤池信息量准则（Akaike information criterion，AIC）、贝叶斯信息准则（Bayesian information criterion，BIC）等统计量。

二、指数平滑法

指数平滑（exponential smoothing）法是在移动平均法基础上发展起来的一种时间序列分析方法，又称指数加权平均法，其基本思想是预测值是以前观测值的加权和，且对不同的数据给予不同的权数，新数据给予较大的权数，旧数据给予较小的权数。指数平滑法的目的是去除一些随机因素，识别原始序列的规律性，并对未来的发展趋势做出合理的预测。

根据平滑次数不同，指数平滑法包括一次指数平滑法、二次指数平滑法和三次指数平滑法等。

（一）一次指数平滑法

当时间序列没有明显的趋势变动，序列值在一个常数均值上下随机波动时，可用一次指数平滑法进行预测。一次指数平滑法又称为简单指数平滑法。其预测公式为

$$\hat{y}_{t+1} = \alpha \cdot y_t + (1 - \alpha)\hat{y}_t \qquad （12\text{-}1）$$

即以第 t 周期的一次指数平滑值作为第 $t+1$ 期的预测值。

（二）二次指数平滑法

当时间序列的变动呈现线性趋势时，用一次指数平滑法来预测存在着明显的滞后偏差，即当序列中存在上升趋势时，预测值往往会偏低，而存在下降趋势时则会偏高。修正的方法是在一次指数平滑的基础上再做二次指数平滑，利用滞后偏差的规律找出曲线的发展方向和发展趋势，然后建立直线趋势预测模型，故又称线性指数平滑法。以下简要介绍布朗单一参数线性指数平滑法数学模型，其平滑公式为

$$S_t^{(2)} = \alpha S_t^{(1)} + (1 - \alpha)S_{t-1}^{(2)} \qquad （12\text{-}2）$$

其预测公式为

$$\hat{y}_{t+T} = a_t + b_t T, \quad T = 1, 2, \cdots \qquad （12\text{-}3）$$

式中，t 为当前时期数，T 为当前时期数 t 到预测期的时期数，$\hat{y}_{t+T}$ 为 $t+T$ 期的预测值，a_t 为截距，b_t 为斜率。

（三）三次指数平滑法

若时间序列的变动呈现出二次曲线趋势，则需要用三次指数平滑法。三次指数平滑是在二次指数平滑的基础上再进行一次平滑。它包括布朗三次指数平滑、温特线性和季节性指数平滑。布朗三次指数平滑模型适用于具有非线性趋势存在的序列，温特线性和季节性指数平滑模型适用于同时具有趋势性和季节性的时间序列。各种模型适用于不同类型的时间序列，在实际应用中需根据序列中的趋势性、季节性等特点选择合适的预测模型。

三、ARIMA 模型

差分自回归移动平均（autoregressive integrated moving average，ARIMA）模

型，是由 Box 和 Jenkins 提出的一个著名时间序列预测方法，又称为 Box-Jenkins 模型，它是多个模型的混合。该模型包括自回归（autoregressive，AR）、差分（integrated，I）、移动平均（moving average，MA）三个部分。

（一）自回归模型

自回归模型描述当前值与历史值之间的关系，用变量自身的历史时间数据对自身进行预测。p 阶自回归模型记为 AR（p），其公式为

$$Y_t = \varphi_1 Y_{t-1} + \varphi_2 Y_{t-2} + \cdots + \varphi_p Y_{t-p} + e_t \qquad (12\text{-}4)$$

式中，p 是自回归模型的阶数，$Y_t, Y_{t-1}, Y_{t-2}, \cdots, Y_{t-p}$ 为不同时期记录的指标数值，$\varphi_1, \varphi_2, \cdots, \varphi_p$ 为自回归系数，e_t 为误差，表示不能用模型解释的随机因素。

（二）移动平均模型

移动平均模型是历史时期的随机干扰或预测误差来线性表达当前的预测值，q 阶移动平均模型记为 MA（q），其公式为

$$Y_t = e_t - \theta_1 e_{t-1} - \theta_2 e_{t-2} - \cdots - \theta_q e_{t-q} \qquad (12\text{-}5)$$

式中，q 是移动平均模型的阶数，Y_t 为时间 t 时期记录的指标数值，$\theta_1, \theta_2, \cdots, \theta_q$ 为移动平均回归系数，$e_t, e_{t-1}, e_{t-2}, \cdots, e_{t-q}$ 为不同时期的误差。

（三）自回归移动平均模型

自回归移动平均模型是自回归和移动平均模型两部分相结合，记为 ARMA（p，q），其公式为

$$Y_t = \varphi_1 Y_{t-1} + \varphi_2 Y_{t-2} + \cdots + \varphi_p Y_{t-p} + e_t - \theta_1 e_{t-1} - \theta_2 e_{t-2} - \cdots - \theta_q e_{t-q} \qquad (12\text{-}6)$$

式中，p 是自回归阶数，q 是移动平均阶数。

（四）差分自回归移动平均模型

将自回归模型 AR（p）、移动平均模型 MA（q）和差分 I（d）结合，就得到了差分自回归移动平均模型（ARIMA）。前面的几种模型都可以看作 ARIMA 的某种特殊形式。通常表示为 ARIMA（p，d，q）。p 为自回归阶数，q 为移动平均阶数，d 为非平稳时间序列转化成平稳时间序列的差分阶数。差分是 ARIMA 模型相比 ARMA 模型多的一个过程，当时间序列为非平稳序列时，可对原始序列进行差分得到平稳时间序列，一般情况下，非平稳序列在经过一阶差分或二阶差分后都可以平稳化。若时间序列本身就是平稳的，数据不需要做差分，则为 ARIMA（p，0，q），等同于 ARMA（p，q）。ARIMA 模型按照季节性波动分为非季节性 ARIMA 模型与季节性 ARIMA 模型。

（五）季节 ARIMA 模型

对于一些以季度、月份为单位的序列常具有明显的季节特征。季节模型和连续序列一样，只是连续模型的时间单位为 1，而季节模型的时间单位是相应的周期 s。季节周期为 s 的差分自回归滑动平均模型记为 ARIMA $(P, D, Q)s$，其中 P，D，Q 分别为以 s 为周期的自回归、差分、移动平均阶数。

（六）ARIMA 乘积季节模型

有些季节性时间序列不仅含有季节性成分，还含有非季节性成分，若用单一的季节性或非季节性模型进行分析，其预测效果往往不理想，把上述全部模型综合在一起即 ARIMA 乘积季节模型，对于一般的序列，ARIMA 乘积季节模型都能得到较为理想的预测效果，记为 ARIMA (p, d, q) × ARIMA $(P, D, Q)s$。

非季节模型的自相关函数（autocorrelation function，ACF）和偏自相关函数（partial autocorrelation function，PACF）具有各自的特征，见表 12-3。

表 12-3　非季节模型的自相关和偏自相关函数特征

模型的阶数	自相关函数	偏自相关函数
AR (p)	拖尾	滞后 p 阶后截尾
MA (q)	滞后 q 阶后截尾	拖尾
ARMA (p, q)	拖尾	拖尾

季节模型的自相关和偏自相关函数具有各自的特征，见表 12-4。

表 12-4　季节模型的自相关和偏自相关函数特征

模型的阶数	自相关函数	偏自相关函数
AR (p) × $(P)s$	拖尾	滞后 $p+sP$ 阶后截尾
MA (q) × $(Q)s$	滞后 $q+sQ$ 阶后截尾	拖尾
ARMA (p, q) × $(P, Q)s$	拖尾	拖尾

四、SPSS 软件实现及分析结果

（一）主要路径

以例 12-1 为例讲述。

在建立数据库时，首先需要对时间序列定义时间变量，步骤为 Data→Define Dates，定义 Cases Are：Years，First Case Is：1990。绘制前列腺癌年发病率序列图，步骤为 Analyze→Forecasting→Sequence Charts，将 incidence 选入 Variables，将时间变量 YEAR_ 选入 Time Axis Labels。

指数平滑法在 SPSS 软件中的路径为 Analyze→Forecasting→Create Models。打开对话框，从源变量中将 incidence 选入 Dependent Variables，Method 选择 Exponential Smoothing，单击 Criteria 按钮，在 Nonseasonal 选择 Holt's linear trend 或 Brown's linear trend，在 Statistics 勾选输出的拟合度量：R square、Root mean square error、Mean absolute error 等，并输出 Parameter estimates、Residual ACF、Residual PACF、Display forecasts，在 Plots 中选择 Fit values、Confidence intervals for forecasts、Confidence intervals for fit values，在 Options 中，Forecast Period 选择 First case after end of estimation period through a specified date，Date 中输入 2009，代表预测到 2009 年。

（二）分析结果

分析结果见图 12-1～图 12-8，表 12-5～表 12-11。

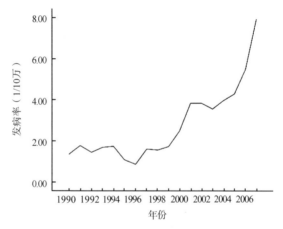

图 12-1   1990～2009 年某市前列腺癌发病率序列图

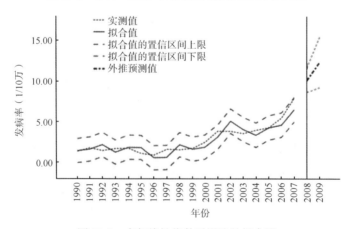

图 12-2   布朗线性指数平滑法的拟合图

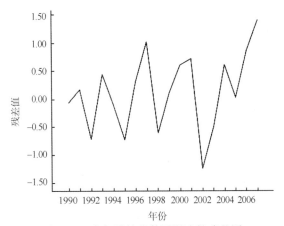

图 12-3 布朗线性指数平滑法的残差图

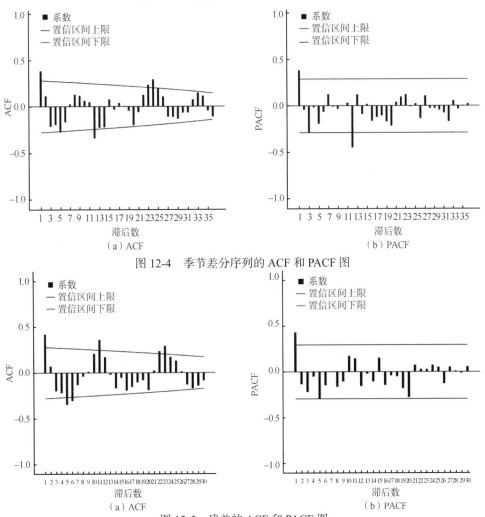

（a）ACF　　　　　　　　　　（b）PACF

图 12-4 季节差分序列的 ACF 和 PACF 图

（a）ACF　　　　　　　　　　（b）PACF

图 12-5 残差的 ACF 和 PACF 图

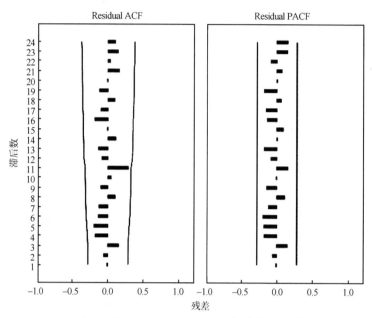

图 12-6　ARIMA（1,0,0）×ARIMA（1,1,0）₁₂模型残差序列的 ACF 和 PACF

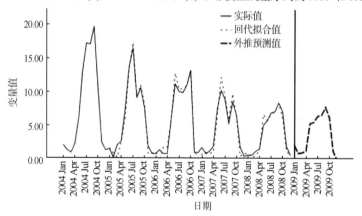

图 12-7　ARIMA（1,0,0）×ARIMA（1,1,0）₁₂模型预测值与实际值的序列图

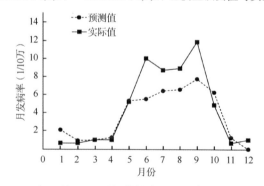

图 12-8　2009 年 1 月至 12 月细菌性痢疾发病率预测值与实际值比较

表 12-5 指数平滑模型描述表

模型身份	发病率	模型_1	模型类型 布朗

表 12-6 指数平滑模型拟合表

拟合统计量	均数	标准误	最小值	最大值
稳定 R^2	−0.018	—	−0.018	−0.018
R^2	0.850	—	0.850	0.850
均方根误差	0.712	—	0.712	0.712
平均绝对百分比误差	24.928	—	24.928	24.928
绝对百分比误差的最大值	67.813	—	67.813	67.813
平均绝对误差	0.570	—	0.570	0.570
绝对误差最大值	1.415	—	1.415	1.415
贝叶斯信息准则的标化值	−0.518	—	−0.518	−0.518

表 12-7 布朗线性指数平滑法参数估计

模型			估计	标准误	t	P
发病率-模型_1	未转换	α（水平与优势）	0.911	0.133	6.830	0.000

表 12-8 1990～2009 年某市前列腺癌发病情况

年份	发病率（1/10 万）	拟合值（95% CI，1/10 万）	年份	发病率（1/10 万）	拟合值（95% CI，1/10 万）
1990	1.36	1.42（−0.08，2.93）	2000	2.47	1.87（0.36，3.37）
1991	1.78	1.61（0.11，3.11）	2001	3.83	3.11（1.61，4.62）
1992	1.45	2.17（0.67，3.67）	2002	3.82	5.07（3.56，6.57）
1993	1.69	1.25（−0.25，2.75）	2003	3.54	4.04（2.54，5.54）
1994	1.74	1.85（0.34，3.35）	2004	3.95	3.34（1.84，4.84）
1995	1.08	1.81（0.31，3.32）	2005	4.27	4.25（2.74，5.75）
1996	0.86	0.55（−0.95，2.05）	2006	5.46	4.59（3.09，6.09）
1997	1.60	0.58（−0.92，2.08）	2007	7.91	6.49（4.99，8.00）
1998	1.55	2.16（0.66，3.66）	2008	10.01	10.11（8.61，11.62）
1999	1.72	1.62（0.11，3.12）	2009	13.03	12.33（9.21，15.45）

表 12-9　ARIMA 模型描述

			模型类型
模型身份	月发病率（1/10 万）	模型_1	ARIMA（1，0，0）（1，1，0）

表 12-10　ARIMA 模型拟合度量指标

模型	预测因素的个数	模型拟合统计量			Ljung-Box Q（18）			离群值的个数
		R^2	均方根误差	平均绝对误差	统计量	自由度	P	
月发病率（1/10 万）-模型_1	0	0.965	0.898	0.615	20.396	16	0.203	6

表 12-11　ARIMA 模型参数估计值

				估计	标准误	t	P
月发病率（1/10 万）-模型_1	月发病率（1/10 万）	未转换	常量	−0.450	0.204	−2.205	0.033
		AR	Lag 1	0.482	0.092	5.242	0.000
		AR	Lag 1	−0.327	0.101	−3.227	0.003
		季节性					
		季节差分		1			

五、分析结果在学术论文中的整理及表述

例 12-1 的指数平滑法分析结果可以整理为"从序列图可以看出序列图有明显的趋势性，考虑采用二次指数平滑法。布朗线性指数平滑法的模型拟合情况，R^2 为 0.850，说明模型拟合较好。指数平滑模型的水平和趋势参数均为 0.911，$P<$ 0.001。从拟合图中可以看出拟合值序列的线性轨迹与原始序列很接近。从残差图中可以看出残差是随机分布的，没有显示任何的规律性，表明拟合结果是合理的。采用所建立的指数平滑模型对 2008 年、2009 年的发病率进行预测，从预测结果可以看出，本方法具有较高的预测精度"。

同理，例 12-2 的 ARIMA 模型分析结果可以整理为"采用的是 ARIMA（1，0，0）×ARIMA（1，1，0）$_{12}$ 模型，R^2 为 0.965，说明模型拟合较好。残差序列的 Box-Ljung 统计量为 20.396，$P=0.203$，无统计学意义，图 12-6 为 ARIMA（1，0，0）×ARIMA（1，1，0）$_{12}$ 模型残差序列的 ACF 和 PACF 图形，残差序列的 ACF 和 PACF 均落在 95% 置信区间内。因此，可以认为残差序列是白噪声。根据 ARIMA（1，0，0）×ARIMA（1，1，0）$_{12}$ 模型预测值与实际值的序列图，可以看出预测值序列的轨迹与实际值很接近，同时也给出了 2009 年 1 月至 12 月的 12 个数据回代预测结果图（图 12-8）。可以看出，综合季节性和非季节性成分的复

合模型给出了较好的预测值"。

第三节　应用注意事项

1. 注意离群值　离群值（outlier）是指一个时间序列中，远离序列一般水平的极端大值或极端小值。离群值的出现可能是由于采样中的误差，如记录仪出现偏差、工作人员出现笔误、计算错误等，此外由于受到各种偶然非正常因素的影响，例如，在人口死亡序列中，由于某年发生了地震，所以该年的死亡人数急剧增加。不论是何种原因引起的离群值，对时间序列分析都会造成一定的影响，直接影响模型的拟合和预测精度，甚至得出错误的结果。在进行时间序列分析时，首先应检验是否存在离群值，在 SPSS 软件中，可以按如下步骤自动检测离群值及其类型：Analyze→Forecasting→Criteria→Outliers→Detect outliers automatically。离群值的处理方法有多种，有兴趣的读者可参阅有关参考书目。

2. 注意缺失值　在时间序列数据的采集过程中，由于仪器故障、操作失误等种种原因，经常会出现观察数据缺失的现象。数据的缺失会影响时间序列的连续性，极大地影响模型的准确性，多数时间序列模型要求数据具有完整性。当时间存在缺失值时，可采用 SPSS 软件 Transform→Replace Missing value 过程对缺失值采用适当的方法进行填补。

3. 序列的平稳性　序列平稳性是进行时间序列分析的前提条件。对序列的平稳性有两种检验方法：一是根据序列图和自相关图显示的特性做出判断的图形检验法，一个平稳的时间序列在序列图上往往表现出一种围绕其均值不断波动的过程，而非平稳序列则表现出在不同的时间段上升或下降的趋势；二是通过构造统计量进行假设检验的方法，如最常用的单位根检验（unit root test）。对于非平稳时间序列，需要对数据进行必要的变换，使其转换为平稳序列，如最常见的差分法。在 SPSS 中可通过如下菜单选项实现：Analyze→Create Time Series→Function。

4. 模型选择　时间序列预测模型很多，本章仅简要介绍了指数平滑法和 ARIMA 模型。在实际应用中，可通过拟合多种不同的预测模型，或者考虑将两种或两种以上的模型进行组合，比较不同模型的拟合指标，从而确定最佳预测模型。

5. 预测时间　尽管对于现有的时间序列进行的预测模型的建立，模型的预测精度达到了较为满意的效果，但指数平滑法和 ARIMA 模型通常适用于事件短期趋势的预测，长期预测效果较差。指数平滑法认为近期数据对预测的影响大，远期数据对预测的影响较小，因此，该法理论上不适用于随时间波动较大的时间序列。

思考与练习

一、简答题

（1）简述时间序列分析的基本步骤。

（2）简述指数平滑法的分类，以及适用情况。

（3）ARIMA 预测模型由哪些模型组成，以及它们与 ARIMA 模型的关系。

（4）ARIMA 预测模型定阶的方法包括哪些？

二、计算分析题

（1）表 12-12 为某医院 2007～2015 年门诊的年就诊人次数，试分析就诊人次的变化趋势，用指数平滑法对该医院 2016～2018 年的门诊量进行预测。

表 12-12　某医院 2007～2015 年门诊量（千人次）

年份	2007	2008	2009	2010	2011	2012	2013	2014	2015
门诊量	365	385	421	486	514	581	629	703	810

（2）某研究者收集了某市 2000～2008 年猩红热月发病率数据（表 12-13），试用合适的时间序列模型预测 2009 年当地的月发病率。

表 12-13　某市 2000～2008 年猩红热月发病率（1/10 万）

年份	月份											
	1月	2月	3月	4月	5月	6月	7月	8月	9月	10月	11月	12月
2000	0.116	0.092	0.346	0.299	0.115	0.115	0.115	0.046	0.092	0.046	0.023	0.000
2001	0.046	0.045	0.068	0.228	0.296	0.205	0.091	0.023	0.046	0.091	0.205	0.023
2002	0.158	0.023	0.092	0.271	0.068	0.135	0.090	0.023	0.000	0.000	0.113	0.045
2003	0.067	0.090	0.067	0.159	0.022	0.067	0.022	0.045	0.045	0.045	0.022	0.000
2004	0.109	0.218	0.262	0.175	0.298	0.240	0.087	0.065	0.109	0.175	0.327	0.437
2005	0.282	0.325	0.390	0.715	0.412	0.563	0.195	0.130	0.130	0.152	0.130	0.303
2006	0.120	0.060	0.419	0.279	0.180	0.240	0.120	0.040	0.040	0.080	0.140	0.160
2007	0.279	0.020	0.419	0.319	0.838	0.279	0.160	0.060	0.080	0.120	0.339	0.519
2008	0.559	0.140	0.399	0.359	0.659	0.359	0.160	0.180	0.100	0.080	0.140	0.559

（朋文佳）

第十三章　多水平模型简介

通过前面内容的学习，可以了解传统线性模型在运用时需满足正态性、方差齐性、独立性等条件。但在实际工作中，经常会遇到许多资料具有"层次性"结构。例如，当以医护工作者为研究对象时，纳入的医护工作者会来自不同的医院，这就形成了医院、医护人员的两层结构数据，来自同一家医院的医护人员，其特征较从一般总体中随机抽取的个体更趋向于相似，即同一医院的医护人员，其特征具有相关性，数据是非独立的。又如，同一个体在不同时间测量的生长发育指标也往往互不独立。这种层次结构数据（hierarchically structured data）广泛存在于医学卫生领域研究中，因为某些特征而具有多个层级或多个水平，也称为多水平数据。其主要特征是同一层级的观察个体间往往不具备独立性，所关注的结局变量在同一单位级别内存在相关性。换句话说，多水平数据最主要的特征是反应变量的分布存在地区或特定空间内的相似性，又称聚集性，其大小常用组内相关（intra-class correlation，ICC）度量。对于此类数据，采用多水平模型（multilevel models）进行分析所得到的参数估计值会更加准确。

第一节　医学研究资料及其分析目的

一、医学研究背景及资料的格式

例 13-1　美国每年都会对成年人群的健康状况进行问卷式的随机抽样调查，调查的内容包括一般人口学信息和健康相关信息。某同学在留学期间想要分析影响美国人群 BMI 值的一般因素，并获取了 2015 年美国对 32169 位调查对象的调查资料。在阅读了一些文献之后，他从现有的资料里选择了性别、年龄、种族、运动频率、是否吸烟等信息，打算用已经学过的一般线性回归模型来进行数据分析。但是他在整理资料时发现，调查者把调查人群的经济水平划分成了 300 个层次。然后他想到，处在相同经济水平的人，其生活条件、健康观念和饮食习惯等可能会比较相近，这可能会导致其 BMI 值也会有一定的相似性。结合前面所学知识，一般线性模型要求数据具有独立性，此时他有点疑惑，如果这个数据的分析还采用一般线性模型是否合适呢？在请教了统计学老师之后，他决定尝试用多水平线性模型来进行本次数据分析，并将数据整理到 Excel 表格中以便可以直接导入到 SPSS 软件，规范格式见表 13-1，其中变量 ID 为调查对象编号。

表 13-1　2015 年美国全国健康访谈调查数据演示

编号	年龄（岁）	性别	人种	体重指数（kg/m²）	吸烟	经济水平（美元）	锻炼频次	是否患高血压
1	85	2	1	19.03	2	50	4	1
2	85	2	1	26.51	2	119	1	1
3	46	2	1	50.76	2	197	4	1
4	85	2	1	21.51	1	215	4	1
5	20	2	1	30.15	1	159	4	2
6	68	2	1	25.34	1	296	4	2
7	74	1	1	31.58	1	287	2	1
8	73	2	1	37.80	1	241	4	1
9	85	1	1	25.60	1	44	4	1
10	55	1	1	25.06	1	164	1	2
…	…	…	…	…	…	…	…	…
32165	37	2	1	24.67	1	167	3	2
32166	43	2	1	26.63	1	87	2	2
32167	81	1	1	30.15	1	233	1	2
32168	58	2	3	25.70	1	294	4	2
32169	62	1	3	25.75	1	289	1	1

注：性别（1=男性，2=女性），种族（1=白种人，2=黑种人，3=阿拉斯加原住民，4=黄种人），吸烟（1=是，2=否），锻炼频次（1=每天，2=每周一次，3=每月一次，4=不运动），是否患高血压（1=是，2=否）。

二、分析目的

通过整理数据，该同学利用自己的专业知识想分析以下两个方面：

（1）对于反应变量为连续型变量：不同经济水平下调查对象的 BMI 变化情况及探讨影响 BMI 水平的有关因素。

（2）对于反应变量为二分类变量：不同经济水平下调查对象患高血压的情况及探讨影响患高血压的有关因素。

第二节　多水平模型的应用

一、模型简介及应用条件

多水平模型也常被称作混合效应模型，它考虑到了数据在层之间的聚集性。之所以称为"混合效应"模型，是由于该模型中不仅考虑到了固定效应还考虑到了随机效应。如果某因素所引起的效应能够对整体某指标的均值水平产生明显影响，那么该效应就被称为固定效应，比如，实验性研究中所施加的处理因素（如药物的剂量、种类等）。在观察性研究中，固定效应因素可以是高水平层次的因素，比如，在研究影响社区人群健康状况的因素时，社区的卫生服务质量可以看成是固定效应因素；固定效应因素也可以根据研究分析目的来选择，比如想要分析年龄、运动频率和 BMI 值的关系，便可以把年龄和运动频率作为固定效应因素。如果某因素所引起的效应只是抽样过程所致，在不同的样本里，其产生的效应会有一定差异，那么这个效应被称作随机效应。随机效应一般是由观察个体本身所具有的因素产生的效应，比如个体的年龄、生活习惯等。一个因素可以同时产生固定效应和随机效应。

　　本章所讨论的混合线性模型保留了传统线性模型中反应变量 Y 满足正态性的假定，而对独立性与方差齐性不做要求。其一般表达式如下：

$$y_{ij} = \beta_{0j} + \beta_{1j}x_{ij} + e_{ij} \tag{13-1}$$

$$\beta_{0j} = \beta_0 + u_{0j}, \quad u_{0j} \sim (0, \sigma_{u0}^2), \quad e_{ij} \sim (0, \sigma_{e0}^2) \tag{13-2}$$

$$\beta_{1j} = \beta_1 + u_{1j}, \quad u_{1j} \sim (0, \sigma_{u1}^2) \tag{13-3}$$

式中，$j=1$，2，$\cdots$，m 表示水平 2 单位（经济水平），$i=1$，2，$\cdots$，n 表示水平 1 单位（调查对象）。y_{ij} 和 x_{ij} 分别为第 j 个经济水平层中第 i 个调查对象的反应变量观测值和解释变量观测值，即 i 代表最小的观察单位（调查对象），j 代表高一级的观察单位（经济水平）。

　　y_{ij}、β_{1j} 与传统的线性模型解释相同。β_{0j} 表示第 j 个截距值，即当 x 取 0 时，所有的 y_{ij} 的总平均估计值；β_1 表示解释变量 x 的固定效应估计值；u_{0j} 为随机变量，相当于水平 2 单位（经济水平）的残差项，反映了第 j 个医院对 y 的随机效应；e_{ij} 为随机误差项，即水平 1 单位（调查对象）的残差项；σ_{u0}^2 和 σ_{e0}^2 方差描述模型的随机效应，这是多水平模型区别于经典模型的关键部分。

　　上述方程组经过整理后，也可以表述成如下形式：

$$y_{ij} = (\beta_0 + \beta_1 x_{ij}) + (u_{0j} + u_{ij} + e_{0ij}) \tag{13-4}$$

二、几种常见的类型

（一）方差成分模型

　　将因变量 y 分解成个体变异和层间变异两部分，固定效应部分和随机效应部分都没有自变量被引入，此时的模型被称作空模型（empty model）或者零模型（null model）。

假定一个两水平的层次结构数据，经济水平为水平 2 单位，调查对象为水平 1 单位，经济水平是相应总体的随机样本，模型中的固定效应部分有一个或多个解释变量 x_{ij}，此时是在固定效应部分引入自变量的方差成分模型（variance component model）。方差成分模型可表述成如下形式：

$$y_{ij} = \beta_{0j} + e_{ij} \tag{13-5}$$

或者

$$y_{ij} = \beta_{0j} + \beta_1 x_{ij} + e_{ij} \tag{13-6}$$

其中，

$$\beta_{0j} = \beta_0 + u_{0j} \tag{13-7}$$

式中，$j=1$，2，…，m 表示水平 2 单位（经济水平），$i=1$，2，…，n 表示水平 1 单位（调查对象）。β_{0j} 和 β_1 为参数，β_1 表示协变量 x 的固定效应估计值，即 y 与协变量 x 的关系在各经济水平间是相同的，换言之，经济水平间 y 的变异与协变量 x 的变化无关。e_{ij} 为随机误差项，即调查对象水平的随机误差。实际上，方差成分模型拟合的是 j 条平行的回归线，截距（β_{0j}）不同，斜率（β_1）相同。

该例中，$\beta_0 = 28.082\,614$，Var $(e_{ij}) = \sigma_{e0}^2 = 40.929\,676$，Var $(u_{0j}) = \sigma_{u0}^2 = 0.985\,963$，反映经济水平差异的估计值为 0.985 963，$P < 0.001$，具有统计学意义，不同的经济水平，BMI 水平不同。

（二）随机系数模型

随机系数模型（random coefficient model）指解释变量 x 的系数估计不是固定的而是随机的，即解释变量 x 对因变量 y 的效应在不同层次水平上是不同的。简而言之，建模时需要把解释变量 x 引入到模型的随机效应部分。随机系数模型可表述成如下形式：

$$y_{ij} = \beta_{0j} + \beta_{1j} x_{ij} + e_{0ij} \tag{13-8}$$

$$\beta_{0j} = \beta_0 + u_{0j}, \quad u_{0j} \sim (0, \sigma_{u0}^2), \quad e_{0ij} \sim (0, \sigma_{e0}^2) \tag{13-9}$$

$$\beta_{1j} = \beta_1 + u_{1j}, \quad u_{1j} \sim (0, \sigma_{u1}^2) \tag{13-10}$$

β_{1j} 表示解释变量 x 对因变量的效应在各个水平层间是不同的，区别于方差成分模型。σ_{u1}^2 指上述截距离差值与斜率离差值的协方差，反映了它们之间的相关关系。

将上述方程表述成固定效应与随机效应之和的形式如下：

$$y_{ij} = (\beta_0 + \beta_1 x_{ij}) + (u_0 + u_{1j} x_{ij} + e_{ij}) \tag{13-11}$$

该例中，固定效应：$\beta_0 = 25.036\,535$，运动频率设置为哑变量，以不运动为参考组，β_1（运动频率=1）$= -1.006\,794$，β_1（运动频率=2）$= -0.755\,808$，β_1（运动

频率=3）=−0.000 147，对运动频率固定效应进行检验，分别为 $P<0.001$，$P<0.001$ 和 $P<0.999$，说明每天运动和每周运动一次相对于不运动有利于降低调查对象的 BMI 水平，而每月运动一次相对于不运动对调查对象的 BMI 水平无影响。随机效应 $\mathrm{Var}(e_{ij})=\sigma_{e0}^2=39.933\ 806$，$\mathrm{Var}(u_{0j})=\sigma_{u0}^2=0.582\ 394$，$\mathrm{Var}(u_{1j})=\sigma_{u1}^2=0.011\ 211$，对运动频率随机效应 σ_{u1}^2 进行检验，$P=0.811$，说明运动频率对调查对象 BMI 的影响，在不同经济水平间的差异没有统计学意义。固定效应决定了全部经济水平的平均回归线，这条直线的截距即平均截距 β_0。直线的斜率即平均斜率 β_1。μ_{1j} 为随机系数，表示第 j 个经济水平的斜率与平均斜率的离差值。

（三）多水平二分类 logistic 回归模型

当因变量是二分类结局，并且阳性事件的出现频率存在层内聚集性时，可拟合二分类反应变量的多水平 logistic 回归模型。该模型可表述成如下形式：

$$y_{ij} \sim \mathrm{logit}(P_{IJ})=\beta_{0j}+\beta_1 x_{ij} \tag{13-12}$$

$$\beta_{0j}=\beta_0+u_{0j} \tag{13-13}$$

类似于多水平线性模型，多水平二分类 logistic 回归模型也可以表述成固定效应与随机效应之和的形式：

$$y_{ij} \sim \mathrm{logit}(P_{ij})=(\beta_0+u_{0j})+\beta_1 x_{ij} \tag{13-14}$$

$$u_{0j} \sim (0,\sigma_{u0}^2), \quad \mathrm{Var}(P_{ij})=\delta\pi_{ij}(1-\pi_{ij})/n_{ij} \tag{13-15}$$

β_1 为处理因素的效应参数，又称固定效应参数。u_{0j} 为水平 2 单位（经济水平）的 logit 均值，β_{0j} 与总均值 β_0 之差，又称为随机效应或高水平的残差。u_{0j} 的方差 σ_{u0}^2 又称为随机参数，反映了高水平单位间（经济水平）比数（率）的差别，即 σ_{u0}^2 越大说明数据在高水平单位内的聚集性越强。当 $\sigma_{u0}^2=0$ 时，该模型演变为一般的 logistic 回归模型。δ 为尺度参数。

三、层内聚集效应的检验

在实际数据分析中应用多水平模型时，要先判断资料是否存在层内的聚集性，一般可从三个方面进行考虑。

（1）结合专业方面的知识和具体情况进行判断。

（2）对随机参数的估计值 σ_{u0}^2 做假设检验，如果有统计学意义，则可认为数据存在层内聚集性。

（3）用组内相关系数进行度量。

组内相关（intra-class correlation，ICC）在一定程度上可以反映在不同水平上、各单位之间的聚集性。在 2 水平的方差成分模型中，1 水平个体间的相关可以表示为

$$\rho = \frac{\sigma_{u0}^2}{\rho_{u0}^2 + \sigma_{e0}^2}$$

（13-16）

式中，ρ 表示水平 2 的方差占总方差的比例，实际反映的是水平 1 的个体在水平 2 单位中的聚集性或者相似性。若 $\rho = 0$，表明数据完全不具有层次结构，可以忽略高水平的存在，简化为传统的单水平模型；反之，如果 $\rho \neq 0$，则表示存在高水平变异，不能忽视数据的层次结构。

另外值得注意的是，除了组内相关之外，水平 2 的个数也需要考虑。如果水平 2 单位很少，比如 5 个中心的临床实验，即使 5 个中心之间差异较大，也不一定非要采用多水平模型。

四、多水平模型的一般分析步骤

第一步：拟合零模型（又叫空模型、截距模型），即不含任何自变量的模型，这是多水平模型分析的基础，用于判断是否有必要考虑数据的多水平结构，只有通过零模型判断数据存在显著的相关性，提示多水平结构不能忽略，才有必要继续多水平分析，否则用常规的多因素分析方法即可。

第二步：筛选自变量，从逻辑上讲是先在空模型基础上引入高水平自变量，再引入低水平上的变量，但实际分析中常将各水平自变量一起引入。另外，还应该通过比较模型拟合结果，不断调整模型。

第三步：简单的多水平分析到第二步就可以结束，更进一步的研究还可考虑设定随机斜率、跨水平的交互作用等，这部分相对较复杂，本次分析中只做简单介绍，有兴趣的读者可参考王济川（2008）主编的《多层统计分析模型——方法与应用》进一步学习。

五、SPSS 软件实现及分析结果

（一）方差成分模型——空模型

1. 主要路径　多水平线性模型方法在 SPSS 软件中的路径为 Analyze→ Mixed Models→Linear，打开对话框后，将分层变量"经济水平"放入 Subjects 变量栏中，如果是对多个个体间的重复测量资料，在数据的录入时要增加一个表示测量时间的变量，并把该变量放入 Repeated 变量栏中，单击 Continue 按钮，将因变量 BMI 放入 Dependent Variable 变量栏中，单击右侧的 Random 按钮，Random Effects 栏下方勾选 Include Intercept 选项；Subjects Groupings 栏下方把 Subject 框的"经济水平"变量添加到 Combinations 框中，单击 Continue 按钮，再点击右侧的 Statistics 按钮，勾选 Parameter estimates 和 Tests for covariance parameters，单击 Continue

按钮，最后单击 OK 按钮，即可运行。

2. 分析结果 图 13-1 是对模型总体情况的描述。图 13-2 是模型拟合优度的信息量，也叫作信息准则，各信息准则所对应的估计值越小，说明模型的信息提取度越大，模型的拟合度越好。

图 13-3 是对模型整体的检验结果，图 13-4 是对模型中固定效应部分的参数估计和检验结果，本次是拟合的空模型，所以只包含截距项。图 13-5 是对随机效应部分的协方差估计，空模型的随机效应部分也只包含了截距项。

Model Dimension[a]

		Number of Levels	Covariance Structure	Number of Parameters	Subject Variables
Fixed Effects	Intercept	1			
Random Effects	Intercept[b]	1	Variance Components	1	经济水平
				1	
Residual				1	
Total		2		3	

a. Dependent Variable: BMI.

b. As of version 11.5, the syntax rules for the RANDOM subcommand have changed. Your command syntax may yield results that differ from those produced by prior versions. If you are using version 11 syntax, please consult the current syntax reference guide for more information.

图 13-1 模型总体情况描述

Information Criteria[a]

-2 Restricted Log Likelihood	211 050.502
Akaike's Information Criterion（AIC）	211 054.502
Hurvich and Tsai's Criterion（AICC）	211 054.502
Bozdogan's Criterion（CAIC）	211 073.259
Schwarz's Bayesian Criterion（BIC）	211 071.259

The information criteria are displayed in smaller-is-better form.

a. Dependent Variable: BMI.

图 13-2 模型拟合优度的信息量

Type Ⅲ Tests of Fixed Effects[a]

Source	Numerator df	Denominator df	F	Sig.
Intercept	1	273.000	160 180.711	0.000

a. Dependent Variable: BMI.

图 13-3 模型整体的检验结果

Estimates of Fixed Effects[a]

Parameter	Estimate	Std. Error	df	t	Sig.	95% Confidence Interval	
						Lower Bound	Upper Bound
Intercept	28.082 614	0.070 167	273.000	400.226	0.000	27.944 477	28.220 751

a. Dependent Variable:BMI.

图 13-4 模型中固定效应部分的参数估计和检验结果

Estimates of Covariance Parameters[a]

Parameter	Estimate	Std. Error	Wald Z	Sig.	95% Confidence Interval	
					Lower Bound	Upper Bound
Residual	40.929676	0.324315	126.204	0.000	40.298 941	41.570 283
Intercept[subject=Variance 经济水平]	0.985963	0.123753	7.967	0.000	0.770 944	1.260 952

a. Dependent Variable: BMI.

图 13-5　随机效应部分的协方差估计

（二）方差成分模型——固定效应部分引入自变量

由建立的空模型拟合结果看，多水平线性模型更适用于本次数据分析。所以在空模型的基础上，该同学把想要研究的自变量纳入到固定效应部分，以分析这些因素对 BMI 值影响的固定效应。

1. 主要路径　在 SPSS 软件操作界面中依次单击：Analyze→Mixed Models→Linear，打开对话框后，将分层变量"经济水平"放入 Subjects 变量栏中，单击 Continue 按钮，将"因变量 BMI"放入 Dependent Variable 变量栏中，将"性别、种族、运动频率、是否吸烟"分类变量放入 Factor（s）变量栏中，将"年龄"连续变量放入 Covariate（s）变量栏中。单击右侧的 Fixed 按钮，将 Factors and Covariates 中的变量依次选中 Add 到 Model 框中，如果自变量之间具有交互作用，可通过单击 Factors and Covariates 和 Model 两个变量框之间的下拉菜单进行选择，这个需要结合研究设计和相关专业知识来判断。单击 Continue 按钮，其他步骤同上。

2. 分析结果　SPSS 软件分析结果见图 13-6～图 13-8。

TypeⅢ Tests of Fixed Effects[a]

Source	Numerator df	Denominator df	F	Sig.
Intercept	1	5 542.872	41 902.222	0.000
性别	1	32 109.234	10.986	0.001
种族	3	22 923.295	240.253	0.000
运动频率	3	31 946.016	44.568	0.000
是否抽烟	1	32 126.703	0.222	0.638
年龄	1	31 995.625	7.839	0.005

a.Dependent Variable: BMI.

图 13-6　方差成分模型固定效应检验

Estimates of Fixed Effects[a]

Parameter	Estimate	Std. Error	df	t	Sig.	95% Confidence Interval	
						Lower Bound	Upper Bound
Intercept	25.037 592	0.192 539	11 183.061	130.039	0.000	24.660 181	25.415 002
[性别=1]	0.237 583	0.071 680	32 109.234	3.314	0.001	0.097 088	0.378 079
[性别=2]	0[b]	0	—	—	—	—	—
[种族=1]	2.964 638	0.158 008	25 074.769	18.763	0.000	2.654 933	3.274 344
[种族=2]	4.699 425	0.182 532	21 725.558	25.746	0.000	4.341 649	5.057 200
[种族=3]	4.284 363	0.241 602	31 379.503	17.733	0.000	3.810 814	4.757 911
[种族=4]	0[b]	0	—	—	—	—	—
[运动频率=1]	−1.009 959	0.107 741	31 818.057	−9.374	0.000	−1.221 134	−0.798 783
[运动频率=2]	−0.759 111	0.079 978	31 236.023	−9.491	0.000	−0.915 871	−0.602 351
[运动频率=3]	−0.001 011	0.233 170	32 143.676	−0.004	0.997	−0.458 033	0.456 010
[运动频率=4]	0[b]	0	—	—	—	—	—
[是否抽烟=1]	0.035 115	0.074 563	32 126.703	0.471	0.638	−0.111 031	0.181 261
[是否抽烟=2]	0[b]	0	—	—	—	—	—
年龄	0.005 557	0.001 985	31 995.625	2.800	0.005	0.001 667	0.009 448

a. Dependent Variable: BMI.

b. This parameter is set to zero because it is redundant.

图 13-7　方差成分模型固定效应参数分析

Estimates of Covariance Parameters[a]

Parameter	Estimate	Std.Error	Wald Z	Sig.	95% Confidence Interval	
					Lower Bound	Upper Bound
Residual	39.940 632	0.316 503	126.194	0.00	39.325 090	40.565 809
Intercept[subject=Variance 经济水平]	0.586 737	0.087 899	6.675	0.00	0.437 446	0.786 977

a. Dependent Variable: BMI.

图 13-8　随机效应部分的参数估计和检验结果

　　图 13-8 是随机效应部分的参数估计和检验结果，随机效应部分没有自变量引入，其结果解释可参考空模型的随机效应部分。

（三）随机系数模型

　　如果自变量对因变量的影响既有固定效应又存在不能忽视的随机效应，或者在数据分析时对某自变量的随机效应比较感兴趣，那么可以在把自变量引入固定效应的同时，也把自变量引入随机效应部分。操作方法是，在上述模型的操作基础上，单击 Random Effect 按钮，把需要引入的变量从 Factors and Covariates 框添加到 Model 框，其他步骤同上述模型。该同学尝试把运动频率作为随机变量引入随机效应部分，结果如图 13-9 及图 13-10 所示。

Estimates of Fixed Effects[a]

Parameter	Estimate	Std. Error	df	t	Sig.	95% Confidence Interval	
						Lower Bound	Upper Bound
Intercept	25.036 535	0.192 642	10 102.049	129.964	0.000	24.658 919	25.414 151
[性别=1]	0.237 359	0.071 681	32 099.996	3.311	0.001	0.0968 61	0.377 856
[性别=2]	0[b]	0	.	.	.	.	.
[种族=1]	2.964 857	0.158 009	25 070.101	18.764	0.000	2.655 149	3.274 564
[种族=2]	4.699 882	0.182 538	21 704.865	25.747	0.000	4.342 094	5.057 670
[种族=3]	4.284 503	0.241 601	31 377.993	17.734	0.000	3.810 957	4.758 050
[种族=4]	0[b]	0	.	.	.	.	.
[运动频率=1]	−1.006 794	0.108 470	646.435	−9.282	0.000	−1.219 791	−0.793 798
[运动频率=2]	−0.755 808	0.080 818	276.311	−9.352	0.000	−0.914 905	−0.596 710
[运动频率=3]	−0.000 147	0.233 476	11 083.217	−0.001	0.999	−0.457 801	0.457 507
[运动频率=4]	0[b]	0	.	.	.	.	.
[是否抽烟=1]	0.035 017	0.074 564	32 122.658	0.470	0.639	−0.111 131	0.181 164
[是否抽烟=2]	0[b]	0	.	.	.	.	.
年龄	0.005 549	0.001 985	31 947.382	2.796	0.005	0.001 658	0.009 439

a. Dependent Variable: BMI.

b. This parameter is set to zero because it is redundant.

图 13-9 随机系数模型分析

Estimates of Covariance Parameters[a]

Parameter	Estimate	Std. Error	Wald Z	Sig.	95% Confidence Interval	
					Lower Bound	Upper Bound
Residual	39.933 806	0.317 681	125.704	0.000	39.315 991	40.561 329
Intercept[subject=Variance 经济水平]	0.582 394	0.089 767	6.488	0.000	0.430 544	0.787 800
运动频率[subject Variance= 经济水平]	0.011 211	0.046 791	0.240	0.811	3.141 518E−6	40.011 092

a. Dependent Variable: BMI.

图 13-10 协方差系数估计

（四）两水平二分类 logistic 模型的 SPSS 软件实现

例 13-2 该同学在完成了多水平线性模型的分析后又想到，实际的研究中，有许多因变量是二分类变量，比如是否患某种疾病，某种处理因素是否有效，疾病是否治愈等，类似于一般的二分类 logistic 回归模型。如果所研究事物发生的概率具有层内聚集性，此时用多水平二分类 logistic 模型会更加适合此类数据的分析。于是他又从 2015 年的调查资料中选择是否患高血压作为因变量，想要分析人口学和生活习惯等因素与高血压患病的关系。

1. 主要路径 依然选择"经济水平"作为分层变量，先拟合两水平二分类变量的空模型。在操作界面的主菜单选择 Analyze→Mixed Models→Generalized Linear Mixed Models，在弹出的界面中选择"经济水平"变量拖动到 Subjects 所对应的区域（若选择的分层变量无法拖动，注意修改一下数据库中该变量的 Measure 类型）。然后单击 Fields & Effects 按钮，在该界面中 Target 所对应的选项中选择"是否患有高血压"作为目标变量。然后在目标变量的分布类型中选择 Binary logistic regression。单击界面左侧的 Fixed Effects 菜单，勾选 Include Intercept。继续单击 Random Effects 按钮→Add Block 按钮，在弹出的界面中勾选 Include Intercept，在 Subject combination 选项下选择分层变量"经济水平"。在 Build Options 和 Model Options 菜单下可以对参数估计的置信度等参数进行修改，一般使用默认值。参数设置完成后单击 Run 按钮，然后会输出分析的结果。

2. 分析结果 随机部分的参数估计，首先是模型的残差，如图 13-11 所示。单击左下角 Block1，可看到截距项的参数估计，如图 13-12 所示，检验结果的 P 值小于 0.05，可认为高血压的发病率在经济水平的分层中有聚集性，故两水平二分类 logistic 模型适用于该数据的分析。

Covariance Parameters

Target:是否患有高血压

Covariance Parameters	**Residual Effect**	0
	Random Effects	1
Design Matrix Columns	**Fixed Effects**	1
	Random Effects	1[a]
Common Subjects		300

Common subjects are based on the subject specifications for the residual and random effects and are used to chunk the data for better performance.

[a]This is the number of columns per common subject.

Residual Effect	Estimate	Std.Error	Z	Sig.	95% Confidence Interval	
					Lower	Upper
Variance	1.000	.	.	.	.	.

Covariance Structure:Scaled Identity
Subject Specification:(None)

图 13-11 模型的残差

Covariance Parameters

Target:是否患有高血压

Covariance Parameters	**Residual Effect**	0
	Random Effects	1
Design Matrix Columns	**Fixed Effects**	1
	Random Effects	1 [a]
Common Subjects		300

Common subjects are based on the subject specifications for the residual and random effects and are used to chunk the data for better performance.

[a] This is the number of columns per common subject.

Random Effect	Estimate	Std.Error	Z	Sig.	95% Confidence Interval	
					Lower	Upper
Var(Intercept)	0.089	0.012	7.547	.000	0.068	0.115

Covariance Structure:Variance components
Subject Specification:经济水平

图 13-12　主要分析结果

固定效应部分各自变量的检验结果如图 13-13 所示，图 13-14 是各自变量固定系数和 OR 值的估计结果。图 13-15 是对随机效应部分的估计结果，图 13-16 是用图形直观地表示出各哑变量之间的差异情况。和多水平线性模型类似，根据研究设计和分析目的，在随机效应部分也可以加入一个或多个自变量。

Fixed Effects

Target:是否患有高血压
Reference Category:否

Source	F	df1	df2	Sig.
Corrected Model ▼	609.377	9	32,159	.000
性别	30.385	1	32,159	.000
年龄	4,958.929	1	32,159	.000
种族	131.338	3	32,159	.000
运动频率	26.072	3	32,159	.000
是否抽烟	71.870	1	32,159	.000

Probability distribution:Binomial
Link function:Logit

图 13-13　固定效应检验结果

Fixed Coefficients

Target:是否患有高血压
Reference Category:否

Model Term	Coefficient ▶	Sig.
Intercept	-3.947	.000
性别=1	0.149	.000
性别=2	0ᵃ	
年龄	0.059	.000
种族=1	0.075	.238
种族=2	0.846	.000
种族=3	0.497	.000
种族=4	0ᵃ	
运动频率=1	-0.285	.000
运动频率=2	-0.215	.000
运动频率=3	0.010	.911
运动频率=4	0ᵃ	
是否抽烟=1	0.232	.000
是否抽烟=2	0ᵃ	

Probability distribution:Binomial
Link function:Logit

ᵃThis coefficient is set to zero because it is redundant.

图 13-14　自变量固定系数和 OR 值的估计结果

Covariance Parameters

Target:是否患有高血压

Covariance Parameters	Residual Effect	0
	Random Effects	1
Design Matrix Columns	Fixed Effects	14
	Random Effects	1ᵃ
Common Subjects		300

Common subjects are based on the subject specifications for the residual and random effects and are used to chunk the data for better performance.

ᵃThis is the number of columns per common subject.

Random Effect	Estimate	Std.Error	Z	Sig.	95% Confidence Interval	
					Lower	Upper
Var(Intercept)	0.052	0.009	5.689	.000	0.037	0.074

Covariance Structure:Variance components
Subject Specification:经济水平

图 13-15　随机效应部分的估计结果

Estimated Means: Significant Effects

Target: 是否患有高血压

Estimated means charts for significant effects (p<.05) are displayed. Up to ten effects are displayed, beginning with the top three-way effects. Effects shown contain categorical predictors only.

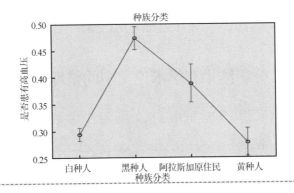

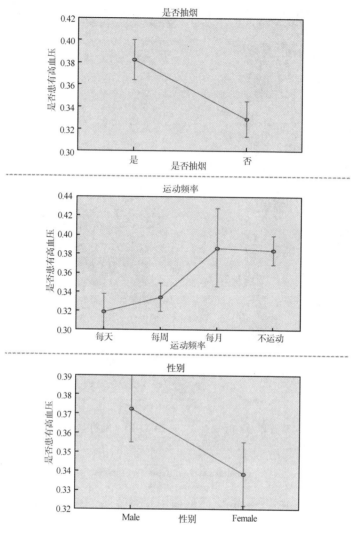

图 13-16   若干自变量的哑变量之间的差异图

六、分析结果在学术论文中的整理及表述

例 13-1 的分析结果可以整理为"由随机效应部分的参数估计和假设检验结果看，各经济水平的组内相关系数，$ICC = \dfrac{\sigma_{u0}^2}{\sigma_{u0}^2 + \sigma_{e0}^2} = \dfrac{0.985\ 963}{40.929\ 676 + 0.985\ 963} \approx 0.024$，表明在结局变量中约有 2.4% 的变异是由经济水平的不同而引起的。反映因变量在各经济水平内总变异的估计值为 $\sigma_{u0}^2 = 0.985\ 963$，$P<0.001$，差异具有统计学意义，说明调查对象的 BMI 在同一经济水平内具有相似性。因此，多水平线性模型适用

于该数据的分析。在多水平线性模型的固定效应部分引入性别、种族、运动频率、是否吸烟和年龄等变量，性别、种族、运动频率和年龄对 BMI 的影响有统计学意义（$P<0.05$），而是否吸烟对 BMI 的影响无统计学意义，说明在同一经济水平的调查对象，其 BMI 主要受年龄、性别、种族和运动频率的影响。BMI 值会随年龄增加而增加；男性的 BMI 值会比女性高；白种人、黑种人和阿拉斯加原住民的 BMI 要比黄种人的 BMI 高；相对于不运动人群，每天都运动和每周运动一次的人群，其 BMI 是降低的，而且这种差异是有统计学意义的，但是每年运动一次的人群相对于不运动人群，其 BMI 值的差异没有统计学意义。对随机部分的参数估计和检验结果如图 13-10 所示，可以看出运动频率在各经济水平间造成的变异为 0.011 211，$P=0.811$，说明运动频率在各经济水平间的随机效应差异是没有统计学意义的。"

例 13-2 的结果可以整理为"性别、年龄、种族、运动频率和吸烟对高血压发病的影响均有统计学意义。男性患高血压的风险是女性的 1.16 倍；年龄每增加一岁，患高血压的风险就增加 0.06 倍；相对于黄种人，黑种人和阿拉斯加原住民患高血压的风险是增加的，白种人和黄种人患高血压风险的差异没有统计学意义，不能认为其患病风险高于黄种人；相对于不运动的人群，每天运动和每周运动一次的人群，高血压患病风险是降低的，但每个月运动一次的人群患高血压的风险与不运动人群的差异没有统计学意义；吸烟人群患高血压的风险是不吸烟人群的 1.261 倍。随机效应的截距估计值是 0.052。"

第三节　应用注意事项

1. 在多水平数据分析中，因变量必须是在最低水平上测量的变量，而自变量可以是在研究者关注的各个低和高水平上测量的变量。例如，将上述实例看作两水平数据，即经济水平为水平 2，个体为水平 1。因变量 BMI 一定是在最低水平（个体水平 1）测量的变量。而自变量既有水平 2 的经济水平状况，也有水平 1 上个体的年龄、种族等。

2. 多水平数据最主要的特征是反应变量的分布在个体间不具备独立性，存在地区或特定空间内的相似性，又称聚集性。举例说明，在上述美国调查数据中经济水平变量有 300 层。同一经济水平的个体 BMI 的水平具有相似性，换句话说，32 169 名个体的 BMI 水平并非完全独立。

3. 统计分析方法都是建立在一定假设（前提）基础上的，上述例 13-2 中因变量为是否患高血压（二分类），分析其影响因素，最简单的办法是将经济水平和个体变量均作为自变量一起纳入进行 logistic 回归分析。但是传统回归模型的估计方法（如多重线性回归和 logistic 回归）是建立在个体测量值间相互独立的假设上的，通过前面的介绍可以知道本例并不满足该独立性假设，如果盲目使用 logistic 回归会使参数标准误估计值及统计推断结论产生偏倚。因此这里就需要考虑数据间的相关性，需要用到二分类资料的多水平模型。

思考与练习

1. 多水平模型适用于哪些类型的数据分析？

2. 多水平线性模型与一般线性模型的区别与联系有哪些？

3. 重复测量资料用 SPSS 软件录入的格式与一般分层资料的录入格式的区别有哪些？

4. 当分析资料有层次的聚集性时，是否可以仍然采用一般线性模型并把分层变量当作一个自变量纳入模型中？

（杨丽娟，李　娟）

第十四章　神经网络模型

医学上除了寻找疾病的病因，研究更加有效的治疗方法，也关心疾病或者健康危害事件的发生与发展，如果能提前预知疾病的发生或流行，做好预防措施，将大幅度降低疾病带来的危害效应。例如，流感传染性大，传播速度快，如果出现大流行会造成重大的公共危害，能否通过现有的条件来提前预测流感的流行趋势以便能提前做好防控准备呢？再比如某女性患者乳房出现肿块，该肿块是良性的还是恶性的，能否通过现有的信息做出准确的判断以采取正确的处理方式？前面章节介绍的多元线性回归模型和 logistic 回归模型也属于预测模型，但是对样本的线性、正态性、独立性以及因变量的属性都有所要求，有没有一种对变量的属性没有条件限制，能自动模拟自变量与因变量之间的内在关联以达到预测目的的预测方法呢？本章就是介绍这样一种方法——神经网络（neural network）模型，它能很好地解决预测和分类问题。SPSS 中的神经网络模块包括多层感知器（MLP）和径向基函数（RBF）两种方法，它们都是有监督的前馈学习方法，但又有着各自的优点，多层感知器能发现数据间更复杂的关系，而径向基函数的速度更快。本章主要介绍这两种方法。

第一节　医学研究资料及其分析目的

一、医学研究背景及资料的格式

例 14-1　乳腺癌是发生在乳腺腺上皮组织的恶性肿瘤，如果长期没有被发现并得到治疗，那么癌细胞可以随血液或淋巴液播散全身，形成转移，危及生命。因此开展乳腺癌的筛查工作至关重要。王医生是某医院乳腺外科的主任医师，他长期从事乳腺癌的相关研究。他在日常的工作中记录了每一位有乳房肿块的患者的病理检查资料，并整理成了一个数据库，保存为案例文件。表 14-1 显示了数据集前十行的信息。数据库包含了 10 个主要变量，683 个观察值，每个变量都被转换成为 11 个基本数值属性，其值范围为 0～10。王医生对这些数据进行分析，建立分类预测模型，识别判断可能是良性或者恶性的乳房肿块的类别。

表 14-1　Breastcancer 数据集

块厚度	细胞大小的一致性	细胞形状的均匀性	边缘附着力	单上皮细胞	裸核	微受激染色体	正常核仁	有丝分裂	类
5	1	1	1	2	1	3	1	1	良性
5	4	4	5	7	10	3	2	1	良性
3	1	1	1	2	2	3	1	1	良性
6	8	8	1	3	4	3	7	1	良性
4	1	1	3	2	1	3	1	1	良性
8	10	10	8	7	10	9	7	1	恶性
1	1	1	1	2	10	3	1	1	良性
2	1	2	1	2	1	3	1	1	良性
2	1	1	1	2	1	1	1	5	良性
4	2	1	1	2	1	2	1	1	良性

二、分析目的

　　王医生的主要分析目的是:

　　(1) 通过乳腺肿块的病理检查信息判断肿块是良性还是恶性?

　　(2) 预测模型的灵敏度和特异度能达到多少,准确性高不高?

　　(3) 哪些变量对判断乳腺肿块良恶性起到关键作用,哪些影响模型的准确性?

第二节　神经网络模型的应用

一、模型简介及应用条件

　　常识可知,人脑是人体最重要的器官,大脑质量约为 1.5kg,拥有 860 亿个神经元。大脑就是通过这些神经元传递神经刺激或者通过电化学信号来处理信息的,是一个非常复杂的神经元网络。而神经网络模型就是一种模拟生物体的神经结构和功能的理论数学模型,由心理学家 McCulloch 和数学家 Pitts 于 1943 年所提出的 MP 模型发展而来,经过了众多科学家和学者的研究及论点的提出,现已发展为一套比较完整的成熟的统计方法体系。

　　神经网络的基本结构由输入层 (x_i)、隐藏层、输出层 (Y)、不同层的神经元之间的连接权值 (w_i)、激活函数 ($f(x)$) 及偏差参数 (b) 组成。它可以包含一个或多个隐含层和因变量,因变量可以是连续型也可以是分类,这取决于想要分析的数据类型。在本研究数据中，输入层节点包括块厚度、细胞大小的一致性、细胞形状的均匀性等 9 个变量，输出层节点是乳腺肿块的类别变量，该类别变量分为良性和恶性两种，神经网络可以拟合 9 个变量与肿块类别之间的关系。通常在建立神经网络模型之前需要将数据拆分为训练集、验证集、测试集三个部分，训练集用来拟合神经网络模型，验证集用来评估建立好的模型的预测效果，测试集其实就是对模型的使用，模型经过了验证集的评估，再对其他未知数据进行预测，用来评估模型的推广能力，即泛化能力。用训练集建立模型时将相应的预测变量输入到输入层，然后进入隐含层，根据误差反向传递的原理对网络进行训练，不断调整对收到的相应信号的处理方式，最后由输出层输出想要得到的结果信息。其模型结构示意图如图 14-1 所示，数学表达式如下：

$$Y = f\left(\sum_{i}^{n} w_i \cdot x_i + b\right) \tag{14-1}$$

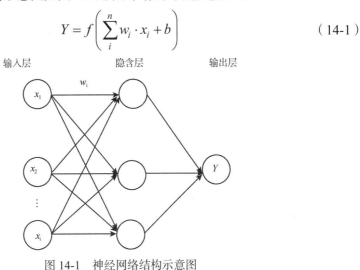

图 14-1　神经网络结构示意图

　　一个含有无限个隐含层节点的神经网络能实现任意的从输入到输出的非线性映射。但对于有限的输入模式到输出模式的映射，就不需要无限个隐含层节点，所以，就必须考虑如何选择隐含层的节点数问题。隐含层节点数的选取常常是根据人们的经验和实验来确定的，隐含层的节点数太多就可能使得学习时间太长；如果隐含层节点数太少，就会造成神经网络的容错性差和识别未经学习的样本能力较低，因此必须综合多方面的因素进行设计。

二、多层感知器的 SPSS 软件实现及分析结果

　　多层感知器是一种前馈神经网络模型，可以将多个数据集映射到单一的输出数据集上。其实虽然对话框显示的是"多层感知器"，但实际上这里提供的算法是最常见的 BP 神经网络算法，它是一种采用误差反向传播算法的网络。BP 神经

网络是在多层感知器的基础上发展而来的一种神经网络模型，系统地解决了多层神经网络隐含层连接权学习问题，并在数学上给出了完整的推导公式。它的训练过程主要分为两个阶段，第一阶段是信号的前向传播，从输入层经过隐含层最终到达输出层，第二阶段是误差的反向传播，方向正好相反，从输出层经过隐含层最后到达输入层，在这个过程中依次调节隐含层到输出层的权重和偏差参数，以及输入层到隐含层之间的权值和偏差参数。下面王医生利用多层感知器对话框对收集的数据进行分析。

SPSS 软件实现的主要路径及分析结果如下。

（一）主要路径

设置随机种子。由于神经网络初始化的权值和阈值是随机的，为保证实验结果能被复制，需要设置随机数种子，单击 Transform→Random Number Generators（随机数字生成器），弹出 Random Number Generators 对话框。选择 Set Staring Point→Fixed Value，用户也可以自行设定数值，这里设置为 1。

开始分析数据：单击 Analyze→Neural Networks→Multilayer Perceptron（多层感知器）。弹出 Multilayer Perceptron 对话框。

单击 Variables 选项卡，选择"类"作为 Dependent Variables（因变量），其他变量为 Covariates（协变量）。Rescaling of Covariates（协变量重标度）选择 Normalized（规范化），使所有数据标准化后落在[0，1]。对数据进行标准化可以消除不同变量量纲的影响。

单击 Partitions 选项卡。选择默认的 7 : 3 的比例把样本拆分形成训练集和验证集，因为本案例只是为了验证模型的预测效果，只需设置训练集和验证集即可，用户也可以设置其他比例，但是这样的比例分配是随机的，如果想按着自己的意愿对样本拆分则需要创建分区变量。这里可以分别设置成 1，0，–1，系统会将分区变量上值为 1 的个案分配给训练集，将值为 0 的个案分配给检验集，将值为–1 的个案分配给测试集。

单击 Architecture（体系结构）选项卡，勾选 Automatic architecture selection，系统自动选择构建具有一个隐含层的网络，并且自动选择计算隐含层层数以及输入层和输出层的激活函数。对于专业人员，也可以选择 Custom architecture（自定义体系结构）来实现对网络结构的控制。

单击 Training 选项卡，Type of Training 选择 Online（在线），Optimization Algorithm（优化算法）选择 Gradient descent（梯度下降）。Batch（批处理）适用于减小的数据集，即含有较少的记录和输入；Online（在线）适用于较大的数据集；而 Mini-batch（袖珍型批处理）介于两者之间，适用于中型的数据集。调整的共轭梯度方法仅应用于批处理培训类型，梯度下降法可以与三种培训类型共同使用。

单击 Output 选项卡，勾选 ROC Curve，选择 Independent variable importance analysis（自变量重要性分析）复选框。最后单击 OK 按钮。

（二）分析结果

1. 个案处理摘要 个案处理摘要如图 14-2 所示。结果显示系统按照 7：3 的比例从 683 例样本随机抽出了 496 例分配到训练样本，另外 187 例分配到了测试样本。

Case Processing Summary

		N	Percent
Sample	Training	496	72.6%
	Testing	187	27.4%
Valid		683	100.0%
Excluded		0	
Total		683	

图 14-2 个案处理摘要

2. 网络信息 有关神经网络的信息如图 14-3 所示。可见这是一个 9-5-2 的神经网络结构，即输入层含有 9 个单元，隐含层含有 5 个单元，输出层含有 2 个单元。隐含层的激活函数为 Hyperbolic tangent（双曲正切）函数，输出层的激活函数为 Softmax 函数。

Network Information

Input Layer	Covariates	1	块厚度	
		2	细胞大小的一致性	
		3	细胞形状的均匀性	
		4	边缘附着力	
		5	单上皮细胞	
		6	裸核	
		7	微受激色体	
		8	正常核仁	
		9	有丝分裂	
	Number of Units[a]			9
	Rescaling Method for Covariates		Normalized	
Hidden Layer(s)	Number of Hidden Layers			1
	Number of Units in Hidden Layer 1[a]			5
	Activation Function		Hyperbolic tangent	
Output Layer	Dependent Variables	1	类	
	Number of Units			2
	Activation Function		Softmax	
	Error Function		Cross-entropy	

a. Excluding the bias unit.

图 14-3 神经网络信息

3. 模型摘要和分类表 模型摘要如图 14-4 所示，预测分类表结果如图 14-5 所示。这两个图反映了模型的实际效果。可以看出，在训练样本中，有 307 个指示肿块为良性的病例被正确识别，174 个指示肿块为恶性的病例也分类正确，总体的正确率达到了 97%；而在测试样本中，预测正确率更是高达 99.5%，只有一个指示肿块为恶性的被错误分类到良性。由此可见，该神经网络模型的预测分类效果非常好。

Model Summary

Training	Cross Entropy Error	53.566
	Percent Incorrect Predictions	3.0%
	Stopping Rule Used	1 consecutive step（s）with no decrease in error[a]
	Training Time	0:00:00.24
Testing	Cross Entropy Error	3.586
	Percent Incorrect Predictions	0.5%

Dependent Variable: 类

a. Error computations are based on the testing sample.

图 14-4　神经网络模型摘要

Classification

Sample	Observed	Predicted benign	malignant	Percent Correct
Training	benign	307	13	95.9%
	malignant	2	174	98.9%
	Overall Percent	62.3%	37.7%	97.0%
Testing	benign	124	0	100.0%
	malignant	1	62	98.4%
	Overall Percent	66.8%	33.2%	99.5%

Dependent Variable: 类

图 14-5　神经网络模型的预测分类

4. 自变量的重要性 图 14-6 和图 14-7 显示了各自变量的重要性，即自变量在有效取值范围内改变其数值时可能造成的预测值波动程度。所有变量中重要性最大的数值被换算成 100% 的重要性，再将其他各变量与之相比，换算成相对于最大值的重要性，范围为 0~100%。从两张图中可以看出，裸核对模型的重要性最高，其次是细胞形状的均匀性，除了有丝分裂相对重要性偏低，其他各变量相对重要性都在 50% 以上。对于有多个自变量的建模问题，可以根据重要性大小考虑删除相对重要性比较小的变量以简化模型结构，往往也能优化模型的性能。

Independent Variable Importance

	Importance	Normalized Importance
块厚度	.115	74.7%
细胞大小的一致性	.125	81.4%
细胞形状的均匀性	.151	98.3%
边缘附着力	.106	69.2%
单上皮细胞	.092	60.1%
裸核	.154	100.0%
微受激染色体	.087	56.6%
正常核仁	.129	84.2%
有丝分裂	.039	25.6%

图 14-6　自变量的重要性

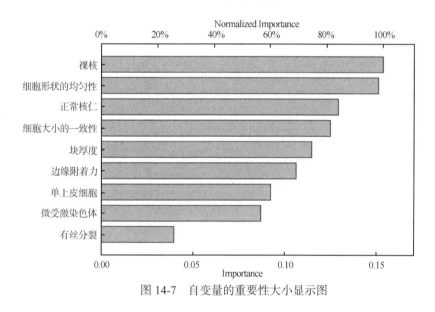

图 14-7　自变量的重要性大小显示图

三、径向基神经网络的 SPSS 软件实现及分析结果

前面介绍的多层感知器实际上是 BP 神经网络，它是一种全局逼近神经网络，在训练的过程中需要对网络中出现的所有权值和阈值进行修正。而径向基神经网络是一种局部逼近网络，不需要对每个权值和阈值都进行修正，因此在网络训练的速度上远大于前者，这在解决对速度有要求的实时分析问题上显示出了巨大优越性。

径向基神经网络是利用径向基函数来构建网络结构的。径向基函数是一个取值仅依赖于离原点距离的实值函数，也就是 $\Phi(x) = \Phi(\|x\|)$，或者还可以是到

任意一点 c 的距离，c 点称为中心点，也就是 $\Phi(x, c)=\Phi(\|x-c\|)$。任意一个满足 $\Phi(x)=\Phi(\|x\|)$ 特性的函数 Φ 都叫作径向基函数，标准的函数一般使用欧氏距离（也叫作欧氏径向基函数），尽管其他距离函数也是可以的。在神经网络结构中径向基函数作为全连接层和 ReLU 层的主要函数。与 BP 神经网络不同的是，那些与神经元权值相差很远（距离远）的输入向量对输出结果的影响往往会被忽略，而真正工作的是那些与神经元权值相差较小（距离近）的输入向量，因此径向基网络在训练的过程中是局部工作的，在训练的速度上要比 BP 神经网络快几个数量级。

SPSS 软件实现的主要路径及分析结果如下。

（一）主要路径

针对相同数据，由于径向基网络与多层感知器在操作界面上非常相似，这里不再赘述，主要的差别就是"体系机构"选项卡有些许差别。相应的操作步骤如下：

设置随机种子，单击 Transform 按钮→Random Number Generators 按钮（随机数字生成器），弹出 Random Number Generators 对话框，同样的 Fixed Value 也设置为1。

单击 Analyze 按钮→Neural Networks 按钮→Radial Basis Function 按钮（径向基函数）。弹出 Radial Basis Function 对话框。

设置 Variables、Partitions、Architecture、Output 选项卡，具体操作同前。其中 Architecture 选项卡与多层感知器有所不同，通常情况下不需要更改这些默认设置。

（二）分析结果

1. 个案处理摘要 个案处理摘要如图 14-8 所示，跟多层感知器一样，有 496 例样本分配到了培训样本，剩下的 187 例分配到了测试样本。

Case Processing Summary

		N	Percent
Sample	Training	496	72.6%
	Testing	187	27.4%
Valid		683	100.0%
Excluded		0	
Total		683	

图 14-8　个案处理摘要

2. 网络信息和模型结构示意图　径向基神经网络的网络信息如图 14-9 所示。可以看出在网络的基本构架上跟 BP 神经网络很相似，但是径向基神经网络隐含层只有两个单元，结构简单，所以在网络训练的耗时上要少很多。

Network Information

Input Layer	Covariates	1	块厚度
		2	细胞大小的一致性
		3	细胞形状的均匀性
		4	边缘附着力
		5	单上皮细胞
		6	裸核
		7	微受激染色体
		8	正常核仁
		9	有丝分裂
	Number of Units		9
	Rescaling Method for Covariates		Normalized
Hidden Layer	Number of Units		2[a]
	Activation Function		Softmax
Output Layer	Dependent Variables	1	类
	Number of Units		2
	Activation Function		Identity
	Error Function		Sum of Squares

a. Determined by the testing data criterion: The "best" number of hidden units is the one that yields the smallest error in the testing data.

图 14-9　网络信息

3. 模型摘要和分类表　图 14-10 和图 14-11 展示了径向基神经网络的模型摘要和预测结果。从预测结果中可以看出无论是培训样本还是测试样本，预测误差都比前面的 BP 神经网络要大一些，这里似乎很难体现出径向基网络的优势在哪里。实际上，该模型的预测准确度也是很高的，非常接近前者的分析结果，不过最大的优势体现在网络训练耗时上远远要比 BP 神经网络小得多，只不过在本案例中没体现出来，但是对于信息量巨大，又强调速度的实时分析问题上就能发挥其独特的优势。

Model Summary

Training	Sum of Squares Error	22.041
	Percent Incorrect Predictions	5.2%
	Training Time	0:00:00.50
Testing	Sum of Squares Error	2.745[a]
	Percent Incorrect Predictions	1.1%

Dependent Variable: 类

a. The number of hidden units is determined by the testing data criterion: The "best" number of hidden units is the one that yields the smallest error in the testing data.

图 14-10　模型摘要

Classification

Sample	Observed	Predicted		
		benign	malignant	Percent Correct
Training	Benign	295	25	92.2%
	malignant	1	175	99.4%
	Overall Percent	59.7%	40.3%	94.8%
Testing	Benign	122	2	98.4%
	malignant	0	63	100.0%
	Overall Percent	65.2%	34.8%	98.9%

Dependent Variable: 类

图 14-11　预测分类

第三节　应用注意事项

1. 神经网络是黑匣子，虽然可以利用神经自动拟合输入层和输出层的关系，但并不知道每个输入层变量对因变量的影响程度大小。因此，在解释自变量和因变量之间的关系时存在局限性。

2. 神经网络与传统的机器学习算法的不同之处是需要很大的数据量，样本至少成千上万乃至上百万，大量的数据为拟合自变量与因变量的联系提供了基础，但是同时也增加了训练时间和成本，对于大数据，如要完成训练可能需要几小时，几天甚至几周的时间。当然在某些情况下，神经网络在数据较少的时候也能很好地解决问题，这就要看需要解决的问题性质了。

3. 神经网络的学习和记忆具有不稳定性，如果增加了学习样本量，那么之前训练过的神经网络可能不再适用，需要利用新的样本重新进行训练，以便更好地挖掘样本直接的联系。

4. 神经网络的效果主要依赖于训练样本，这就会导致过拟合、泛化、不稳定等问题。换句话说，如果增加或者减少了训练样本，那么之前训练好的网络就需要重新训练，相应的阈值和权值等参数也要做相应的调整。另外，神经网络可能会对训练集预测效果很好，然而对未知数据的预测效果却很差，这就是过拟合和泛化问题。可以通过以下几点减少数据的维度来减少过拟合：增大样本量；简化网络结构；批量正则化。

思考与练习

1. 神经网络有着强大的预测能力，它的缺点又有哪些？

2. 神经网络对样本量的大小有没有要求，如果样本量过少会对网络产生什么样的影响？

3. 模型训练的过程中为什么要对自变量进行标准化，标准化对模型的训练能起到什么作用？

4. 神经网络隐含层层数和神经元的单元数怎么确定？

5. 对于分类问题，神经网络可以利用灵敏度、特异度、ROC 曲线等来评价模型的性能，如果是连续型变量的预测问题，可以用哪些指标来评价？

（操龙挺，尹晓冬）

第十五章 其他机器学习方法

在第十四章中，介绍了机器学习（machine learning）方法中的人工神经网络模型，并将其应用在传染病发病的预测之中，取得了良好的预测效果。实际上，还有许多机器学习方法在医学领域有着更广泛的应用，例如，支持向量机（support vector machine，SVM）和随机森林（random forest）。它们对于变量正态性没有严格要求，可以拟合变量间的非线性关系，能够有效处理高维数据，对于缺失值，离群值具有更强稳健性（robust），在样本外预测具有良好的准确率。下面将以预测新生儿低出生体重为例具体介绍这两种模型的实现方法以及机器学习方法在医学统计中应用的思路。

第一节 医学研究资料及其分析目的

一、医学研究背景及资料的格式

例 15-1 根据世界卫生组织发布的《早产儿全球报告》显示，每年有超过 2000 万新生儿体重低于 2500 克——其中超过 96%出生在发展中国家；这些低出生体重儿面临更高的新生儿疾病发病和死亡风险；采取措施改善低出生体重婴儿的喂养可以增进个体婴儿的近期和长期健康，并对人口中的新生儿和婴儿死亡率产生显著影响。因此，如果能早期预测低出生儿的体重，有利于对孕妇及胎儿进行营养支持与早期干预。某医生试图通过孕妇孕期的一些基本情况来预测她们的胎儿是否会是低出生体重儿，下面是收集到的 189 名孕产妇数据（表 15-1）。

数据库中具体的变量信息如下：是否为低出生体重（变量名：low，二分类变量，取值 0 代表非低出生体重；取值 1 代表低出生体重），母亲年龄（变量名：age，定量变量），末次月经时母亲体重（变量名：lwt，定量变量），人种（变量名：race，三分类变量，取值 1 代表白种人；取值 2 代表黑种人；取值 3 代表其他人种），是否吸烟（变量名：smoke，二分类变量，取值 0 代表非低出生体重；取值 1 代表低出生体重），早产次数（变量名：ptl，定量变量），是否有高血压史（变量名：ht，二分类变量，取值 0 代表无高血压史；取值 1 代表有高血压史），子宫刺激史（变量名：ui，二分类变量，取值 0 代表无子宫刺激史；取值 1 代表有子宫刺激史），孕早期检查次数（变量名：ftv，定量变量）。

表 15-1　孕产妇孕期数据展示表

id	low	age	lwt	race	smoke	ptl	ht	ui	ftv
1	0	19	182	2	0	0	0	1	0
2	0	33	155	3	0	0	0	0	3
3	0	20	105	1	1	0	0	0	1
4	0	21	108	1	1	0	0	1	2
5	0	19	182	2	0	0	0	1	0
…	…	…	…	…	…	…	…	…	…
185	1	28	95	1	1	0	0	0	2
186	1	14	100	3	0	0	0	0	2
187	1	23	94	3	1	0	0	0	0
188	1	17	142	2	0	0	1	0	0
189	1	21	130	1	1	0	1	0	3

二、分 析 目 的

根据前面几章的学习，可以发现以是否为低出生体重作为因变量时，可以建立它与其他变量的多元 logistic 回归模型来探讨低出生体重的影响因素或是继而建立一个判别模型来进行预测。那么换个角度，用其他的机器学习方法来解决一些其他的问题。

1. 能否根据现在收集到的数据库建立预测模型？使用这些信息判断一个未出生婴儿是否是低出生体重儿。

2. 若将建立的模型应用在未知患者的预测上是否可行？如何保证模型在新样本中的预测效果？

3. 能否建立不同的模型，并合理地比较它们的预测效果。

下面将介绍支持向量机和随机森林这两种常用于医学领域的机器学习方法，并使用它们来解决以上问题。

第二节　支持向量机的应用

一、模型简介及应用条件

支持向量机通常指的是一类广义化的使用最大化间隔（maximal margin）算法通过计算最优分类超平面（optimal separating hyperplane）来进行分类的监督学习

方法。该方法针对各种不同的分类问题进行了一系列的改进和泛化，产生了许多形态的算法，这些算法的理解和实现对于线性代数要求较高，但在软件应用方面则没有很高的需求，所以本书仅介绍几个核心问题，帮助大家理解这种模型究竟在做什么，以便能够灵活运用。

（一）最大化间隔分类器

与第六章中介绍的 Fisher 线性判别模型的分析目的类似，最大化间隔分类器也是一种用于判定类别的模型（分类器），但两者在分类的思想上有所不同。

图 15-1 中展示了标准坐标轴下的两类样本 G_1 和 G_2，分别用圆点和十字表示。图 15-2 为 Fisher 线性判别示意图，根据所学到的线性判别思想，将原始数据投影在一个空间平面（图 15-2 中线 1），并使投影后的数据在新维度上的均值距离达到最大。Fisher 线性判别的分类本质是最大化类别均值中心的距离，因而会得到一条如图 15-2 中线 2 所示的分类间隔。

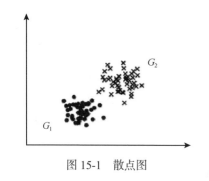

图 15-1　散点图

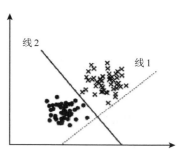

图 15-2　Fisher 线性判别

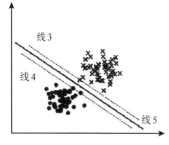

图 15-3　最大化间隔分类器

图 15-3 为最大化间隔分类器的分类示意图。从直观上可以看到，对于相同的数据，它得到的分类间隔与线性判别并不相同。最大化间隔分类器关注的是类别的边界，在图 15-3 中，类别的边界是至少通过类别上的一个点，并能将其他的点也归于边界的一侧的超平面，也就是图 15-3 中虚线所示的部分（线 3 和线 4）。实际上，围绕一个类别中的点，可能的边界是有无数条的，而最大化间隔分类器的目标则是寻找两个类别间的平行边界，并使得两个边界间的距离达到最大化的算法，因此最终会得到一条如线 5 所示的分类间隔。

（二）支持向量

从概念上来说，决定决策边界的数据就叫作支持向量。实际上，从图 15-3 中可以很容易发现，最终决定决策边界的数据实际上就是虚线通过的点。对于类别 G_1 来说，它的支持向量有 2 个圆点；类别 G_2 的支持向量则有 1 个十字。而实际上也很容易发现，要寻找这两个类别间的最大间隔，只有这 3 个支持向量才是有效利用的信息。那些远离边界的数据变动并不会造成边界的变化。通过选取能够最大化类别间隔的超平面，得到一个具有高可信度和泛化能力的分类器，即最大间隔分类器，也就是最基本的支持向量机。

（三）软间隔

上面介绍的内容属于线性可分的情况，即至少存在一条直线（超平面）能够将两种类别划分开，此时所有的点都归属于自身类别的边界内，这种边界属于硬间隔（Hard margin）。但实际数据的情况常常并非如此，例如，出现线性不可分的情况（图 15-4）或者结果受异常值影响严重（图 15-5），这时就需要进一步改进分类的算法。

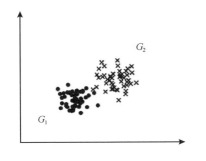
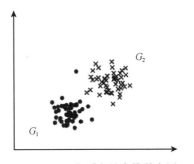

图 15-4 两类别线性不可分散点图　　　　图 15-5 两类别有异常值散点图

支持向量机在发展过程中针对这种问题也提出了解决方案，也就是允许一部分点越过分割平面，即软间隔（soft margin）。这一过程是通过引入松弛变量 ε（slack variable）来达到的，松弛变量的取值反映了那些分类错误的点到它对应分类边界的距离大小，实际上就是衡量错误分类误差的指标。所以新的分类算法不仅要保证间隔足够大，还需要维持合适的松弛变量大小。这个过程就需要一个超参数 C 来控制，根据两者被赋予的不同重要性，模型可能会呈现出不同结果。

以图 15-5 中的数据为例，当使用支持向量机的硬间隔时，分割平面如图 15-6 所示，其类别间的间隔非常小，因而会影响其分类效果。当使用支持向量机的软间隔，且超参数 C 的取值较小时，分类器对于误差限制较为宽松，如图 15-7 所示，此时类别间隔很大，越过类别边界的点也较多；当 C 取值较大时，如图 15-8 所示，此时类别的间隔稍小，但越界的点也相对变少。

虽然软间隔的引入增加了支持向量机的泛化能力与适用范围，但是在这个阶段它依然属于线性的分类器，对于混合更加严重的资料（图 15-9），如果仍然使用线性的分隔界限，实际上是不合理的。

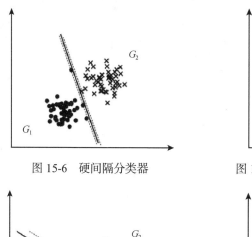

图 15-6　硬间隔分类器 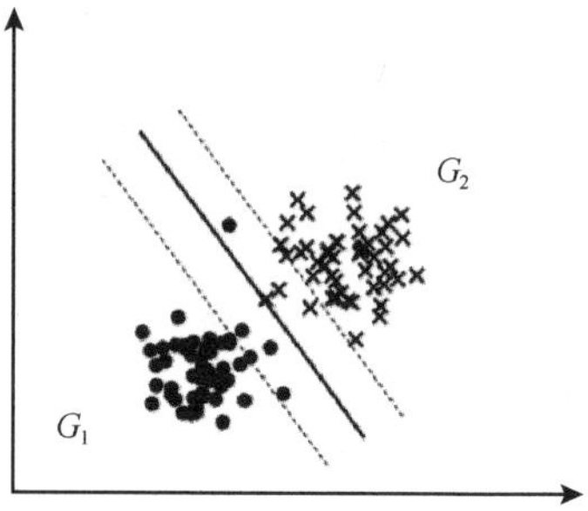　　　　　　　　图 15-7　软间隔分类器（C 取值小）

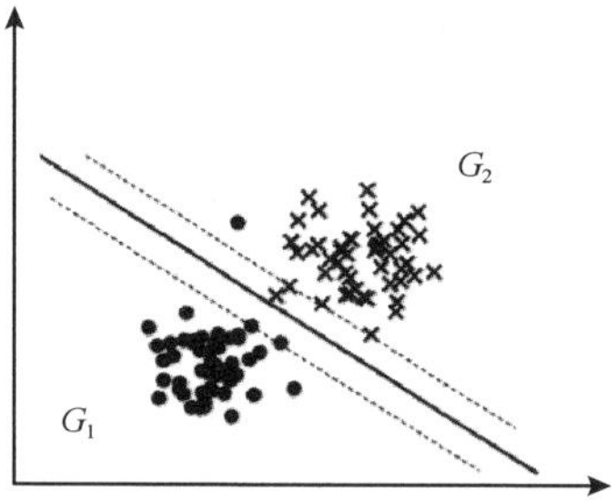

图 15-8　软间隔分类器（C 取值大） 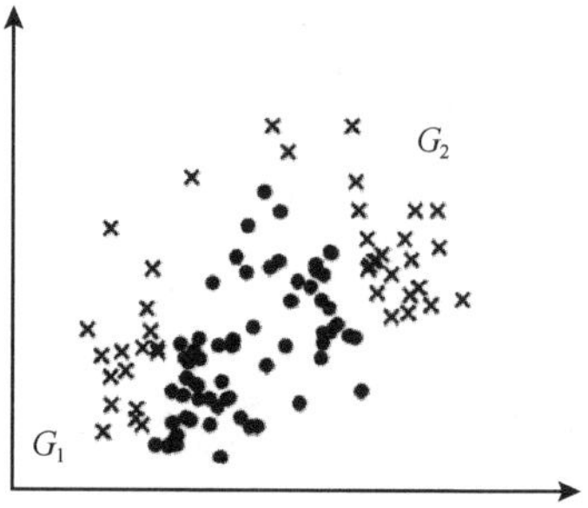　　　图 15-9　严重混合两类别散点图

（四）支持向量机中的核方法

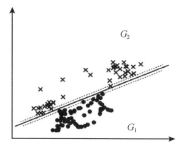

图 15-10　映射到新的特征空间
中寻找分割超平面的散点图

虽然一些样本（图 15-9）在原维度下是线性不可分的，但是一种解决策略是使用某种函数将原样本特征映射（mapping）至一个新的特征空间（feature space）中，并在特征空间中寻找分割超平面，如图 15-10 所示。

这种映射函数不局限于线性函数，实际上可能更加复杂，而特征空间的维度也并非与原始数据维度相一致，往往会向更高维度转换。虽然这种方法解决了分割的问题，但是随之而来的问题是高维度特征空间中算法复杂度的升高。因此，这里就引入了一种具有特殊性质的函数，也就是核函数。核函数并非是将数据向高维空间映射的转换函数，它的作用是直接对于转换前后的向量内积关系进行转换。在这个过程中，将原始数据映射至高维空间的转换函数本身，函数的复杂程度都不再重要，利用核函数可以直接在低维空间中完成计算，而不需要关注映射后的结果，从而大大简化了计算过程。R软件支持向量机方法中常用的核函数包括：线性函数，多项式函数，径向基函数（高斯核函数）以及 sigmod 函数。不同的核函数具有不同的性质特点以及不同的超参数来适应各种数据环境。最后一点需要注意的是，核函数并不是支持向量机方法所特有的，它只是一种避开直接计算升维转换函数的技巧手段，在许多其他的机器学习方法中也有广泛的应用。

二、R 语言软件实现及分析结果

初步了解支持向量机的算法思想后，本书以第一节中的低出生体重数据库为例简要介绍一下支持向量机在 R 软件中的实现。

（一）数据的读取与基本处理

在第一节中展示的低出生体重数据集实际上是 R 软件 MASS 中自带的数据集，可以使用 data（birthwt）命令直接读取后并存放于 birthwt 变量中（图 15-11）。low、race、smoke、ht、ui 这些变量都是分类变量，R 软件中需要使用 as.factor（ ）函数将这些变量转换为因子（factor）类型。

```
> data(birthwt)
> birthwt
    low age lwt race smoke ptl ht ui ftv  bwt
85    0  19 182    2     0   0  0  1   0 2523
86    0  33 155    3     0   0  0  0   3 2551
87    0  20 105    1     1   0  0  0   1 2557
88    0  21 108    1     1   0  0  1   2 2594
89    0  18 107    1     1   0  0  1   0 2600
91    0  21 124    3     0   0  0  0   0 2622
92    0  22 118    1     0   0  0  0   1 2637
93    0  17 103    3     0   0  0  0   1 2637
94    0  29 123    1     1   0  0  0   1 2663
95    0  26 113    1     1   0  0  0   0 2665
96    0  19  95    3     0   0  0  0   0 2722
97    0  19 150    3     0   0  0  0   1 2733
98    0  22  95    3    .0   0  1  0   0 2751
99    0  30 107    3     0   1  0  1   2 2750
100   0  18 100    1     1   0  0  0   0 2769
101   0  18 100    1     1   0  0  0   0 2769
102   0  15  98    2     0   0  0  0   0 2778
103   0  25 118    1     1   0  0  0   3 2782
104   0  20 120    3     0   0  0  1   0 2807
105   0  28 120    1     1   0  0  0   1 2821
106   0  32 121    3     0   0  0  0   2 2835
107   0  31 100    1     0   0  0  1   3 2835
108   0  36 202    1     0   0  0  0   1 2836
109   0  28 120    3     0   0  0  0   0 2863
```

图 15-11 R 软件中新生儿数据集

（二）数据集的分割

建立一个合适的机器学习模型，不仅要保证模型在当前数据集中有很高的回代预测能力，更重要的是对未知新样本的推广预测表现，也就是泛化能力。因此，在建立机器学习模型时数据集通常由 3 个部分组成：训练集（traning set），验证集（validation set/develepment set），测试集（test set）。其中：

（1）训练集用于直接拟合建立模型。

（2）验证集则以训练集中建立的模型为基础，验证不同模型超参数下对于验证集中的数据样本预测的效果，来调整模型超参数（注意：验证集不参与模型建立），此外还可以将数据集中的样本轮流作为训练集和验证集进行验证。

（3）测试集是对于前面建立的最终模型进行测试，评价该模型对未知样本的推广预测能力，评估最终模型的泛化能力（注意：测试集既不参与模型建立，也不提供模型超参数调整依据）。测试集可以从原始数据中拆分，也可以独立于原始数据重新收集。

通常一个机器学习过程会包括模型拟合、模型验证、模型测试等主要步骤。其中，模型验证主要是对参数进行调整（简称为调参），而调参这个过程需要使用者对于模型算法乃至数据本身有较高的理解，因此这里不推荐初学者进行手动调参。调参的折中方案是，使用 R 软件模型函数中的自带默认参数或是直接使用 k-折交叉验证（k-folds cross-validation）后的结果进行调参。因此，本章中，数据集只划分为训练集和测试集（验证过程由软件自动在训练集中进行），采取的划分比例为 7∶3。

（三）基本模型的拟合

R 软件调用支持向量机功能的函数为 svm（），其中大多数参数都有相应的缺省值，其具体代表的含义可以通过 help（birthwt）函数从软件帮助页面查看，这里只介绍建立模型必选的参数：x, y / data, formula。这两组参数都是用来传递建立模型的数据集信息，因此必须要填写其中一组，而参数代表的具体意思如下。

方式一：x 是数据集特征的设计矩阵（自变量组成的矩阵）；y 是数据集中每一行的个体标签。但是，需要注意的是矩阵是不支持储存不同类型的变量的，使用这种方式建模时，分类变量实际上需要手动转换为数值类型的哑变量，因此包含分类变量的数据库中不推荐使用这样的方式。

方式二：formula 是模型公式的简写，以 $y\sim x_1+x_2$ 的形式进行编写，y 和 x 则分别用变量名进行替换，其中也包含一些更高级的特殊符号或表达技巧，具体的详细内容可以参见 R 软件文档；data 是包含了 formula 中所有涉及变量的数据集。

（四）模型超参数的设置

模型超参数（hyper-parameter）需要在开始学习过程之前设置其值的大小，可以决定模型的拟合过程，但不能直接从模型训练数据集中获得。通常情况下软件包会根据因变量的类型自动选择合适的类型（图 15-12），默认使用的核函数则是径向基函数。核函数自身具有一个超参数 gamma，软件包中 gamma 默认取值为 1/特征维数。由于这里包含着多分类变量，多分类变量实际上是以哑变量的形式进入模型，所以需要算作额外的维度。因此这里 gamma 取值为 1 / 10。

```
> svm_model<-svm(low~age+lwt+race+smoke+ptl+ht+ui+ftv,data=train_data)
> summary(svm_model)

Call:
svm(formula = low ~ age + lwt + race + smoke + ptl + ht + ui + ftv,
    data = train_data)


Parameters:
   SVM-Type:  C-classification
 SVM-Kernel:  radial
       cost:  1
      gamma:  0.1

Number of Support Vectors:  93

 ( 50 43 )
```

图 15-12　支持向量机模型超参数的设置

而模型中另一个超参数 C（cost）对于优化过程也有着直接的影响，其取值越大，模型对于拟合误差的限制越严格，也越倾向于过拟合。其本质是调整损失函数中误差影响重要程度的参数（即正则化项）。R 软件中的默认取值 cost=1。

（五）模型超参数的优化

虽然软件提供的默认参数在大多数情况下能够提供很好的拟合效果，但在实际应用时根据数据本身特点的不同可能仍有一定的优化空间，这就需要根据模型在验证集中的表现来做出参数优化。虽然在数据集划分时没有单独考虑提取出验证集，但是软件包中自带的 k-折交叉验证同样可以达到此目的。本次研究中以最常用的 10-折交叉验证为例，其过程实际上是将原始训练集随机等分成 10 个样本量相同或相近的子数据集，然后轮流使用其中的 9 个子数据集作为训练集，用剩余的 1 个子数据集作为验证集，从而保证原始训练集中的每个样本都用于模型验证，最大化利用数据集中的信息。

这个功能在 R 软件中通过 tune.svm（）函数实现。

（六）模型的拟合效果及解释

模型超参数优化完成之后，使用训练集中所有自变量预测低出生体重的支持向量机的最优模型（高参数取值为 gamma = 0.1，cost=1）被保存在 best_svm 变量中，可以使用 summary（best_svm）函数从中读取最优模型的相应信息。模型超参数是取自设定参数中的最优组合。除此之外，从图 15-13 中可以看出，建模时应用到的支持向量总数为 93 个，其中一个类别的个数为 50 个，另一个类别为 43 个；10-折交叉验证中，各子集的准确率在 53.85%～84.62% 的范围内浮动，总的实际准确率约为 71.43%，即错误率约为 28.57%。通常情况下，交叉验证中的预测错误率已经能够充分反映模型的泛化能力，是模型在测试集表现结果的极好近似。

```
> summary(best_svm)
Call:
best.svm(x = low ~ age + lwt + race + smoke + ptl + ht +
    ui + ftv, data = train_data, gamma = 10^c(-3:3),
    cost = 10^c(-3:3), cross = 10)


Parameters:
   SVM-Type:  C-classification
 SVM-Kernel:  radial
       cost:  1
      gamma:  0.1

Number of Support Vectors:  93

 ( 50 43 )


Number of Classes:  2

Levels:
 0 1

10-fold cross-validation on training data:

Total Accuracy: 71.42857
Single Accuracies:
 75 69.23077 66.66667 84.61538 53.84615 83.33333 69.23077 75 69.23077 69.23077
```

图 15-13 支持向量模型 10-折交叉验证最优结果

（七）模型的推广预测效果

研究的最终目的必然是用所建立的模型对未知样本进行预测，而模型的回代拟合效果并不能充分反映其预测效果，因此需要在测试集中进行最后的模型推广预测效果的检验。

根据软件输出的交叉表（图 15-14，表 15-2），也可以自行计算测试集中的预测错误率（3+14）/63 ≈ 27.0%。

```
> test_tab<-table(test_data$low,test_pred)
> test_tab
   test_pred
    0  1
 0 44  3
 1 14  2
```

图 15-14 支持向量机模型拟合后的交叉表

表 15-2　测试集中支持向量机预测结果与实际观察值交叉表

预测结果	低出生体重	
	是	否
是	2	3
否	14	44

三、分析结果在科研论文中的整理及表述

在科研论文中可以简要表述如下：

"本次研究中支持向量机模型通过 R 软件 3.6.0 中的 e1071 软件包进行实现。以是否为低出生体重作为因变量，数据集中孕妇孕期相关信息作为预测变量拟合模型。原始数据按照 7∶3 的比例拆分成训练集和测试集，通过 10-折交叉验证使用训练集数据进行模型建立与调参。最终确定的最优模型使用高斯核函数，超参数 gamma 取值为 0.01，C 取值为 1。最终模型在训练集中的错误率约为 28.57%，在测试集中的错误率约为 27.0%。"

第三节　随机森林模型的应用

一、模型的简介

随机森林模型是一种基于决策树（decision tree）的集成学习（ensemble learning）算法。集成学习指的是将多种机器学习算法组合在一起以取得更好表现的一种方法。而在随机森林模型中，进行组合的基本个体树（individual tree）则是决策树模型。若干决策树聚集在一起共同组成了森林，这也是一种很形象的说法。

（一）决策树模型

要理解随机森林模型，首先要理解其组成的基本单元——决策树。

如图 15-15 所示，决策树模型在进行计算时，其决策流程可以表现为一种树状结构的流程。其中所有的封闭图形都被称为节点（node），椭圆形表示的节点是中间节点，其中包含着多种类别的个体，这些个体在通过该节点时，根据节点上的特征以及阈值选择进入不同的分支从而达到下一个节点。当一个节点中的所有个体都不可再分即已经做出决策时，这个节点就被称为叶子节点。最顶端的节点包含着所有分类的个体，又被称为根节点。

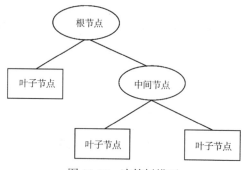

图 15-15　决策树模型

除此之外，上面的决策树还具有一个特点，即每个节点最多只产生两条分支，这种决策树被称为二叉决策树。通常情况下，决策树算法会从根节点开始，从上至下进行最优划分的特征选择。根据每个节点上特征选择过程中使用的不同评价指标，决策树的算法也可以分为 ID3、C4.5，以及 CART（分类与回归树）。ID3 算法中使用的优化指标是信息增益，C4.5 算法使用的是信息增益比；而 CART 算法中针对分类因变量通常使用的是基尼系数，针对连续型因变量则使用的是均方误差（mean squared error，MSE）。

以低出生体重数据库建立的决策树为例，可以看到决策树分类的原理。每个节点上的信息都由若干相同的结构组成，从上至下依次为节点序号、节点类别、节点类别的概率、节点包含的样本比例、节点的划分条件。决策树应用于个体类别预测的具体流程如下（图 15-16）。

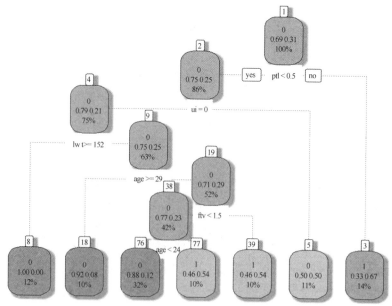

图 15-16　CART 拟合新生儿出生体重分类过程示意

（1）从根节点（节点 1）开始进入决策树模型，并进行第一个条件判定，判断其变量取值是否满足"ptl＜0.5"。

（2）当条件不满足"ptl＜0.5"时，将进入它的右子节点（节点 3）。从图中可以看到节点 3 属于叶子节点不具有判定条件的，也就是说进入这里的个体已经被确定划分为类别 1，也就是低出生体重儿。

（3）但当条件满足"ptl＜0.5"时，判定流程将进入节点 2，需要再次对于节点 2 中"ui=0"这一条件再次进行判定，进而确定下一步将进入节点 4 或是节点 5。

（4）无论如何，判定流程最终将到达其中一个叶子节点，而这个叶子节点的类别也就是模型针对这个样本给出的预测结果。

（二）随机森林模型

正如上面所说，随机森林是由众多决策树共同组成的，在了解了基本的决策树模型后，再看一下随机森林建模的过程（图 15-17）。

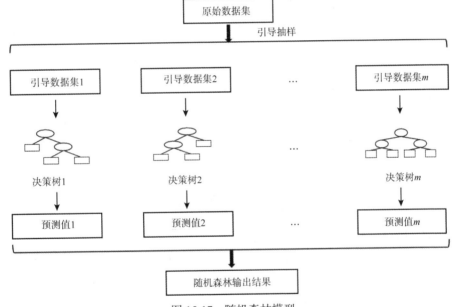

图 15-17　随机森林模型

（1）引导抽样：本例中原始数据集的样本大小为 189（N），引导抽样指的是从原始数据集中有放回地随机抽取 189 条个案建立一个新的引导数据集作为建模的训练集。由于这一过程是随机抽取的，因此有的个案在这个过程中可能会被重复抽取几次，而有的个案则没有被加入引导数据集中。

（2）建立决策树：上述步骤中抽取的若干引导数据集会各自被用于建立相互独立的决策树。随机森林中所使用的单个决策树则是基于 CART 算法而建立的，与一般的 CART 模型有所不同。首先，随机森林中决策树节点的特征选择过程是随机的，而一般的决策树在建立时，必然是优先选择在当前节点能够进行最优划分的特征。此外，建立完成的决策树没有剪枝过程，即不需要根据算法去除掉一些过分细分的分支。因此，随机森林的单棵决策树的预测效果通常是不值得期待的，但在有大量决策树共同工作时，其使用随机抽取的引导数据集，并进行自变量的随机筛选，通常会给出较为稳健的预测结果。同时，这样的特性使得随机森林在面对高维数据时同样能够有优秀的表现。

（3）随机森林模型的决策。

随机森林模型中包含着数量众多的决策树，作为一种集成学习算法，其最终必须给出一个统一的输出结果。对于分类问题，随机森林通常采用众数原则，即最多决策树选择的分类视为随机森林模型输出结果；对于回归问题，随机森林模型则通常使用所有决策树的均值作为输出结果。

二、R 语言软件实现及分析结果

（一）随机森林模型的拟合

R 软件调用随机森林模型功能的函数为 randomForest（），详细的函数参数说明可查阅相关参考文献。

随机森林模型 randomForest（）函数的基本建模方式也与第二节中 svm（）函数相同，直接给定模型公式以及数据集即可完成。

（二）模型超参数的设置

随机森林模型建立中使用默认的超参数（图 15-18）。随机森林模型通常有两个可调整的模型超参数：决策树的数量以及备选特征数量。通常情况下，随着树的数量增加，模型的决策会更加趋于稳定，软件中使用参数 ntree 表示，其默认数量为 500；备选特征数量指的是在决策树建立时，用于每个节点特征筛选所随机抽取的备选特征数量，使用参数 mtry 表示，对于分类问题，它的默认取值大小为 sqrt（特征数量）；对于回归问题，它的默认取值为特征数量/ 3；但无论何种情况，mtry 最小值为 1。

```
> rf_model<-randomForest(formu,data=train_data,importance=T)
> rf_model

Call:
 randomForest(formula = formu, data = train_data, importance = T)
                Type of random forest: classification
                      Number of trees: 500
No. of variables tried at each split: 2

        OOB estimate of  error rate: 30.95%
Confusion matrix:
   0  1 class.error
0 72 11   0.1325301
1 28 15   0.6511628
```

图 15-18　随机森林拟合结果

（三）超参数的优化

软件包"e1071"同样包含随机森林模型的自动调参功能，可以通过 tune.randomForest（ ）函数实现。函数使用的注意事项与第二节中 tune.svm（ ）函数相同，模型超参数 ntree 和 mtry 支持多个数值的同时输入，模型会自动完成所有组合并从中选择最优的模型。

本次研究中（图 15-19），10-折交叉验证产生的最优模型的超参数取值如下：ntree = 400，mtry = 2。此时 10-折交叉验证中，该模型的平均误差约为 27.8%。

```
> summary(all_rf )          ### 打印模型拟合信息比较

Parameter tuning of 'randomForest':

- sampling method: 10-fold cross validation

- best parameters:
 mtry ntree
    2   400

- best performance: 0.2782051

- Detailed performance results:
  mtry ntree      error dispersion
1    2   200 0.3108974 0.07397299
2    3   200 0.3173077 0.08914380
```

图 15-19　10-折交叉验证随机森林结果

（四）模型的拟合效果及解释

模型建立后，通过输入模型的变量名 best_rf 即可打印出随机森林的基本信息（图 15-20）：模型中共包含了 400 棵决策树，每个节点备选特征数量为 2 个，袋外数据（out of bag，OOB）误差估计值为 31.75%。

```
> best_rf
Call:
 best.randomForest(x = formu, data = train_data, mtry = c(2, 3,
  4), ntree = c(200, 300, 400, 500), importance = T)
               Type of random forest: classification
                     Number of trees: 400
No. of variables tried at each split: 2

        OOB estimate of  error rate: 31.75%
Confusion matrix:
   0  1 class.error
0 71 12   0.1445783
1 28 15   0.6511628
```

图 15-20　随机森林模型拟合后的最优结果

plot（best_rf）函数可以直接画出随机森林模型的误差变化图，如图 15-21 所示，图中横坐标代表决策树的数量，纵坐标代表其分类的误差，图中的折线用于表示每种子类别的错误率以及总体的错误率。

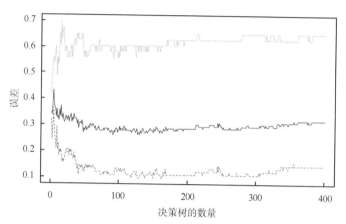

图 15-21　随机森林模型误差随着树的数量变化而变化的趋势图
扫封底二维码获取彩图

这里的例子中共有两组类别（低出生体重和非低出生体重），图中最上面的绿色折线代表低出生体重儿童中的错误率，即假阴性错误率，最下面的红色折线代表非低出生体重儿童中的错误率，即假阳性错误率，中间的黑色折线代表总体的错误率。从图中可以看到，在决策树数量达到 100 后，其误差基本保持较小范围的上下波动。

三、分析结果在学术论文中的整理及表述

在科研论文中可以简要表述如下：

"本次研究中随机森林模型通过 R 软件 3.6.0 中的 randomForest 软件包进行实现。以是否低出生体重作为因变量，数据集中孕妇孕期相关信息作为预测变量拟合模型。模型使用 OOB 误差作为评价标准，参数通过 10-折交叉验证进行优化。最终确定的随机森林中包含了 400 棵决策树，每个节点随机抽取的备选变量数为 2，OOB 误差估计值约为 31.75%。以基尼系数减小量作为评价指标，变量重要性从高到低依次是末次月经时母亲体重、母亲年龄、早产次数、孕早期检查次数、人种、是否有高血压史、子宫刺激史。"

第四节　应用注意事项

1. 不同模型间的比较　机器学习方法的最终目的是提供更准确的预测效果，因此对于模型评价的最重要指标之一就是在测试集中的预测准确率。本章分别使用支持向量机和随机森林模型从相同的训练集中建立了模型并调参，在样本外的预测中两模型得到的错误率分别为 27.0% 和 31.75%。这里的结果说明支持向量机在本次样本为 189 人的新生儿低出生体重预测中有一定优势，但这并不是说明支持向量机在算法上优于随机森林。机器学习方法具有各自的特点，在面对不同的数据时，往往会有不同的表现，因此在讨论模型的预测效果时一定要结合当前数据进行判断。

2. 分类问题与回归问题　虽然本章所涉及的两个例子均为分类问题（因变量是分类变量），但是实际上支持向量机模型与随机森林模型也可以用于解决回归问题（因变量是定量变量）。本章介绍的软件包均支持不同类型因变量的预测：当因变量为定量变量时会自动调用回归方法；当因变量为分类变量时，会自动调用分类方法。虽然分类问题与回归问题的算法、误差指标等有所不同，但在软件的实际操作中并没有太大区别。有兴趣的读者可以进行尝试。

3. 预测结果不准　机器学习方法作为预测的手段，其最终目的是在实际应用时达到更高的预测准确率。但是实际应用时模型的表现可能并没有达到想象中的水平，就像本例中最终两个模型的错误率达到了 30%，这样的准确性在实际应用中往往达不到要求。那么，是什么原因造成机器学习方法的预测结果不够理想呢？

从模型自身角度来说，超参数是影响预测效果的主要因素。就像前面显示的 10-折交叉验证结果一样，不同的超参数组合会给出不同的预测结果。因此，超参数的调整有助于在现有资源的基础上给出最佳预测。

但是当现有资源有限时，这样的预测结果依然会存在一定问题。在机器学习领域有一个非常有趣的说法叫作 GIGO（garbage in garbage out），即所谓的"垃圾进垃圾出"。数据集自身潜在的问题是决定预测效果最重要的因素，例如，观测值与真实值之间的偏差大小、样本选择的代表性、因变量能被自变量解释的程度、有效样本量大小等。因此，在预测结果不理想的情况下，可以针对数据集的质量或内容进行改善。例如，例 15-1 中的新生儿低出生体重数据集，可以考虑进一步加入更多相关指标，如孕妇孕早期增重、孕早期腹围变化、睡眠时间、饮食质量等其他的相关变量来增加预测的准确性。

4. 机器学习方法中的变量选择问题　虽然随机森林等机器学习模型对于高维度数据容易存在的交互作用、多重共线性都有良好的解决方案，但是过多的无用变量同样会降低算法效率，甚至会影响模型预测的准确性。因此选择合适的变量用于建立模型也是至关重要的。

变量筛选实际上是建模过程中的一个共通问题，R 软件中暂时并没有统一的变量筛选程序。虽然在随机森林模型拟合过程中可以达到变量筛选的目的，但对于某些方法，目前可能还没有相对应的软件包。

也可以通过类似的算法进行自主筛选。由于机器学习算法关注的重点之一就是预测的准确性，因此能够在交叉验证过程中表现更佳的变量组合通常也就是更为合理的模型。根据这样的策略，能够自己建立起类似多元线性模型中的变量筛选策略。以向前引入法为例，其思路如下。

（1）从空模型开始，每次将一个变量轮流建立模型，并预测获得的每个模型在测试集中的表现，从中选择交叉验证结果准确率最高的变量进入模型。

（2）从剩余的变量中再逐个加入至上一步建立的最优模型，并预测获得的每个模型在测试集中的表现，在保证准确率较上一步模型增加的基础上从中选择准确率最高的变量进入模型。

（3）重复上述步骤直到所有变量进入模型或变量进入模型不再能够增加准确率为止。

当然以上步骤通常会通过编写软件代码循环自动完成，但对于不熟悉软件语法的用户来说可能会难以实现。

思考与练习

1. 支持向量机的算法是什么？该算法具有什么特点？
2. 随机森林常用的衡量误差的独特指标是什么？该指标有什么含义？
3. 建立机器学习模型时，数据集通常分为哪几个部分？分别起到什么作用？
4. 使用者是通过调整什么来影响机器学习模型的训练过程的？

（段　禹）

参 考 文 献

安邦. 2015. 基于最小二乘法 AR 模型在血糖预测中的研究[D]. 郑州：郑州大学.

陈峰. 2007. 医用多元统计分析方法[M]. 2 版. 北京：中国统计出版社.

陈峰. 2018. 医用多元统计分析方法[M]. 3 版. 北京：中国统计出版社.

陈红缨，李阳. 2017. 时-空数据模型在传染病监测中的应用[J]. 公共卫生与预防医学，28（5）：78-81.

陈新保，朱建军，陈建群. 2009. 时空数据模型综述[J]. 地理科学进展，28（01）：9-17.

陈长生，徐勇勇，夏结来. 2002. 医学研究的非参数回归分析方法[J]. 中国卫生统计，19（1）：56-59.

杜明伦，黄君君，马香，等. 2018. 大肠杆菌基因组中重叠基因注释的机器学习优化方法[J]. 中国生物化学与分子生物学报，08（34）：861-867.

范金城，梅长林. 2002. 数据分析[M]. 北京：科学出版社.

方积乾. 2012. 卫生统计学[M]. 7 版. 北京：人民卫生出版社.

方旭. 2014. 神经外科手术患者医院感染的临床特点及危险因素的研究[D]. 重庆：第三军医大学.

方亚，严春香. 2005. 应用主成分分析法综合评价医院工作质量[J]. 中国卫生统计，22（1）：29-31.

冯国双，陈景武，杨秀珍. 2005. 医学生睡眠质量影响因素的多水平模型分析[J]. 中国学校卫生，26（6）：467，468.

傅裕，鲍迎秋，谢沂伯，等. 2018. 人工智能技术在皮肤病辅助诊断的应用研究[J]. 中国数字医学，13（10）：29-31，38.

高溦. 2013. 广东省自然地理环境聚类分析模型及其应用——以 21 个地级市为例[J]. 现代经济信息，（17）：444.

郭辰仪. 2015. 鼠疫自然疫源地局部生态与鼠疫菌基因组变异的关联分析[D]. 北京：解放军军事医学科学院；中国人民解放军军事医学科学院流行病与卫生统计学.

郭欣颖. 2013. 中文版尖锐湿疣患者生活质量问卷的汉化及适用性研究[D]. 北京：北京协和医学院；中国医学科学院；清华大学医学部；北京协和医学院中国医学科学院护理学.

韩雅丽. 2017. 基于神经网络模型的电力上市公司价值评估研究[D]. 北京：华北电力大学；华北电力大学（北京）资产评估.

郝慧. 2018. 时空数据分析模型及其在手足口病流行预测中的应用[D]. 呼和浩特：内蒙古工业大学.

黄正正. 2014. 课业负担、课外活动与学生数学素养成绩的关系研究——基于 PISA2012（上海）的多水平分析结论[D]. 南昌：江西师范大学.

姜敬波. 2010. 风险分担视角下城市轨道交通 BT 项目的回购定价研究[D]. 天津：天津大学.

蒋雯音. 2019：机器学习方法在早产和低出生体重儿预测中的应用[J]. 医学信息学杂志，40（4）：59-63.

金丕焕. 2003. 医用统计方法[M]. 2 版. 上海：复旦大学出版社.

李浩月. 2019. 基于 BP 神经网络的骨质疏松预测模型构建及效果评价[D]. 武汉：武汉科技大学.

李晖，肖鹏峰，佘江峰. 2008. 时空数据模型分类及特点分析[J]. 遥感信息，（6）：90-95.

李杰，王蔚佳，刘兴智. 2004. 多元统计分析在企业财务危机预警中的应用[J]. 重庆建筑大学学报，26（5）：118-123.

李佳萌. 2007. 多水平模型在吸烟行为研究中的应用[J]. 中华流行病学杂志，28（4）：398-401.

李世元，王学梅. 2017. 贝叶斯时空模型在空间流行病学中的研究进展[J]. 世界最新医学信息文摘，（034）：55-57.

李晓松. 2017. 卫生统计学[M]. 8 版. 北京：人民卫生出版社.

李晓松，刘巧兰，倪宗瓒. 1999. 多水平统计模型在 Meta 分析中的应用研究[J]. 中国卫生统计，16（3）：133-135.

李秀君. 2007. 山东省主要传染病流行趋势及其预测的研究[D]. 济南：山东大学.

李幼平，文进，王莉. 2007. 药品风险管理：概念、原则、研究方法与实践[J]. 中国循证医学杂志，7（12）：843-848.

廖标. 2015. 长沙市老年人膳食营养状况及营养 KAP 调查[D]. 长沙：湖南农业大学.

刘晓华.2019. 多元方差分析模型的构建与应用[J]. 统计与决策，35（01）：75-78.

罗艳，陈珺芳，张兴亮，等.2017. 应用时间序列模型分析杭州市艾滋病与梅毒流行趋势[J]. 中国预防医学杂志，18（12）：881-884.

倪银，叶珺，王金柱，等.2017. 影响脓毒症预后因素的多元 Cox 回归模型分析[J]. 浙江医学，39（09）：716-719.

努尔阿米娜·艾海提.2013. 中国人血浆量三项指标参考值与地理因素的关系[D]. 西安：陕西师范大学.

彭建明，袁跃西.2015. 肺结核合并肺癌患者外科手术预后影响因素的多元 Cox 回归模型分析[J]. 实用心脑肺血管病杂志，23（11）：17-19.

钱莎莎，邢健男，王璐.2017. 多水平统计模型分析方法及其应用[J]. 中国公共卫生，33（9）：1414-1416.

史忠植.2009. 神经网络[M]. 北京：高等教育出版社.

世界卫生组织. 世卫组织营养行动证据电子图书馆[EB]. https://www.who.in t/elenalzhl.

孙振球.2004. 医学统计学[M]. 北京：人民卫生出版社.

孙振球.2010. 医学统计学[M]. 北京：人民卫生出版社.

孙振球，徐勇勇.2014. 医学统计学[M]. 4 版. 北京：人民卫生出版社.

王保进.2007. 多变量分析统计软件及数据分析[M]. 北京：北京大学出版社.

王济川，谢海义，姜宝法.2008. 多层统计分析模型-方法与应用[M]. 北京：高等教育出版社.

王锦文.1988. 卫生统计应用讲座第五讲——医用多因素分析简介[J]. 职业卫生与病伤，（01）：61，62.

王劲松.2002. SPSS 10.0 版和 10.1 版新功能介绍[J]. 中国卫生统计，19（2）：56，57.

王静，夏结来，叶冬青.2008. 判别分析方法在医学应用中的进展[J]. 数理统计与管理，27（02）：369-376.

王苗苗.2015. 双因素方差分析模型的构建及应用[J]. 统计与决策，31（18）：72-75.

王婷婷，寿钧，周伟洁，等.2018. 基于时间序列模型的手足口病发病趋势预测分析[J]. 中国公共卫生管理，34（05）：691-693.

王文文，周涛，陆惠玲.2015. 多元统计方法在住院费用分析中的研究进展[J]. 中国卫生事业管理，32（09）：655-660.

王小红，周其宏，方大春，等.2016. 因子分析模型在免疫规划疫苗接种监测管理中的应用探讨[J]. 中国初级卫生保健，30（1）：53-55.

王旭颖.2018. 2 型糖尿病患者生活方式调查及就诊费用分析[D]. 天津：天津医科大学.

王一惟.2014. 初诊前列腺癌骨转移判别分析模型的建立和验证[D]. 上海：复旦大学.

王奕婧，冯晨阳，李瑞雪.2017. 贝叶斯时空模型在广东省手足口病数据分析中的应用[D]. 中国会议.

王友明.2003. 多元统计分析方法及其在经济研究中的应用[J]. 安徽水利水电职业技术学院学报，3（02）：42-44.

武松，潘发明.2014. SPSS 统计分析大全[M]. 北京：清华大学出版社.

徐建伟，刘桂芬.2007. Bayesian 正规化 BP 神经网络及其在医学预测中的应用[J]. 中国卫生统计，24（26）：597-599.

严春香，方霏，陈腊运，等.2002. 主成分分析应用于医院综合效益的评价[J]. 中国医院统计，9（4）：211-214.

杨莉莉，宇赵，邵海峰，等.2013. H 型高血压与急性冠脉综合征发病相关性及同型半胱氨酸水平研究[J]. 中国全科医学，16（28）：2609-2611.

杨文姣，肖俊玲，丁国武.2019. ARIMA 模型和 BP 神经网络模型在甘肃省结核病发病率预测中的应用[J]. 中华疾病控制杂志，23（06）：728-732.

余松林.2006. 混合线性模型的应用[J]. 中国医院统计，2006，13（1）：70-75.

袁志发，宋世德.2009. 多元统计分析[M]. 北京：科学出版社.

曾小辉，彭涛，高月琴，等.2018. 基于前列腺影像报告和数据系统第 2 版的基器学习模型诊断高级别前列腺癌[J]. 中国医学影像技术，34（12）：1852-1856.

张丹丹，赵亮，曾强，等.2018. 神经网络模型在儿童 ALL 患病风险预测中的应用[J]. 公共卫生与预防医学，29（4）：76-79.

张文辉.2011. 主成分分析模型在针刺治疗脑梗塞效果中的运用[J]. 制造业自动化，33（03）：176-178.

张文彤.2002. SPSS11 统计分析教程[M]. 北京：北京希望电子出版社.

张文彤，董伟.2018. SPSS 统计分析高级教程[M]. 3 版. 北京：高等教育出版社.

张晓岩. 2006. PAI-1 基因多态性与支气管哮喘气道重塑关系的研究[C]. 中华医学会第五次全国哮喘学术会议暨中国哮喘联盟第一次大会论文汇编，中华医学会.

张欣. 2015. 新生儿重症监护室患儿用药系统风险评价模型构建研究[D]. 北京：北京协和医学院.

章洁，武东. 2019. 基于机器学习方法的心电信号分类研究[J]. 科技风，（16）：100-102.

郑杨，李晓松. 2010. 贝叶斯时空模型在疾病时空数据分析中的应用[J]. 中华预防医学杂志，44（12）：1136-1139.

周晓农. 2009. 空间流行病学[M]. 北京：科学出版社.

朱成燕，刘昊晨，何华，等. 2018. 基于时间序列模型评估淀粉样蛋白引起的 脑血管内皮功能损伤[J]. 中国药科大学学报，49（4）：456-462.

朱勤虎. 2006. 沿东陇海线产业带支柱产业选择与发展研究[J]. 江苏社会科学，（02）：228-236.

朱塞佩·查博罗，巴拉伊·温卡特斯瓦兰. 2018. 神经网络 R 语言实现[M]. 李洪成，译. 北京：机械工业出版社.

朱小梅. 2013. 多元统计分析方法在宏观经济分析中的应用[J]. 赤峰学院学报（自然科学版），29（10）：5-6.

Goldstein H. 1999. 多水平统计模型[M]. 李晓松，译. 成都：四川科学技术出版社.

Johnson R A，Wichern D W. 2001. 实用多元统计[M]. 第 4 版. 陆璇，译. 北京：清华大学出版社.

Bain A. 1873. Mind and Body：The theories of their relation[M]. Toronto：Henry S.King.

Banerjee S，Carlin B P，Gelfand A E. 2004. Hierarchial Modeling and Analysis for Spatial Data[M]. Florida：CRC Press LLC.

Besag J，York J，Mollié A. 1991. Bayesian image restoration，with two applications in spatial statistics[J]. Annals of the Institute of Statistical Mathematics. 43（1）：1-20.

Box G E P，Jenkins G M. 1970. Time Series Analysis：Forecasting and Control[Z]. San Francisco：Holden-Day.

Cattell R B. 1943. The description of personality: Basic traits resolved into clusters[J]. The Journal of Abnormal and Social Psychology，38(4):476-506.

Cattell R B. 1973. Factor analysis[M]. Westport：Greenwood Press.

Cohen J，Cohen P，West SG，et al. 2003. Applied Multiple Regression/Correlation Analysis for the Behavioural Sciences[M]. 3rd ed. Isreal：Taglor and Francis.

Condon P. 2003. Applied Bayesian Modeling[M]. England：John Wiley&Sons.

Cox D R. 1959. Corrigenda:The Regression Analysis of Binary Sequences[J]. Journal of the Royal Statistical Society Series B (Methodological)，21(1):238-238.

Cox D. 1958. The regression analysis of binary sequences[J]. Journal of the Royal Statistical Society Series B （Vethodological），20（2）：215-242.

Cox D R. 1972. Regression models and life-tables[J]. Journal of the Royal Statistical Society，Series B，34（2）：187-220.

Cramer J S. 2002. The origins of logistic regression. 119[J]. Tinbergen Institute,119（4）：167-178.

Cryer J D，Chan R S. 2018. Time series analysis:with applications in R[M]. New York:Springer.

DiStefano C，Zhu M，Mindrila D. 2009. Understanding and using factor scores：Considerations for the applied researcher[J]. Practical Assessment，Research & Evaluation，14（20）：1-11.

Fatima M P M. 2017. Survey of Machine Learning Algorithms for Disease Diagnostic[J]. Journal of Intelligent Learning Systems and Applications，1（9）：1-16.

Feng Y，Liu L，Xia S，et al. 2016. Reaching the surveillance-response stage of schistosomiasis control in the People's Republic of China：A modelling approach[J]. Advances in Parasitology Parasitol，92：165-196.

Fisher R A. 1919. The correlation between relatives on the supposition of mendelian inheritance[J]. Transactions of the Royal Society of Edinburgh，2（52）：399-433.

Fisher R A. 1921. Studies in crop variation[J]. The Journal of Agricultural Science，11（2）：107-135.

Fisher R A，Mackenzie W A. 1923. Studies in crop variation[J]. The Journal of Agricultural Science，13（3）：311-320.

Fisher W D. 1958. On grouping for maximum homogeneity[J]. American statistical association journal，53（284）：789-798.

Forgy E W. 1965. Cluster analysis of multivariate data：Efficiency versus interpretability of classifications[J]. Biometrics，

21（3）:768-780.

Galton F. 1889. Natural inheritance[M]. London and New York：Macmillan and co.

Garson G D. 2014. Multiple Regression[M]. Asheboro，NC 27205 USA: Statistical Associates Publishing.

Gauss C F. 1821. Theoria combinationis observationum erroribus minimis obnoxiae[M]. Wiripedia:Nabu Press.

Harezlak J，Ruppert D，Wand M P. 2018. Semiparametric Regression with R[M]. New York：Springer.

Harman H H. Modern Factor Analysis[M]. 3rd ed. 1976. Chicago：University of Chicago Press.

Hämmerlin G，Hoffmann K. 2012. Numerical Mathematics[M]. New York：Springer.

Hendrickson A E，White P O. 1964. Promax：A quick method for rotation to oblique simple structure[J]. British Journal of Statistical Psychology. 17（1）：65-70.

Holland J H. 1975. Adaptation in Natural and Artificial Systems[M]. New York：University of Michigan Press.

Hotelling H. 1933. Analysis of a complex of statistical variables into principal components[J]. Journal of Educational Psychology，6（24）：417-441.

https：//www. stat. berkeley. edu/~breiman/RandomForests/. 2019-4-5.

https：//www. who. int/elena/titles/mothersmilk_infants/zh/. 2019-4-5.

IBM KnowledgeCenter. What's new in SPSS[EB/OL]. https：//www. ibm. com/support/knowledgecenter/en/SSLVMB_23. 0. 0/spss/base/whats_new_75. html.

James G，Witten D，Hastie T，et al. 2013. An Introduction to Statistical Learning with Applications in R [M]. New York：Springer.

Jolliffe I T. 2002. Principal Component Analysis[M]. Second ed. New York：Springer Series in Statistics.

Jostins L，Pickrell J K，MacArthur D G，et al. 2012. Misuse of hierarchical linear models overstates the significance of a reported association between OXTR and prosociality[J]. Proceedings of the National Academy of Sciences，109（18）：E1048.

Kaiser H F. 1958. The varimax criterion for analytic rotation in factor analysis[J]. Psychometrika，23：187-200.

Kalat J W. 2014. Introduction to Psychology，10th Edition[M]. Stam ford：Cengage Learning.

Kohavi R，Provost F. 1998. Glossary of terms[J]. Machine Learning，30（2-3）：271-274.

Kottas A，Duan J A，Gelfand A E. 2008. Modeling disease incidence data with spatial and spatio temporal dirichlet process mixtures[J]. Biometrical Journal，50：29-42.

Kroeber D A. 1932. Quantitative Expression of Cultural Relationships[M]. University of California Publications in American Archaeology and Ethnology：211-256.

Kumar G. 2016. A survey on Machine Learning Techniques in Health Care Industry[J]. International Journal of Recent Research Aspects，2（3）：128-132.

Kyle R A，Therneau T M，Rajkumar S V，et al. 2002. A longterms study of prognosis in monoclonal gammopathy of undertermined significance[J]. New England Journal Medicine，346: 564-569.

Langran G. 1989. A review of temporal database research and its use in GIS applications[J]. International Journal of Geographical Information Science，（3）：215-232.

Legendre A. 1805. Nouvelles M´ethodes pour la D´etermination des Orbites des Com`etes[Z]. New York：Readex Microprint.

Lehmann E L. 2008. On the history and use of some standard statistical models[J]. Selected Works in Probability & Statistics：114-126.

Leo Breiman，Adele Cutler. Random Forests [EB].

Lloyd S. 1982. Least squares quantization in PCM[J]. IEEE Transactions on Information Theory，28（2）：129-137.

Mahalanobis P C. 1936. On the generalised distance in statistics[J]. Proceedings of the National Institute of Sciences of India，2（1）：49-55.

Minkowski H. 1908. Raum und Zei[C]. Versammlung Deutscher Naturforscher.

Minsky M，Papert S. 1969. An Introduction to Computational Geometry[M]. Cambridge：MIT Press.

Myers J L，Well A D. 2003. Research Design and Statistical Analysis[M]. 2nd ed. Lawrence Erlbaum：508.

Nadaraya E A. 1964. On estimating regression[J]. Teoriya Veroyatnostei IEE Primeneniya，9（1）：141-142.

Pearson K. 1901. On lines and planes of closest fit to systems of points in space[J]. Philosophical Magazine，Series 6，2（11）：559-572.

Ruppert D，Wand M P，Carroll R J. 2003. Semiparametric Regression[M]. Cambridge：Cambridge University Press.

Russell S，Norvig P. 2003. Artificial Intelligence：A Modern Approach[M]. 2nd ed. New Jersey Prentice Hall.

Samuel A. 1959. Some studies in machine learning using the game of checkers[J]. IBM Journal of Research and Development，3（3）：210-229.

SASInstituteInc. 1993. SAS INSIGHT user's Guide[Z]. Ver. 6 2nd Edition. Cary，NC，USA：68.

Snedecor G W，Cochran W G. 1989. Statistical Methods[M]. Eighth Edition. Iowa Chicago：Iowa State Uni ve rsity Press.

Snell J，Birkes D，Dodge Y. 1996. Alternative methods of regression. [J]. Journal of the Royal Statistical Society. Series A（Statistics in Society）（1）：182.

SPSS：50 Years of Innovation[EB/OL].（2018-06-04）https：//developer. ibm. com/predictiveanalytics/2018/04/05/spss-50-years-innovation/.

Srivastava S，Gupta M R，Frigyik B A. 2007. Bayesian quadratic discriminant analysis[J]. Journal of Machine Learning Research，8：1277-1305.

Support I. Does IBM SPSS Statistics offer robust or nonparametric regression methods?[EB/OL].

Tryon R C. 1939. Cluster Analysis：Correlation Profile and Orthometric（factor）Analysis for the Isolation of Unities in Mind and Personality[M]. Ann Arbor，Mich：Edwards brother.

Verhulst P. 1838. Notice sur la loi que la population poursuit dans son accroissement[J]. Correspondance Mathématique et Physique，10：113-121.

Vladimir Vapnik，Alexey Chervonenkis. SVM - Support Vector Machines[EB]. http：//www. support-vector-machines. org/ 2019-4-5.

Ward J H J. 1963. Hierarchical Grouping to Optimize an Objective Function[J]. Journal of the American Statistical Association，58：236-244，301.

Watson G S. 1964. Smooth Regression Analysis[J]. The Indian Journal of Statistics，26（4）：359-372.

Wilks S S. 1932. Certain generalizations in the analysis of variance[J]. Biometrika，24（3-4）：471-494.

Wilks's lambda distribution[EB/OL]. https：// en. wikipedia. org/wiki/Wilks% 27s _lambda_distribution.

Yucel R M. 2011. Random covariances and mixed-effects models for imputing multivariate multilevel continuous data[J]. Statistical Modelling：An International Journal，11（4）：351-370.

Yule G U A K. 1950. An Introduction to the Theory of Statistics（5th Impression 1968）[M]. 14th Edition. Charles Griffin & Co：268.

Zubin J. 1938. A technique for measuring like-mindedness[J]. The Journal of Abnormal and Social Psychology，33（4）：508-516.